U0218429

本书为教育部人文社科青年项目
"晚期癌症患者的善终困境与社会工作介入研究"（项目编号：20YJC840024）
的研究成果，得到福州大学"高水平学科建设"经费资助

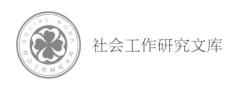

社会工作研究文库

王 杰 著

何以善终
晚期癌症患者的叙事困境与社会工作介入

HOW TO HAVE A GOOD DEATH

A Study of Narrative Dilemma of Advanced Cancer Patients
and Social Work Intervention Practice

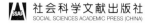

社会科学文献出版社
SOCIAL SCIENCES ACADEMIC PRESS (CHINA)

CONTENTS | 目录

绪　论

第一节　研究背景

死亡，是人类的最终归宿。现代医疗技术水平不断提高，许多以前被认为无法治愈的顽疾被医学攻克，人类的寿命大幅延长。然而，疾病与死亡依然困扰着人类。相对于关于如何"生"的讨论，我们对于如何"死"的研究还远远不够。随着社会文明程度的不断提高，近年来"善终"受到越来越多的关注，社会学也出现了从"已死"（dead）到"濒死"（dying）的研究转向。[①] 其中，晚期癌症患者的善终议题最为典型。相关研究指出，在我国，因患癌症死亡的人数占全部死亡人数的1/4。[②] 既然死亡无法避免，如何面对死亡、如何度过人生的最后一个阶段就成为人们不可回避的议题。在我国传统文化中，"善终"是生命结束的理想状态，"五福临门"中的其中一福就是指"善终"，可见"善终"的重要地位。"善终"有无疾而终、长寿而终之意，对于晚期癌症患者而言，在身患重病的情况下如何实现"善终"？晚期癌症患者能够安详、有尊严地度过人生的最后一个阶段，不仅是患者及其家庭的希望，还是现代文明的重要表征。

在现实生活中我们不难发现这样的现象：晚期癌症患者明明已经没有

---

①　景军：《大渐弥留之痛与临终关怀之本》，《中央民族大学学报》（哲学社会科学版）2021年第3期。

②　陈万青、郑荣寿、曾红梅等：《2011年中国恶性肿瘤发病和死亡分析》，《中国肿瘤》2015年第1期。

了治愈的希望，家属依然坚决要求医务人员尽力施救，极力留住患者垂危的生命。而晚期癌症患者屡次接受痛苦的放疗、化疗，痛不欲生。昂贵的医疗费用和沉重的照顾负担使家庭面临双重压力，也让晚期癌症患者内心充满自责与内疚。

我国姑息治疗和临终关怀发展比较滞后，晚期癌症患者往往会面临两种极端情况：有钱时过度治疗、没钱时彻底放弃治疗。专业照顾和人文关怀的缺乏，让晚期癌症患者处于困境。如何让晚期癌症患者实现"善终"，是家庭和社会面临的严峻挑战。

近年来，临终关怀实践在我国多个地区开展。临终关怀为晚期癌症患者的"善终"提供了理论基础和实现路径。临终关怀主张为晚期癌症患者提供舒缓治疗和人文关怀，既不刻意延长寿命，也不刻意结束生命，而是聚焦于如何提升晚期癌症患者的生命质量。现代意义上的临终关怀发源于西方，之后传播至世界各地。作为临终关怀的服务团队的重要一员，社会工作者在促进晚期癌症患者的"善终"中将发挥重要作用。

社会工作与临终关怀实践需要理论的解释和指导。关于晚期癌症患者的"善终"，还有很多亟待解答的问题。什么是"善终"？哪些因素导致晚期癌症患者不能"善终"？通过哪些措施可以实现"善终"？社会工作能在其中发挥什么作用？从本书的视角来看，"善终"并非一种客观事实，而是一种主观判断，是一种叙事。能否讲好自己"善终"的故事，是晚期癌症患者能否"善终"的关键，社会工作在重构晚期癌症患者的"善终"叙事中发挥重要作用。

第二节　文献回顾与研究进路

一　"善终"的相关研究

（一）我国传统文化中的"善终"观念

在我国，最恶毒的诅咒之一就是"不得好死"，与之相对的"好死"，一般被称为"善终"。"善终"一词最早出自《战国策·燕策二》："善作者不必善成，善始者不必善终。"① 其中善终的意思为好的结局。由此引申出

---

① 《战国策》，缪文远、缪伟、罗永莲译注，中华书局，2012，第985页。

善终的另一种意思，即人老死，而不是死于疾病与祸患。善终在我国文化中具有重要地位。荀子说："生，人之始也；死，人之终也；终始俱善，人道毕矣。"① "福"文化是中华民族传统文化的重要组成部分，"五福临门"是民众对美好生活的期盼，善终就是五福之一。五福出自《尚书·洪范》："一曰寿，二曰富，三曰康宁，四曰攸好德，五曰考终命。"② 考终命，意为尽享天年，长寿而亡，即善终。

传统文化中善终的内涵可以分为如下维度。首先，死亡方式之"善"。一般认为，正常死亡属于善终，非正常死亡属于凶死。对于长寿而终，民众一般并不畏惧，反而认为是一件喜庆之事。"俗有所谓喜丧者，则以死者之福寿兼备为可喜也。"③ 对于夭折、凶死等，民众一般较为厌恶。④ 不同民族对善终与凶死的认识各有不同。普洱地区哈尼族区分善终与凶死有三个标准。一是死亡的原因，被人打死、树砸死、雷击死、野兽咬死、水淹死等非正常死亡的，视为凶死。二是死亡的地点，死于寨外的，视为凶死。三是死亡的年龄，布孔人将40岁以下死亡的视作短命，算不得善终，丧葬仪式也就简。⑤《后汉书》中记载西羌人"以战死为吉利，病终为不祥"⑥。

其次，逝者道德之"善"。我国传统文化中的善终具有浓厚的道德意涵。"君子曰终，小人曰死"⑦，君子、贤者，功名令誉尚在，道德修养已成，于是其死亡可以称为善终。而无功名亦无道德思想可以张扬者，其死亡只能称为死。⑧ 很多中国人希望在自己生命结束之时获得社会、伦理的最高评价，并且把这一文化事件称为善终，"君子曰终"的社会意义即在于此。由此，死亡与道德、伦理相关，合乎于"善"的死为善终。

再次，人生价值之"善"。我国传统文化有集体主义的特征，对于善终的理解也渗透着集体主义观念。个人的生死问题和人生价值被置于延续家

① 《荀子译注》，王威威译注，北京联合出版公司，2015，第198页。
② 《尚书》，钱宗武解读，国家图书馆出版社，2017，第273页。
③ 徐珂编撰《清稗类钞》，中华书局，1986，第3450页。
④ 张铭远：《生殖崇拜与死亡抗拒》，中国华侨出版公司，1991。
⑤ 赵泽洪、谭安：《普洱地区哈尼族丧葬习俗的特点探讨》，《红河学院学报》2007年第6期。
⑥ 《后汉书》，张道勤校点，浙江古籍出版社，2002，第835页。
⑦ 《礼记》，王学典编译，蓝天出版社，2007，第40页。
⑧ 李向平：《修身俟死与尽孝善终——死亡观念与儒学伦理的关系之一》，《探索与争鸣》1991年第2期。

族血脉的过程中，"不孝有三，无后为大"就是这种观念和信仰的体现。"父实生子，子实生孙，孙又生子，子子孙孙，以至于无穷，此固天地生生之理，而亦所以为人道有终之托。少不失父，老不哭子，送往事居，后先更迭，以终于无憾。"① 个人的生命与家族的血脉绵延息息相关，善终的前提是个人伦理责任的完成。传统社会重男轻女，将男子作为传宗接代的依托。因此父母不仅要生儿子，还要帮助儿子娶妻生子，完成了繁衍后代的人生任务之后才能安心告别人世。②

最后，死者身后事之"善"。古代的善终还强调丧葬，"事死如事生，事亡如事存，孝之至也"③，保护逝者的身体，供养逝者死后的生活，是善终的重要意涵。根据对善终和凶死的区分，丧葬仪式也会发生变化。如果是善终，则丧葬仪式较为隆重，如果是凶死，丧葬仪式一般从简。④ 人们认为无故死亡或者含冤而死的人可能变成厉鬼回来复仇或者作怪，这对丧葬仪式也产生了一定的影响。⑤

（二）医学视角下的善终研究

医学对于晚期癌症患者有大量研究，不过医学使用"善终"概念较少，多采用量化研究方法，以量表、指标来研究晚期癌症患者的生命质量、死亡质量等。生命质量是一个动态的、主观的、多维的复合概念，它需要建立在一定文化体系下，与人类健康、疾病和生活状态密切相关，其定义复杂多样。⑥ 世界卫生组织将"生活质量"定义为：一个人在其生活的文化和价值体系中，结合其目标、期望、标准和关切，对其生活状况的感知。⑦ 测量生命质量的常见量表有 FLIC、CARES、EORTC QLQ-C30、FACT-G、QLQ-CCC 等。各量表虽然具体题目不同，但大多包括了患者的身体感受、心理

---

① 《陈亮集》，中华书局，1974，第 357 页。

② 尚海明：《善终、凶死与杀人偿命——中国人死刑观念的文化阐释》，《法学研究》2016 年第 4 期。

③ 陈才俊主编《中庸》，李静注译，海潮出版社，2009，第 179 页。

④ 赵泽洪、谭安：《普洱地区哈尼族丧葬习俗的特点探讨》，《红河学院学报》2007 年第 6 期。

⑤ 〔美〕武雅士：《神、鬼和祖先》，载武雅士主编《中国社会中的宗教与仪式》，彭泽安、邵铁峰译，江苏人民出版社，2014。

⑥ 方积乾、万崇华、史明丽等：《生存质量研究概况与测定量表》，《现代康复》2000 年第 8 期。

⑦ 参见 WHO，"WHOQOL：Measuring Quality of Life," last accessed April 23, 2024, https://www. who. int/tools/whoqol。

健康、社会支持、医患关系等方面的内容。

张天燕等于 2009～2010 年对 234 例癌症患者进行了问卷调查。通过分析患者填写的中国癌症患者生活质量调查问卷（QLQ）、数字疼痛强度量表（NRS）、抑郁自评量表（SDS）和社会支持评定量表（SSRS）等调查问卷或量表发现，良好的婚姻状况、较高的受教育程度、外向的性格、较短的癌症病程和较少的有创性治疗，均有助于癌症患者保持较高的生存质量。疼痛和抑郁可能是影响癌症患者生存质量的两个重要因素，随着疼痛程度和抑郁程度的上升，癌症患者的生存质量下降；病后参与适宜的身体锻炼可能改善患者的情绪状态从而提高其生存质量；癌症患者获得的社会支持越多，其感知的生存质量可能越高。[①] 杨娅娟等通过对 269 例癌症患者填写的自我感受负担量表、社会支持评定量表以及癌症患者生命质量问卷的分析发现，癌症患者的自我感受负担与社会支持负相关，与生命质量负相关。增强患者的社会支持有助于减轻其自我感受负担，提高其生命质量。[②]

死亡质量（Quality of Dying and Death，QODD）除包含生命质量的生理、心理、社会、精神等维度外，还包括生命的终结、死亡前的准备、死亡时的情况等方面。[③] 有学者指出，死亡质量可以分为外在死亡质量与内在死亡质量，外在死亡质量指外在力量如医学、心理学、社会的支持是否充分，内在的死亡质量为终末期患者的自主决策能力。[④] 死亡质量的测量有多种方法。死亡质量问卷、ICU 死亡质量问卷家属版等专业问卷，是从患者死亡后家属的视角评估患者的死亡质量；ICU 死亡质量问卷护士版、临终期体验问卷等专业问卷，是从护理人员角度测量患者的死亡质量。此外，还有高质量死亡清单（Good Death Inventory）等测量工具。目前死亡质量测量工作的问题在于，死亡质量问卷调查的对象大多为患者的家属或相关医护人

① 张天燕、杨娟丽、张健等：《癌症患者生存质量影响因素分析》，《中华肿瘤防治杂志》2013 年第 3 期。
② 杨娅娟、李惠萍、苏丹等：《癌症患者自我感受负担与社会支持及生命质量的相关性研究》，《中国全科医学》2014 年第 1 期。
③ S. Hales, C. Zimmermann and G. Rodin, "The Quality of Dying and Death," *Archives of Internal Medicine* 168 (2008): 912-918.
④ Minji Kim, Chaeyoon Cho and Chaewon Lee, "A Concept Analysis of Quality of Dying and Death (QODD) for Non-cancer Patients: From the Perspective of Palliative Care," *Asian Journal of Human Services* 9 (2015): 96-106.

员，他们的观点与患者本人的体验存在差别。①

关于晚期癌症患者善终的量化研究固然非常有价值，然而，量化研究也容易将活生生的"人"抽象为数字和指标。利用这些数字和指标可以描述某群患者的大致状况，也可以评价某个患者的善终情况，但无法了解某个具体患者真实的生存状态和生活感受。一些学者用质性方法对晚期癌症患者的善终认知、生命质量、生命意义等进行了研究，对量化研究做出补充。例如，刘小红等采用现象学研究与参与式观察的方法，对16例恶性肿瘤患者就死亡和善终的话题进行深入访谈，结果发现恶性肿瘤患者对善终的认知涉及3个方面的13个主题，生理方面的主题包括没有躯体疼痛、避免过度治疗、保持身体完整，心理方面的主题包括社交需求、保持尊严、拥有自主权、心愿达成、后事交代、家庭和谐、精神慰藉，社会方面的主题包括经济状况、医疗资源、医疗照护。② 施丽莎等采用质性研究中的叙事研究方法，对一位直肠癌造口患者进行了半结构式访谈，研究发现该患者处于高生存质量的生活状态，他人生的内在动力主要包括"爱自己""爱他人""爱思考""爱生活"，健康积极的心态和生活方式对提高生存质量有积极作用。③ 钟耀林通过叙事的方法，讲述了身患癌症的父亲的经历，通过父亲的叙事以及医生、乡亲等周围其他人的叙事，揭示了癌症病人的困境，也揭示了传统文化、医学等对癌症病人的影响。父亲的去世给作者造成沉重打击，在对旧故事的整理和解构中，作者重新建构了故事的意义，实现了自我疗愈。④ 胡海云等对26名晚期癌症患者进行访谈，其中25名患者认为生命是有意义的，21名患者认为生命的意义在于付出，15名患者强调对家人的爱与完成家庭使命，6名患者认为能从帮助他人中找到生命的意义。⑤

随着生物医学模式逐步向"生物-心理-社会"医学模式转变，医学对

---

① 李梦媛、修英菊、彭歆等：《终末期患者死亡质量测量工具的研究进展》，《护理学杂志》2017年第9期。

② 刘小红、吴梅利洋、邱林凤等：《恶性肿瘤临终患者善终认知的质性研究》，《护理学杂志》2016年第3期。

③ 施丽莎、李秀华、许春娟：《1例拥有高生存质量造口患者的生活体验》，《中华护理杂志》2014年第3期。

④ 钟耀林：《癌病与持续性的痛——我的叙事疗愈行动》，中国经济出版社，2017。

⑤ 胡海云、钟进才、张华萍等：《晚期癌症患者生命意义的研究》，《医学与哲学》（人文社会医学版）2010年第11期。

善终的理解超出了身体范畴，开始关心患者全方位的需求。医学的研究对象是人，而人是一个整体，因此医学对疾病的认识应当是全人的。① 有学者提出了类似的观点，认为晚期癌症患者医学照顾应从以治疗疾病为中心和注重技能性服务转向"全人健康"的照顾模式，给予晚期癌症患者生理、心理、社会多方面的整体性照顾。② 无论是临终关怀还是姑息治疗，其目的都不是延长临终病人的生存时间，而是给予病人积极与整体性的照护，通过控制疼痛并缓解其他相关症状，满足病人生理、心理、社会与灵性层面的需求，从而提高病人的临终生命质量。

（三）现代意义上的善终研究

善终在英语中对应的表述是"good death"，其还可以翻译为"优死"或"优逝"。相比之下，优死和优逝更强调与疼痛管理、临终照料等相关的死亡质量，善终的文化内涵则更加丰富。1997 年，美国医学研究所提出，善终的概念为：患者和家属没有痛苦，基本符合患者和家属的意愿，尽量与临床、文化、伦理标准一致的死亡。③ 有美国学者以 12 条特点定义善终，其中排在前列的包括自主权、无痛苦、个人价值、意识到临终的事实等。④ 日本学者界定的善终概念包括没有疼痛、与家人在一起、在自己喜欢的地方去世、有值得信赖的医护人员，且其指出患者的临终决策与善终概念密切相关。⑤ 荷兰是世界上第一个将安乐死合法化的国家，其善终概念包括与亲人告别、有尊严地去世、能自我决定临终事宜、没有疼痛等。研究发现接受安乐死的人将"自我决定临终事宜"看得更为重要。⑥

巴尼·葛拉泽（Barney Glaser）和安瑟姆·斯特劳斯（Anselm Strauss）

---

① 杜治政：《医学人性的复归：微创医学与全人医疗》，《医学与哲学》2004 年第 11 期。

② L. H. Aiken, H. L. Smith and E. T. Lake, "Lower Medicare Mortality among a Set of Hospitals Known for Good Nursing Care," *Medical Care* 32 (1994): 771-787.

③ M. J. Field, C. K. Cassel, *Approaching Death: Improving Care at the End of Life* (Washington DC: National Academy Press, 1997), pp. 23-25.

④ K. A. Kehl, "Moving Toward Peace: An Analysis of the Concept of a Good Death," *American Journal of Hospice and Palliative Medicine* 23 (2006): 277-286.

⑤ K. Hirai et al., "Good Death in Japanese Cancer Care: A Qualitative Study," *Journal of Pain and Symptom Management* 31 (2006): 140-147.

⑥ J. A. C. Rietjens et al., "Preferences of the Dutch General Public for a Good Death and Associations with Attitudes Towards End-of-life Decision-making," *Palliative Medicine* 20 (2006): 685-692.

于 1968 年提出死亡过程轨线说，他们认为死亡的过程像一条抛物线，最高境界是"优逝善终"，但达到这一高度的条件是，重病患者在能够清楚地认识自己处境的前提下，可以得到有质量的治疗和关爱，同时可以选择临终的方式和地点。① 1998 年发表在《柳叶刀》上的文章提出了观察患者是否"优逝"的四个角度：患者的个人特性、患者的经历、照护系统的干预和总体的结果。②

与国外相比，国内的研究相对较少。周玲君等通过对 264 位临床护士的问卷调查发现，临床护士认为善终最重要的是有尊严地去世、没有疼痛、不会成为亲人的负担、重要的事情已经处理或者交代好。③ 与善终相近的"优死"强调安然死亡或无痛苦的死亡。④ 王云岭在其博士学位论文中探讨了医学情境下死亡的尊严，认为死亡的尊严是生命尊严的一部分。他还认为，"优死"包括死亡时刻没有痛苦、死亡之前没有经受病痛折磨。⑤

在中西比较中，西方的善终观念更强调个人福祉，我国传统文化则强调善终的社会意蕴。我国传统的儒家文化建立在家庭主义的基础上，重视家庭利益、血缘关系和宗法家族，强调共同的责任与义务，⑥ 较少涉及个人主义、权利主义、自主性等概念。⑦

综上所述，与"生命质量""死亡质量""优死""优逝"等概念相比，"善终"概念更具文化性，强调临终者与当地文化的适应程度。"善终"的"善"是一种价值判断，具有明显的文化色彩，对于何为"善终"，不同的文化中有不同的理解。社会文化背景的差异会影响人们对善终的理解及实现。⑧ "善终"概念的文化属性引导我们关注患者所在的地方性文化，探究

---

① 参见和文臻《与阿里耶斯对话——就死亡地点讨论纳西族死亡观》，《思想战线》2016 年第 2 期。

② Ezekiel J. Emanuel and Linda L. Emanuel, "The Promise of a Good Death," *Lancet* 351 (1998): SII21–SII29.

③ 周玲君、郭向丽、赵继军：《临床护士对善终观念认识的调查分析》，《解放军护理杂志》2008 年第 24 期。

④ 蒋涛：《优死——人生的美满结局》，《中国医学伦理学》2000 年第 1 期。

⑤ 王云岭：《现代医学情境下死亡的尊严研究》，博士学位论文，山东大学，2011。

⑥ 胡爱招、王志红：《从中西方文化差异看中西方的护理》，《解放军护理杂志》2006 年第 4 期。

⑦ 范瑞平：《当代儒家生命伦理学》，北京大学出版社，2011。

⑧ Susan Orpett Long, "Negotiating the 'Good Death': Japanese Ambivalence about New Ways to Die," *Ethnology* 40 (2001): 271–289.

死亡和善终的文化意涵。

二　促进晚期癌症患者善终的相关实践

近年来，关于晚期癌症患者善终出现了新的探索和实践，其中临终关怀是实践场域，社会工作是实践主体，叙事治疗是介入手段。

（一）临终关怀的相关研究

临终关怀在促进晚期癌症患者善终中发挥重要作用。目前，关于临终关怀的研究主要涉及如下几个方面。首先，对西方临终关怀的介绍和引进。我国对临终关怀的研究起步较晚，大约肇始于 20 世纪 80 年代。1985 年，《医学与哲学》转载了日本学者柏木哲夫介绍临终关怀的文章。[①] 1989 年，《中华护理杂志》发表《临终关怀简介》，对西方临终关怀进行介绍。[②] 孟宪武翻译了美国学者罗伯特·J. 米勒的文章，对美国临终关怀的伦理观进行了介绍。[③] 在此时期，主要是对西方临终关怀的理念和发展进行介绍，研究并不深入。

其次，我国临终关怀的经验总结与发展模式。1988 年起，我国临终关怀开始了探索实践。1992 年，施榕介绍了上海南汇护理院开展临终关怀服务的实践，并指出了临终关怀的困境，提出了相关发展建议。[④] 许加明提出，我国老年临终关怀服务的组织结构主要有三种形式：一是独立病院，二是在医院内设置专科病区或病房，三是家庭临终关怀。[⑤] 刘继同、袁敏总结了我国临终关怀服务体系的三种模式。其一，上海模式，依托社区医院，大力发展社区临终关怀服务；其二，青岛模式，加强制度保障，建立长期护理保险政策框架、保险体系与长期护理保险服务体系；其三，长春模式，建立养老护理、疾病治疗、临终关怀"三位一体"的整合性社会保险模式。[⑥] 近年来，我国的临终关怀发展取得了可喜的进展，但仍未能充分满足临终患

① 〔日〕柏木哲夫：《如何对待面临死亡的患者》，欧炳楠译，《医学与哲学》1985 年第 4 期。
② 白玉莲：《临终关怀简介》，《中华护理杂志》1989 年第 11 期。
③ 〔美〕罗伯特·J. 米勒：《美国临终关怀医生之伦理观》，孟宪武译，《中国医学伦理学》1992 年第 2 期。
④ 施榕：《上海市临终关怀医院现状调查与发展对策》，《中国医学伦理学》1992 年第 4 期。
⑤ 许加明：《社会工作介入老年临终关怀探析》，《社会工作》（下半月）2010 年第 9 期。
⑥ 刘继同、袁敏：《中国大陆临终关怀服务体系的历史、现状、问题与前瞻》，《社会工作》2016 年第 2 期。

者的需求，临终关怀的发展依然任重道远。

最后，临终关怀的文化困境与伦理困境。来自西方的临终关怀与传统文化存在冲突之处。传统文化中对于死亡的抗拒、对谈论死亡的忌讳、家庭伦理观念等影响了临终关怀的发展，如谢和成①、张鹏②、丁焱③、黄海珊等④都提出了类似的看法。针对此情况，学者提出从死亡教育、更新家庭伦理观念等方面重构临终关怀伦理，⑤ 促进临终关怀伦理的本土化。⑥ 实际上，学者们的研究回应了一个共同的议题，即在认识死亡时，究竟是应该套用"先进""国际化"的标准，还是回到当地文化中寻找答案。⑦

（二）社会工作介入临终关怀

临终关怀需要多元主体参与，社会工作者是临终关怀的重要参与者之一。在美国，临终关怀机构必须对患者进行综合评估，社会工作负责的社会心理评估是其重要组成部分。⑧ 鲁斯纳克（Rusnack）等学者将社会工作者比喻为晚期癌症患者走向临终的"安全通道"，并指出社会工作者也扮演咨询者、引导者、信息传递者、管理者、干预者、资源协调者等角色。⑨ 保罗（Paul）的研究指出，社会工作者不仅要对晚期癌症患者的心理需求做出回应，还要满足其社会照顾需求。⑩ 程明明与莫娜·沙茨（Mona Schatz）通过总结发现，临终关怀社会工作者的角色是临床干预实施者、临终患者

① 谢和成：《临终关怀的伦理困境及对策探讨》，《中国医学伦理学》2016 年第 2 期。
② 张鹏：《中国的伦理文化与临终关怀》，《医学与哲学》（A）2016 年第 12 期。
③ 丁焱：《临终关怀发展中的伦理问题》，《中华护理杂志》2000 年第 10 期。
④ 黄海珊、张静平、邓小梅：《刍议建设有中国特色的临终关怀》，《医学与社会》2006 年第 9 期。
⑤ 张鹏：《临终关怀的伦理困境及其重构》，《求索》2007 年第 11 期。
⑥ 陈保国、尤吾兵：《临终关怀伦理的中国本土化问题研究》，《中国老年学杂志》2011 年第 12 期。
⑦ 郭文杰、杨林、史铀等：《舶来还是本土根植？——临终关怀的本土化困境》，《医学争鸣》2013 年第 6 期。
⑧ J. G. Cagle et al., "Psychosocial Assessment by Hospice Social Workers: A Content Review of Instruments from a National Sample," *Journal of Pain and Symptom Management* 53 (2017): 40–48.
⑨ B. Rusnack, S. M. Schaefer and D. Moxley, "'Safe Passage': Social Work Roles and Functions in Hospice Care," *Social Work in Health Care* 13 (1988): 3–19.
⑩ S. Paul, "Public Health Approaches to Palliative Care: The Role of the Hospice Social Worker Working with Children Experiencing Bereavement," *British Journal of Social Work* 43 (2013): 249–263.

的个案管理者、志愿者的管理者和培训者、跨学科团队的重要一员、社区教育的领导者、临终关怀政策的倡导者与推动实施者。① 我国台湾地区学者李闰华提出，社会工作者在临终关怀服务中的角色有支持者、辅导者、管理者、教育者、研究者、倡导者、资源协调与整合者等。② 大陆的常子奎、管健从介入理念、介入途径和方法入手论述社会工作介入临终关怀的可行性和必要性，并对社会工作者在临终关怀中所扮演的角色进行了分析。③ 王思斌曾将社会工作临终关怀服务内容归纳如下：控制疼痛和症状，包括通过音乐治疗、艺术治疗、戏剧治疗、按摩和做运动等为临终者及其家庭照顾人缓解压力；协助当事人及家属解决医疗费用问题；提供丧亲后续服务。④ 王卫平等提出了社会工作者的五种角色，即服务提供者、支持者、资源提供者、协调者、政策倡导者，并阐释了社会工作者的服务包括平衡医患关系、帮助病人寻找生命价值、哀伤辅导以及协助患者处理临终相关事宜。⑤ 西方发达国家的社会工作在临终关怀中发挥重要作用，相比之下，我国的社会工作在临终关怀中的位置较为边缘和次要，在很多地区尚未有社会工作参与临终关怀，对于社会工作者的角色和功能也处于探索阶段。

（三）晚期癌症患者的叙事治疗

叙事治疗是社会工作的专业方法之一。在叙事理论的影响下，麦克·怀特（Michael White）与大卫·艾普斯顿（David Epston）开创了叙事治疗方法。他们总结了后现代主义的叙事思维模式五个方面的特征：其一，在对待经验的态度上，叙事思维模式重视特殊的个体生活经验，认为差异性的生命叙事才是意义的根本来源；其二，叙事思维模式重视时间的作用，认为时间是组织、表述与理解经验的关键性向度，所有的故事都是依赖于时间而存在的；其三，在语言的使用方面，叙事思维模式重视语言的复杂性与主观性，容许并鼓励对语言不同而非单一的解读，同时偏好详细的描

① 程明明、Mona Schatz：《善终的"多面手"：美国临终关怀社会工作者专业角色研究——兼论对我国临终关怀社会工作专业服务的启示》，《中国社会工作研究》2015 年第 1 期。
② 李闰华：《安宁疗护社会工作》，台北：洪叶文化事业有限公司，2013。
③ 常子奎、管健：《社会工作介入临终关怀的研究》，《中华医院管理杂志》2003 年第 1 期。
④ 王思斌主编《社会工作综合能力（初级）》，中国社会出版社，2010。
⑤ 王卫平、谭卫华、郑立羽：《社会工作介入临终关怀服务探讨——以某医科大学社工介入临终关怀服务为例》，《福建论坛》（人文社会科学版）2014 年第 8 期。

述，认为对话应富于探索精神而不是以结束争论为目的；其四，在对个体能动性的看法上，叙事模式将人作为生活世界的主角与参与者，认为是个体的叙述及其诠释塑造着社会关系与生活世界；其五，在观察者的立场上，叙事模式认为观察者与主体始终处于交互影响的过程中，观察者也是故事叙述的一部分。①

叙事治疗认为，个人的叙事有时候难免存在问题，专业人员的介入因此成为必要，这是叙事治疗的出发点所在。有些生命叙事之所以贫乏，是因为观察者没有觉察到叙事背后的社会及文化观念。在这种理念下，叙事治疗模型旨在协助人们重新检视生命经验，产生对于经验更丰富也更具说服力的描述，以扭转主流价值的影响，找到患者复原的突破口。

叙事治疗在心理学领域、教育学领域以及社会工作中都有运用。近年来，随着社会工作的迅猛发展，社会工作中关于叙事治疗的研究明显增多，叙事治疗成为社会工作实践的新范式。② 例如，卫小将、何芸探讨了叙事治疗在青少年社会工作中的应用，③ 黄丹研究了叙事治疗在未婚先孕青少女个人充权中的运用，④ 祝平燕、万莉莉研究了叙事疗法在医务社工介入精神疾患中的应用。⑤ 由此可见，叙事治疗被应用到社会工作的各个领域。

然而，关于晚期癌症患者叙事治疗的研究文献只有寥寥数篇。黄晓婷探讨了叙事治疗在提高晚期癌症患者抗逆力中的作用；⑥ 董鑫以李嘉诚基金会宁养项目为例，探讨了叙事治疗在个案工作中的运用；⑦ 彭雁楠、孟馥、

---

① 〔澳〕Michael White、〔新西兰〕David Epston：《故事、知识、权力：叙事治疗的力量》，廖世德译，华东理工大学出版社，2013；童敏：《个案辅导——传统辅导模式和后现代主义取向辅导模式的超越与融合》，社会科学文献出版社，2007。

② 何雪松：《叙事治疗：社会工作实践的新范式》，《华东理工大学学报》（社会科学版）2006年第3期。

③ 卫小将、何芸：《"叙事治疗"在青少年社会工作中的应用》，《华东理工大学学报》（社会科学版）2008年第2期。

④ 黄丹：《重写故事：叙事治疗在未婚先孕青少女个人充权中的运用》，《华东理工大学学报》（社会科学版）2015年第5期。

⑤ 祝平燕、万莉莉：《叙事疗法在医务社工介入精神疾患中的应用初探——以武汉市某三甲医院为例》，《社会工作》2013年第1期。

⑥ 黄晓婷：《叙事治疗介入晚期癌症患者的抗逆力研究——以J省A医院放疗科患者为例》，硕士学位论文，吉林大学，2015。

⑦ 董鑫：《叙事治疗方法在个案工作中的应用——以李嘉诚基金会宁养项目为例》，硕士学位论文，沈阳师范大学，2015。

吴晓慧呈现了在叙事治疗视角下社会工作介入乳腺癌患者的实践。[①] 这些研究以实践案例为基础，对叙事治疗进行了探索。

三 已有研究述评

以上研究从不同学科、不同视角研究了善终以及晚期癌症患者的善终问题，为晚期癌症患者的善终研究提供了良好的基础。从研究学科领域上看，医学研究占大部分，也有哲学、社会学、法学、伦理学等学科的研究，但相对数量较少。从研究方法上看，多采用定量研究方法，尤其是医学研究，倾向于采用量表、问卷等形式对晚期癌症患者进行调查，进而做统计分析。相比之下，质性研究较少，采用叙事方法进行研究的更少。从研究内容上看，不同学科对晚期癌症患者的疼痛、自我负担感、生命质量、临终关怀等进行了研究，为展现晚期癌症患者生存状态、揭示其面临的生存困境、提高其生命质量提供了重要借鉴。

然而，晚期癌症患者的善终是研究较少的议题，对其的研究目前仍有巨大的发展空间。既有关于"善终"的研究大多立足"他者"视角，主要从研究者的专业视角出发，以专业视角裁剪患者生活，脱离了患者的生活世界，忽视了患者的声音。相关的定量研究将患者的真实世界简化为数字和指标，忽视了患者的真实感受。研究者往往怀着理论化的冲动，对患者的日常生活叙事进行抽象化，将其抽象为干瘪的数据和模型。然而，只有在日常生活叙事中，我们才能看到"人"的存在。在日常生活中人们讲述着自己的故事，只有在日常生活中，人的叙事才是有意义的，人才成为人。回到日常生活，就是回到人性的领域。[②] 晚期癌症患者的善终，也必须回到患者的日常生活中，呈现患者真实的叙事，这样才能理解晚期癌症患者面临的困境。学术界正在倡导一种从大叙事向小叙事的转变，告别大理论"大而无当"的抽象，转向多样化和差异化的小叙事，每个人都是生命的叙述者，我们每天都生活在自己的故事和他人的故事之中。[③] 叙事研究能够让

---

① 彭雁楠、孟馥、吴晓慧：《从残缺到重塑：社会工作介入乳腺癌患者的研究——叙事治疗的视角》，《中国社会工作》2017年第9期。

② 董文桃：《论日常生活叙事》，《江汉论坛》2007年第11期。

③ 李俐兴：《告别"大理论"，转向"小叙事"》，《福建师范大学学报》（哲学社会科学版）2017年第5期。

我们听到晚期癌症患者的声音，还原患者真实的生存状态及其面对的困境，然而这类研究还不多，亟待加强开展。

通过文献回顾发现，与善终关系较近的学术概念有生命质量、死亡质量、优逝等，本书之所以选择善终作为本书的核心概念，主要是因为其更具文化色彩和主观色彩。在对死亡的研究中，专业的术语和冰冷的数据固然有其作用，深入患者生活、与患者同行的温情凝视和人文关怀也必有其价值。

近年来，临终关怀逐渐兴起，对晚期癌症患者善终起到积极作用。然而，作为较新的服务领域，临终关怀机构数量偏少，覆盖面较窄。社会工作可以在临终关怀中发挥重要作用，但目前仍处于探索阶段。叙事治疗有助于患者重构积极叙事，但相关的研究不多，亟须开展进一步研究。

本书从叙事角度研究晚期癌症患者的善终困境，拟从以下几个关键点入手做进一步的深入探讨：第一，以晚期癌症患者的叙事为中心，再现患者在日常生活中的真实叙事，还原真实世界中的晚期癌症患者，展现患者面临的叙事困境；第二，系统探讨晚期癌症患者叙事困境的生成机制；第三，结合相关理论进行理论建构，探讨晚期癌症患者叙事重构的社会工作介入模式。

第三节　理论基础与分析框架

一　建构主义

建构主义受到众多思想和方法的影响。就建构主义研究的兴起而言，它实际上是后现代主义社会理论、知识社会学和哲学思潮汇流的结果，并从哲学中的反实证主义流派、新马克思主义，以及现象学、人种学的研究方法中获得了启示。[1] 建构主义作为一种不同于传统的认识论和思维方式，已经成为一股颠覆实证主义和实在论传统的主导力量。[2] 实在论支持一种客观主义和绝对主义的真理观，它认为知识是对其对象的一种镜像的反映，

---

[1]　李三虎：《当代西方建构主义研究述评》，《国外社会科学》1997 年第 5 期。
[2]　郑震：《西方建构主义社会学的基本脉络与问题》，《社会学研究》2014 年第 5 期。

具有绝对的客观性，这一思路延续了古老的本质主义传统。① 实证主义将社会生活类比为自然世界，认为世界是客观的现实。社会科学的任务是透过现实，寻找背后的稳定的规律，而单独的事件是变化最为迅速、最难以预测的，是应该努力摆脱的"表象"。孔德（Isidore Marie Auguste François Xavier Comte）、斯宾塞（Herbert Spencer）对传统史学专注于"无用逸事"和"微小细节"有过尖锐的攻击，② 涂尔干（É. Durkheim）也以类似的方式摒弃特殊事件，认为那不过是"肤浅的表面"，只是历史的表象而非真实，他甚至打算草率地把 1789 年法国大革命当作一个征候而非一个变迁的起因。③

建构主义与实证主义的观点形成了鲜明的对立，建构主义主张外在的客观世界并不独立于人类的主观世界而存在，人类在认识、发现外在客观世界的过程中不断构造着新的世界，同时社会问题或者社会现象不仅仅是客观存在所决定的，更是被社会建构出来的。在运用建构主义对社会问题、社会现象进行研究时，学者们更关注社会事实是如何被建构的。社会建构的隐喻具有颠覆意义，它让我们意识到许多东西是建构的结果，而非所谓的"本质"，并且注意到所有的社会建构的背后都隐匿着权力关系，这在某种程度上给人们以解放的启示。④

二　将善终看作一种叙事的建构

叙事研究的重要代表人物沃尔特·费希尔（Walter Fisher）曾说道："任何说理，不论是社会的、正式的、法律的，还是其他的，都要用叙事。"⑤ 叙事在社会生活中普遍存在，"世界上的叙事数不胜数，无穷无尽。……叙事能通过清晰的书面或口头语言，固定或移动的图像、手势或者所有这些方式的组合来表达。叙事存在于神话、传说、寓言、童话、小说、史诗、

---

① V. Burr, *Social Constructionism*（London and New York：Routledge，2003），p. 5.

② P. Burke, *The French Historical Revolution: The Annals School 1929-1989*（Cambridge：Polity Press，1990），pp. 9-10.

③ 卢晖临：《迈向叙述的社会学》，《开放时代》2004 年第 1 期。

④ 许放明：《社会建构主义：渊源、理论与意义》，《上海交通大学学报》（哲学社会科学版）2006 年第 3 期。

⑤ Walter R. Fisher, "Narration as a Human Communication Paradigm：The Case of Public Moral Argument," *Communication Monographs* 51（1984）：1-22.

历史、悲剧、喜剧、哑剧、绘画……彩色玻璃窗、电影、漫画、新闻等之中。叙事与人类历史同在，没有人能离开叙事。叙事时刻都在，正如生活本身"①。阿波特指出，不管人们是不是艺术家，都要进行叙事，我们一天要多次叙事，一生中每天都如此，而且我们几乎在开始把词语组合在一起时就开始了叙事。② "我们的一生都被叙事所包围，我们在传闻和故事的海洋中漂流，从生到死，日日如是。"③

对于生活经验或事件，以开头、中间、结尾的序列来安排陈述，使生活经验或事件的陈述具有情节，是叙事最主要的特征。叙事不是简单地反映现实，而是包含了选择、重组、简化现实等。④ 在叙事的构成要素中，与叙事性的时间意涵最相关的是情节。⑤ 叙事创造意义的方式，是将经验或事件纳入特定的情节，使它成为别的经验或事件的原因或结果，成为更大的关系整体的一部分。人们对于不断进行的过去、现在与未来，随时在进行叙事的理解，将过去与现在的经验和事件，以及对未来的猜测和期望，纳入一个具有情节关系的整体中，去求得相对的定位与意义。

叙事学可以分为经典叙事学与后现代主义叙事学两个主要派别。经典叙事学于20世纪60年代起源于美国，由于注重文本的结构分析，也被称为结构主义叙事学。其叙事理论源于文学结构分析。索绪尔（Ferdinand de Saussure）开创结构语言学，其将"语言"和"言语"分开，启发了早期结构主义者对叙事结构的分析，如托多罗夫对"故事"与"话语"的区分、巴尔特（Roland Barthes，也可译为"罗兰·巴特"）对"核心事件"与"催化事件"的区分、列维-斯特劳斯关于神话的研究程式、格雷马斯的符号方阵等。⑥ 巴尔特的《叙事作品结构分析导论》、格雷马斯的《结构语义学》等叙事研究的代表作品都对神话、民间故事、小说等进行了结构上的

① 〔法〕巴尔特：《叙事作品结构分析导论》，张裕禾译，载伍蠡甫、胡经之主编《西方文艺理论名著选编》（下卷），北京大学出版社，1987，第473页。
② 〔美〕H. 伯特·阿波特：《剑桥叙事学导论》，北京大学出版社，2007。
③ 〔美〕阿瑟·阿萨·伯格：《通俗文化、媒介和日常生活中的叙事》，姚媛译，南京大学出版社，2006，第1页。
④ 参见瞿海源、毕恒达、刘长萱、杨国枢主编《社会及行为科学研究法（二）·质性研究法》，社会科学文献出版社，2013，第133页。
⑤ Alan M. Olson, "review" of Paul Ricoeur, *Time and Narrative*, trans. by Kathleen Mclaughlin and David Pellauer, *International Journal for Philosophy of Religion* 18（1985）：180-183.
⑥ 尚必武：《叙事转向：内涵与意义》，《英美文学研究论丛》2016年第2期。

分析。热奈特通过《叙事话语 新叙事话语》建构了内容丰富的叙事学批评体系。在宏观层次上，热奈特提出叙事研究的五大范畴——时序、时距、频率、语式、语态；在微观层面上，他提出了聚焦、停顿、省略、场景等分析性较强的概念。①

经典叙事学尽管在理论上认定叙事学研究的对象是一切叙事现象，但事实上，他们主要研究的只是其中两大类对象——神话传说和当代小说。由于完全以作品为中心，切断作品与社会、历史、文化的联系，这种狭隘的立场受到不少学者的诟病。恢复被经典叙事学否定的社会、历史、政治、文化、意识形态等与叙事问题相关的研究维度，是叙事学复兴的主要方向。而所谓的后现代叙事学真正实现了将一切叙事现象作为研究对象的梦想。②费伦（Phelan）解释说，许多学科都钟情于叙事，这至少有三个相互关联的原因。第一，叙事无处不在。第二，叙事是一种灵活的研究对象，这种研究易出成果。就像语言研究，它使用有限的方式来研究无限的内容。第三，叙事不仅是阐释和评论的对象，还是阐释和评论的方法。③

在《后现代叙事理论》一书中，马克·柯里（Mark Currie）提出当代叙事学"转折"的三个特点。第一，从发现到创造。后现代叙事理论不再将叙事作品视为"固体"或"建筑物"，而是视其为叙事上的发明和建构。叙事只是建构了关于事件的一种说法，而非揭示了真实。第二，从一致性到复杂性。结构主义叙事学致力于发现作品中的稳定结构。然而，这种做法恰恰减弱了作品的复杂性和异质性。后现代叙事理论设法保持作品中的矛盾和复杂性，拒绝简化和抽象的冲动。第三，从诗学到政治学。后现代叙事理论将历史主义观点引入文学批评，以揭示叙事背后的意识形态。④ 在《后现代叙事理论》中，马克·柯里分析了文化与精神分裂症之间的关系，使得叙事学研究远远超出了文学的疆界。傅修延在《先秦叙事研究——关于中国叙事传统的形成》一书中，对刻写在简帛、甲骨、金石、建筑物等

① 〔法〕热拉尔·热奈特：《叙事话语 新叙事话语》，王文融译，中国社会科学出版社，1990。
② 王鹏：《中国文化叙事学发展历程与主要视角模式研究》，硕士学位论文，湖北师范学院，2011。
③ J. Phelan, "Narratives in Contest; or, Another Twist in the Narrative Turn," *Publications of the Modern Language Association of America* 123 (2008): 166-175.
④ 〔英〕马克·柯里：《后现代叙事理论》，宁一中译，北京大学出版社，2003。

介质上的图画、文字和短小的记载性文本进行了研究。① 傅修延的研究拓展了叙事学的研究范围，超越了经典叙事学而将研究范围扩大到整个文化世界。

鉴于叙事的普遍性和建构性，善终可以被看作关于如何走向死亡的理想叙事，而非客观事实。如前所述，在传统中国人看来，正常的死亡属于善终，非正常死亡则为凶死。② 《中国古代生活辞典》将善终解释为：人不遭祸患，因衰老而得以善死。③

从叙事的角度来看，"善终"是一种具有主观性和文化性的价值判断。④ 首先，"善"是一种主观的价值判断，不同主体对于"善"的标准不同。即使在同一种文化中，不同个体由于知识储备和人生经历的不同，对善终的理解也并不相同。因此，每个人都可以有个性化的善终叙事。其次，不同文化中善终含义不尽相同。既有研究对善终已经做出了各种解释，体现出善终的多面性。我国传统的儒家文化建立在家庭主义的基础上，因而善终强调家庭利益、血缘关系和宗法家族，强调共同的责任与义务，⑤ 较少涉及个人主义、权利主义、自主性等概念。⑥ 相比之下，西方国家的生命伦理学以个人为中心，强调个人的自由和权利，⑦ 将自我的完整性和获得尊敬作为善终的标准。⑧

善终的含义并不是固定的，在医疗技术不断进步的背景下，人们对于疾病的认知在不断发生变化，关于死亡的社会安排也正处于转变与建构的过程之中。"无疾而终"的善终是在一定的历史文化背景中形成的，随着人均寿命的延长，慢性病、老年病多发，"有疾而终"成为常态，善终的标准

---

① 傅修延：《先秦叙事研究——关于中国叙事传统的形成》，东方出版社，1999。
② 尚海明：《善终、凶死与杀人偿命——中国人死刑观念的文化阐释》，《法学研究》2016 年第 4 期。
③ 何本方、李树权、胡晓昆主编《中国古代生活辞典》，沈阳出版社，2003，第 939 页。
④ 王杰：《何以善终：晚期癌症患者的叙事困境与叙事重构》，《社会建设》2023 年第 4 期。
⑤ 胡爱招、王志红：《从中西方文化差异看中西方的护理》，《解放军护理杂志》2006 年第 4 期。
⑥ 范瑞平：《当代儒家生命伦理学》，北京大学出版社，2011。
⑦ K. Hattori, M. A. Mccubbin and D. N. Ishida, "Concept Analysis of Good Death in the Japanese Community," *Journal of Nursing Scholarship* 38（2006）：165-170.
⑧ R. D. Leichtentritt and K. D. Rettig, "The Good Death: Reaching an Inductive Understanding," *Omega: Journal of Death and Dying* 41（2000）：221.

也应发生变化。过去对善终的理解已经不适应当今时代的要求。因此，笔者认为不存在一个统一的善终的定义或者标准，善终的含义会随着时代和社会的变迁而发生相应的改变。

受后现代主义的影响，叙事理论认为语言是建构现实的工具，而非对现实的被动式镜像反映，[①] 叙事研究对竞争性解释持包容态度，对同样的事件能够以不同的方式进行组织和叙事。世界由多种叙事方式所构造，没有独一无二、已经生成的绝对的现实。没有确定的标准判断哪一种叙事是否正确，关键在于"适合的正确性"[②]，即适合这个世界的叙事就是正确的。对于将要死亡的主体而言，能够以其认为的"好"的方式死亡，以其所处的文化中认为的"好"的方式死亡，就可以被看作善终。虽然晚期癌症患者罹患癌症，但这并不意味着其不能善终，关键在于患者本人的主观感受以及患者如何讲述自己的善终故事。

三　分析框架

本书在建构主义的理论基础上，以晚期癌症患者的叙事为中心，避免以"他者"视角对患者的日常生活进行裁剪，从而尽可能还原真实世界中晚期癌症患者面临的困境。

（一）叙事的主观建构

叙事不只是认识工具，更是构成我们存在的本身，是我们存在与建构我们自身的基本方式。[③] 人本质上是讲故事的人，这是叙事范式最深层的哲学假定。[④] 我们的身份是否像坚果的核一样存在于我们的身体里呢？叙事研究者认为，人的身份不在身体里面，而在于叙事之中。原因在于，其一，我们解释自身唯一的方法，就是讲述我们自己的故事；其二，我们要学会借助外部故事，通过与他人和社会融为一体的过程进行自我叙述。叙事能告诉

---

① 参见瞿海源、毕恒达、刘长萱等主编《社会及行为科学研究法（二）·质性研究法》，社会科学文献出版社，2013，第 133 页。

② 〔美〕纳尔逊·古德曼：《构造世界的多种方式》，姬志闯译，上海译文出版社，2008。

③ D. Carr, "Getting the Story Straight: Narrative and Historical Knowledge," in Jerzy Topolski (ed.), *Historiography Between Modernism and Postmodernism: Contributions to the Methodology of the History Research* (Amsterdam: Rodopi, 1994), pp. 121-122.

④ Walter R. Fisher, "The Narrative Paradigm: An Elaboration," *Communication Monographs* 52 (1985): 347-367.

我们怎样看待自己、怎么组织自己的心灵生活。① 吉登斯（Anthony Giddens）认为要发展和维持自我认同感，就需要一种关于自我的叙事，② 构成所谓反身性的核心的正是一种建构叙事的能力，或者说是一种说故事的能力。借着这个故事，个人将自我的过去、现在和将来联结在一起，甚至将更大的社会和历史联系起来。③ 作为"讲故事"的人，不仅要用叙事来思考，还要用叙事来与人交往，用叙事来认知其所处的世界。在不断地回答"我是谁""我将要成为怎样的人""什么是有意义的生活"等一系列问题的过程中，个人认同逐渐形成并不断变化，主体性与叙事性相互纠缠、彼此建构。

罹患癌症是无可更改的事实，与普通人相比，癌症患者的叙事必然有所不同。晚期癌症患者讲述什么样的善终故事，影响其自我评价和自我认同，也成为其能否善终的关键影响因素。叙事是个体存在的基本方式，个体一旦失去构建叙事的能力，就失去了自我。④ 在这种意义上，晚期癌症患者的善终叙事获得了本体论上的重要性。晚期癌症患者的善终叙事不是可有可无、无关痛痒的，而是毋庸置疑地应该成为中心。

（二）叙事的现实基础

当代叙事理论认为，叙事知识构筑了事件，而不是描述了它们的真实状况；叙事是建构的而不是陈述的，是创造性的而不是描述性的。⑤ 叙事与真实之间是有区别的，在幻想、荒诞、实验性的文本中，不存在与现实的对应关系。恩格斯（Friedrich Engels）更早时就指出："一个事物的概念和它的现实，就像两条渐进线一样，一齐向前延伸，彼此不断接近，但是永远不会相交……这种差别使得概念并不无条件地就是现实，而现实也不直接就是它自己的概念。"⑥ 历史学家海登·怀特（Hayden White）认为，我

---

① 〔英〕马克·柯里：《后现代叙事理论》，宁一中译，北京大学出版社，2003。
② 〔英〕安东尼·吉登斯：《现代性与自我认同：晚期现代中的自我与社会》，夏璐译，中国人民大学出版社，2016。
③ 瞿海源、毕恒达、刘长萱等主编《社会及行为科学研究法（二）·质性研究法》，社会科学文献出版社，2013。
④ 〔美〕杰罗姆·布鲁纳：《故事的形成：法律、文学、生活》，孙玫璐译，教育科学出版社，2006。
⑤ 〔英〕马克·柯里：《后现代叙事理论》，宁一中译，北京大学出版社，2003。
⑥ 《马克思恩格斯全集》（第39卷），人民出版社，1974，第408页。

们通常所说的"历史"并非过去的全部客观存在，而是由历史编纂者所撰写的历史文本，这些文本可能是"文学性的""修辞性的""诗性的"，而非"科学性的"。① 每一种叙事中都包含着显露与隐藏，都安置着中心与悬搁。可以说，所有的叙事都存在于虚构的真实环境之中，都是真实的谎言。②

这种说法未免太过于唯心主义。亚里士多德（Aristotle）认为，文学是对现实的模仿，③ 模仿有超越于现实的成分，但如果模仿脱离了现实，成了任意模仿和随意捏造，模仿的真实性就会受到质疑，模仿也就失去意义了。叙事艺术是对自然的复制和再现，它最大限度地模仿了自然，因而是真实可靠的。人们基于现实中的行为杜撰出叙事中的行为，基于现实中的经历杜撰出文本中人物的经历。如果不存在这种关系，人们就无法理解叙事。④ 叙事是建构的，但不是凭空建构的，而是建立在一定社会事实的基础之上的。

（三）叙事的他者竞争

当我们把关注点从晚期癌症患者的叙事上移开，稍微放宽视野，就会发现晚期癌症患者的叙事处于多重叙事的竞争之中。每个时代都有很多互相矛盾的叙事。在现代社会，多样的思想、多样的生活方式和多样的宗教使得全球范围内的叙事多样化问题更加凸显。受后现代主义的影响，叙事理论认为没有哪一种叙事是所谓的"真理"。对于一个事件，总存在一个或更多的可以选择的版本。⑤ 如果说存在世界的话，也是存在多个世界。

叙事是有目的的交流行为，由于叙事主体的目的不同，多种叙事之间会互相竞争。⑥ 叙事的竞争必然涉及权力。福柯曾旗帜鲜明地指出，知识就是权力，权力和知识是直接相互连带的。不相应地建构一种知识领域就不

---

① 〔美〕海登·怀特：《元史学：19 世纪欧洲的历史想象》，陈新译，译林出版社，2013，中译本前言第 1 页。
② 陈庆德、郑宇：《民族志文本与"真实"叙事》，《社会学研究》2006 年第 1 期。
③ 〔古希腊〕亚里士多德：《诗学》，陈中梅译，商务印书馆，1996。
④ 〔荷兰〕米克·巴尔：《叙述学：叙事理论导论》，谭君强译，中国社会科学出版社，1995。
⑤ 〔瑞典〕芭芭拉·查尔尼娅维斯卡：《社会科学研究中的叙事》，鞠玉翠译，北京师范大学出版社，2010。
⑥ 〔美〕詹姆斯·费伦：《竞争中的叙事：叙事转向中的又一转向》，王安译，《江西社会科学》2008 年第 8 期。

可能有权力关系，不同时预设和建构权力关系就不会有任何知识。① 在叙事背后，隐藏着不同主体的价值观和知识。以制度化方式生产的专业知识具有绝对权威，而个人叙事源于主观感受和生活经验，与专业知识无法相提并论。在叙事竞争中，专业叙事遮蔽了个人叙事。哈贝马斯（Jürgen Habermas）从另一个角度做出解释，他认为，依据货币和权力力量建构的系统占据了世界的顶峰，对生活世界发号施令，迫使生活世界按照它的规则行事，哈贝马斯称之为"生活世界的内在殖民化"。② 在这一过程中起到重要作用的正是语言，也就是叙事。

叙事不仅能反映现实和改编现实，叙事与行动相关，进而对现实产生反作用。人类的行动是有意图的行动，而意图的形成只能通过叙事来表达。一个有意识的人的行动必有其意图与目的，而意图与其行为之间的关系，一般以叙事的形式来呈现。叙事是行动的前提，只有在一个叙事脉络之中，行动才能让人理解，才能具有意义。③ 因此，叙事既是行动的前提，又是行动的解释。在叙事研究者看来，人们并不是简单地基于其所属人群的某种利益与价值而行动，或是在行动中偏好某种理性的手段或目的，而是由于认同某种故事，在特定的叙事中考虑自己的利益，决定并调整行动。④ 正是由于叙事对行动的连接作用，叙事的权力才得以渗透到实践之中。

（四）叙事的文化语境

叙事必然植根于一定的文化土壤，处于一定的社会文化的语境中。不符合文化的故事要么不是故事，要么就令人无法理解。⑤ 个体叙事依赖于文化的语境和脚本，社会文化叙事以此渗透和影响个体叙事。⑥ 社会学将文化视为意义制造的过程，进而探讨文化对于意义制造的作用，以及其与日常

---

① 〔法〕米歇尔·福柯：《规训与惩罚：监狱的诞生》，刘北成、杨远婴译，生活·读书·新知三联书店，2003。

② 〔德〕尤尔根·哈贝马斯：《交往行为理论》（第一卷），曹卫东译，上海人民出版社，2004。

③ Eric Ringmar, *Identity, Interest and Action: A Culture Explanation of Sweden's Intervention in the Thirty Years War* (Cambridge: Cambridge University Press, 1996), p. 73.

④ 瞿海源、毕恒达、刘长萱等主编《社会及行为科学研究法（二）·质性研究法》，社会科学文献出版社，2013。

⑤ F. Polletta, "Contending Stories: Narrative in Social Movements," *Qualitative Sociology* 21 (1998): 419-446.

⑥ 刘毅、郭永玉：《叙事研究中的语境取向》，《心理科学》2014 年第 4 期。

生活中个人的或制度性环境下的意义制造可能具有的关系。① 马克·柯里将
"总体的文化"当作叙事学的研究对象，他解释道："第一，叙事在当今世
界无所不在，普遍至极，以至于在考虑意识形态和文化形式的问题时不可
能不碰到它。第二，文化不仅包括了叙事作品，而且文化也被叙事所包含。
因为文化的概念——不管就其一般性还是特殊性来说——就是一种叙事。"②

　　基于上述对叙事的分析，本书将从不同层面上探讨晚期癌症患者叙事
建构的逻辑，并从相关维度探讨其重构路径。从微观层面看，晚期癌症患
者基于现实情境与自身感受，建构了关于自身的叙事。罹患癌症的现实以
及当下的生存困境，是晚期癌症患者叙事的逻辑起点。在此基础上，患者
发挥其主体性，对现实进行创造性的叙事。从中观层面看，晚期癌症患者
的叙事面临多元竞争。家庭叙事、医学叙事、社会叙事等"他者"叙事是
从各自的立场出发进行的叙事，不同叙事之间存在竞争。从宏观层面看，
晚期癌症患者的叙事必然存在于一定的文化语境中，文化语境与个体叙事
相互建构，对患者的叙事产生重要影响。

第四节　研究方法

一　方法论

　　长期以来，实证主义方法论在社会研究方法论中占据主流地位。③ 实证
主义方法论将社会世界看作自然世界，要通过具体、客观的观察，追求
"科学""真实""可靠"的知识。定量研究是实证主义方法论最典型的特
征。受实证主义支配性地位的影响，社会学将"说"和"做"区分开来，
将自己塑造为研究行为的科学。然而，社会现象毕竟与自然现象不同，社
会现象内含着人的特殊性，人的社会行动是有意义、有目的的，并且受到
文化的影响。研究社会现象和人们的社会行为时，要充分考虑到人的特殊
性。因此，在实证主义之外，诸如现象学、诠释学、批判理论以及常人方

---

① L. Spillman, "Culture, Social Structures, and Discursive Fields," *Current Perspectives in Social Theory* 15（1995）：129-154.
② 〔英〕马克·柯里：《后现代叙事理论》，宁一中译，北京大学出版社，2003。
③ 风笑天：《社会研究方法》（第六版·数字教材版），中国人民大学出版社，2022。

法学等一系列反实证主义的方法论也在不断发展与壮大。

叙事分析是一种新的质性研究方法，背后是建构主义和诠释主义的方法论。建构主义认为社会世界中不存在客观真实，社会习俗中的规则都是人为建构的，人与社会相互建构，人在理解和解释中具有能动作用。而在诠释主义研究中，研究者不再把文化看作独立于人的系统，而是认为文化与个人的自我中最深沉的部分紧密相连、文化是个人在世界上安身立命的方式。在这个意义上，质性研究已经从方法论上的个体主义走向了关系主义，在个体与集体之间、个人与文化之间、现在与过去之间分析问题。① 在诠释主义中，语言被认为承载了文化，人的理解是通过语言进行的。人们为了理解自身便将自己的生活转化成叙事的形式，当他们试图理解他人生活的时候同样如此。② 由此，叙事成为联结个人与社会、当下与历史、微观与宏观、能动性和结构性的重要机制。通过诠释叙事，研究者不仅能够了解叙述者的自我认同和它的意义系统，还可以进入他们的文化和社会世界。③

社会学研究的材料之一是人们对自己行为的口头描述或书面记录，它们都是叙事。社会学家最终都无法摆脱这样一个事实：无论采用什么样的调查技术，都只能通过叙述去发现客观行为。④ 定量研究认为使用量表可以增强准确性和科学的严格性，但往往产生相反的结果。当被访者面对一个标准的量表，他/她经常会面对无法归类、无所适从或者似是而非的处境，此时他/她多半会在连续的数字中选择某一个最接近自己情况的数字。这些呈现在研究者面前的数字，背后大多蕴含着简单或复杂的故事，但都被格式化的量表忽略了。这样一来，研究者就被置于一个不得不对研究对象进行推测的处境。⑤

"叙事性分析"是叙事真正的旨趣所在，"它暗示了社会进程内在具有

① 〔以〕艾米娅·利布里奇、里弗卡·图沃-玛沙奇、塔玛·奇尔波：《叙事研究：阅读、分析和诠释》，王红艳主译，重庆大学出版社，2008。

② 〔瑞典〕芭芭拉·查尔尼娅维斯卡：《社会科学研究中的叙事》，鞠玉翠译，北京师范大学出版社，2010。

③ 〔以〕艾米娅·利布里奇、里弗卡·图沃-玛沙奇、塔玛·奇尔波：《叙事研究：阅读、分析和诠释》，王红艳主译，重庆大学出版社，2008。

④ 卢晖临：《迈向叙述的社会学》，《开放时代》2004 年第 1 期。

⑤ David R. Maines, "Narrative's Moment and Sociology' Phenomena: Toward a Narrative Sociology," *The Sociological Quarterly* 34（1993）：17-38.

偶变性、不连续性和结果的开放性"①。社会生活毕竟不是自然世界,"主观意义"难以用实证主义进行研究。叙事内容再现了叙事者的世界观,是他/她的信念、思想、意图所建构的真实。叙事可以作为对现存传统方法的补充,或者是传统研究工具的首选替代物。

布鲁纳(Edward Bruner)曾写道:"叙事结构比隐喻、典范等相关观念优越,因为叙事结构强调秩序与顺序,比较适于研究变化、生活周期或任何一种发展过程。"② 应星认为,以叙事方法研究转型中的中国社会尤为重要,原因主要有三点。第一,中国社会体制运作的变通性。中国的非正式制度往往比正式制度更为重要。经过变通,制度实施经常偏离原制度目标。事件之间的关系是复杂的,有时纯粹是偶然或者随机的,叙事研究能够更好地展示行动与制度之间复杂的因果关系。第二,中国社会转型实践的过程性。孙立平的"过程-事件"分析将社会事实看作动态的、流动的,叙事方法以对细微之处的分析见长、以事件为中心的特点与中国的转型实践有特殊的亲和性。第三,中国社会日常生活的模糊性。日常生活越来越成为社会学关注的焦点,而叙事是撰写历史无名者的"生活的诗"最得心应手的工具。③

叙事是人类基本的生存方式和表达方式,重视人的情感、体验和主观诠释。叙事主义者认为,真实是被建构出来的,人类现实领域不存在绝对真理和对某一文本唯一正确的阅读或诠释方式。叙事方法不强调客观、中立,而强调多元性、相对性和主观性,④ 主张从生活故事中寻找意义。晚期癌症患者的"善终"议题具有浓烈的文化意味与主观色彩,适合采用叙事方法进行研究。

二　研究田野介绍

笔者选择上海、深圳两个城市作为主要调查田野,主要是基于以下考

---

① 应星:《略论叙事在中国社会研究中的运用及其限制》,《江苏行政学院学报》2006 年第 3 期。

② E. Bruner, "Ethnography as Narrative," in V. Turner and E. Bruner (eds.), *The Anthropology of Experience* (Chicago: University of Illinois Press, 1986), p. 153.

③ 应星:《略论叙事在中国社会研究中的运用及其限制》,《江苏行政学院学报》2006 年第 3 期。

④ 〔以〕艾米娅·利布里奇、里弗卡·图沃-玛沙奇、塔玛·奇尔波:《叙事研究:阅读、分析和诠释》,王红艳主译,重庆大学出版社,2008。

虑。一是对前沿性的考虑。上海、深圳是一线城市，医疗技术水平较高，医疗观念先进，尤其是两地的临终关怀和医务社会工作已经率先开展，并取得了一定的成效。二是对典型性和差异性的考虑。上海作为国际性大都市，医疗卫生条件较好，医疗保障水平较高，晚期癌症患者的经济负担相对不高，并且得到了较为良好的照顾。深圳是外来务工人员较多的城市，在深圳务工的非本地户籍人员，在医疗保险报销、家人照顾方面面临诸多困境。沪深两地既有典型代表性，又表现出差异性，较为全面地反映了研究问题。此外，书中还有一些其他地区的案例，对研究起到了有益的补充作用。

2016 年夏，笔者在深圳 LG 医院与 CN 社会工作服务中心合作设立的社工部调研，以社会工作者的身份为晚期癌症患者提供服务。深圳 LG 医院是三甲医院，设有肿瘤科，收治癌症患者。当时，CN 社会工作服务中心与 LG 医院开展合作，依托医院社工部为患者提供信息咨询、临终关怀等服务。

2017 年夏，笔者参与上海 LF 医院与 CH 社会工作服务中心合作开展的晚期癌症患者服务项目，调研 3 个多月。上海 LF 医院于 1995 年开始提供临终关怀服务，是开展临终关怀较早的医院。医院设置临终关怀科，共有 26 个床位，主要收治晚期癌症患者。2016～2017 年，LF 医院与 CH 社会工作服务中心合作开展服务项目，为患者提供人文关怀，主要内容有面向患者的陪伴服务、生命故事、生命相册、生日会和个案服务等，以及面向患者家属的减压小组和生命教育活动。笔者既作为研究者开展调研，也作为社会工作者提供服务，并在调研结束之后常以志愿者身份回到医院继续提供服务。在服务过程中，笔者直接与晚期癌症患者接触，收集到大量资料，并有机会将调研成果应用于服务实践中。

三 资料收集方法

（一）访谈法

笔者在深圳 LG 医院和上海 LF 医院开展调研。受访者有病在身，体力有限，很多患者说几分钟话就会疲劳，很难对其进行长时间的访谈。为了深入了解晚期癌症患者，笔者在医院进行了较长时间的调研，在探视、陪伴、服务的过程中不断与患者接触并收集相关信息。虽然有访谈提纲，但对于晚期癌症患者的访谈一般是较为零碎的。不过，从另一个角度来看，这些访谈也是真实的、持续的、较为全面的。针对医生、护士、志愿者等对象，笔者进行的是半结构式访谈，内容主要涉及对死亡的看法、什么是有尊严的死亡、晚期癌症患者的生活故事与叙事等。笔者访谈各类人群共67人，访谈对象类别及数量见表 0-1，其中有晚期癌症患者 40 人，基本情况见表 0-2。

表 0-1　访谈对象基本情况

	晚期癌症患者	患者家属	医生	护士	志愿者	社会工作者	殡葬工作者
编号	P	F	D	N	V	S	B
N	40	7	4	4	5	6	1

表 0-2　访谈对象中晚期癌症患者基本情况

单位：%

项目	类别	N	百分比
城市	上海	29	72.5
	深圳	11	27.5
性别	男	19	47.5
	女	21	52.5
癌症种类	肾癌	4	10.0
	胰腺癌	7	17.5
	胃癌	6	15.0
	淋巴癌	2	5.0
	胆囊癌	2	5.0
	肠道癌/结肠癌	5	12.5
	乳腺癌	1	2.5
	前列腺癌	2	5.0
	肺癌	4	10.0
	肝癌	7	17.5

（二）参与观察法

笔者以医务社会工作者的身份参与到临终关怀服务中，直接与晚期癌症患者接触，为晚期癌症患者提供问题解决、探访与陪伴、心理疏导、生命故事、生命画册等服务，并协助其他同事开展为患者家属减压的小组活动。通过直接参与到患者生活中，笔者得以近距离观察晚期癌症患者及其家庭的状况，跟踪其住院期间的变化，观察其他叙事对患者及其家庭的影响。

（三）文献法

笔者收集、阅读并整理相关社会工作机构关于晚期癌症患者的个案记录，为研究积累分析素材。笔者调研的社会工作机构、医院都开通了微信订阅号，笔者长时间以来一直关注这些订阅号，有些微信订阅号推送的文章也是本书的材料来源。此外，笔者还从报纸、书籍和一些网站上获取与晚期癌症患者善终相关的案例、记录等。同时，笔者收集了国内外有关善终、叙事、晚期癌症患者叙事的学术研究文献，并对其进行深入阅读和系统梳理。通过对这些已有文献资料的查阅、归类和总结，为本书做出概念界定和确定理论基础与理论假设提供"文献依据"。

四 资料分析方法

（一）叙事分析法

本书对晚期癌症患者及其家属、医护人员、社会工作者等的话语和留下的文本进行叙事分析。在结构主义叙事分析中，时序、时距、频率、情节等要素以及聚焦、省略等阐释性较强的概念都可以成为叙事分析的有力工具。后现代叙事理论主张通过叙事分析揭示叙事背后的社会文化、权力关系等相关因素。本书通过对晚期癌症患者的叙事分析，试图揭示叙事背后隐藏的权力关系和价值观念。

（二）文本分析法

在调研期间，笔者获得了丰富的文本资料。其中，社会工作机构的个案服务记录记载了为晚期癌症患者提供服务的案例，记录了晚期癌症患者与社会工作者的对话，并涉及晚期癌症患者面临的困难与社会工作的介入服务。对这些文本材料的分析，成为本书研究的重要支撑。需要说明的是，本书对个案服务记录的使用取得了社会工作机构的同意，并在文中对其进行了匿名处理，严格保护了患者的隐私。

第一章　叙事的现实基础：面临困境的
晚期癌症患者

　　随着医疗水平的提升，晚期癌症患者的生存期大幅延长。然而，晚期癌症患者依然是距离死亡最近的人群之一。在日常生活中，一般人距离死亡较远，死亡往往被习惯性遗忘。在癌症投射的死亡阴影下，晚期癌症患者面临将死的困扰，对于死亡有更多的认识和思考，死亡盘踞在晚期癌症患者的叙事中。癌症带来的经济负担、照顾负担和身心折磨，导致患者的未死之身不得不面对生存上的困境。如何度过临终期，是晚期癌症患者能否善终的关键。

第一节　"被判死刑"：癌症及患者的生命倒计时

一　癌症疾病谱及其发病率

（一）癌症疾病谱

　　癌症的英文名 cancer 来自公元前 4 世纪的希腊医生希波克拉底。希波克拉底在观察恶性肿瘤的时候发现肿瘤中伸出了多条大血管，看着就像螃蟹的腿一样，因此以古希腊语中表示"螃蟹"的 καρκίνος 命名了它。这个词后来进入了拉丁语，最终在英语中演变为 cancer 一词。[①] 根据世界卫生组织（WHO）的定义，癌症不是一种疾病，而是一大类疾病的统称，主要特点是

[①]　唐黎标：《癌症的"前世今生"》，《抗癌》2015 年第 3 期。

异常细胞不受控制地生长。① 癌症与肿瘤密切相关，但并不相同。简单来说，肿瘤分为良性肿瘤与恶性肿瘤，良性肿瘤并非癌症，恶性肿瘤才被称为癌症。白血病一般被称为血癌，也是癌症的一种。恶性肿瘤种类繁多，可发生于人体的各个部位和器官，如唇、口腔和咽部，食管、胃、肠、肝、胆、胰等消化器官，鼻、喉、气管、胸腺、心脏等呼吸和胸腔内器官，骨和关节软骨，以及皮肤、乳房、女性生殖器、男性生殖器、泌尿道、眼、脑、中枢神经、甲状腺等内分泌腺、淋巴等造血组织等。

癌症的特点是不正常细胞失控分裂、无限增殖、侵入并破坏周围正常组织。正常细胞受到防御机制的限制，增殖能力有限。而癌细胞突破了限制，获得了无限增殖能力，这被称为永生化。② 癌症的病因非常复杂，至今仍未被彻底查明。一般认为，癌症病因可以分为外部因素和内部因素两类：外部因素主要指物理因素、化学因素、生物因素等诱发了正常细胞的癌变；内部因素主要指遗传基因的结构或调控功能发生异常，导致正常细胞的癌变。癌症生物学研究领域赫赫有名的罗伯特·温伯格（Robert A. Weinberg）曾描述道：无数细胞勠力同心地创建了统一的、协调的人体，但是偶尔会有一个细胞特立独行，成为"细胞叛逆者"，这个离经叛道的细胞不再顾及周围组织的需求和整个身体的健康，它只有一个宗旨——快速生长，无限扩张。③ 癌细胞经过指数级增殖，可以长成肉眼可见的肿瘤。恶性肿瘤生长迅速，浸润正常组织，破坏器官的结构和功能，还可以发生转移，对机体产生严重影响。不断增长的恶性肿瘤影响周边的组织和器官，造成局部压迫和阻塞，容易引起溃疡、出血、穿孔等。肿瘤累及局部神经，可引起顽固性疼痛，肿瘤产物或合并感染可引起发热。晚期癌症患者往往出现癌症恶病质，表现为机体严重消瘦、贫血、厌食和衰弱。④ 恶性肿瘤消耗了正常组织的能量，往往导致患者营养不良。恶性肿瘤的不断增殖以及多种并发症的发生，最终导致患者的死亡。

① 参见 WHO，"Cancer," last accessed April 23, 2024, https://www.who.int/health-topics/cancer#tab = tab_1。
② 许兴智、朱卫国、詹启敏主编《肿瘤生物学导论》，科学出版社，2014。
③ 〔美〕罗伯特·温伯格：《细胞叛逆者——癌的起源》（第2版），郭起浩译，上海科学技术出版社，2012。
④ 李玉林主编《病理学》（第6版），人民卫生出版社，2008。

癌症疾病谱有两重含义。其一，由固定的谱阶组成的癌症的发生过程；其二，不同种类的癌症按照发病率或者死亡率排列成的疾病谱带。癌症的发生阶段可以用 TNM 进行划分。TNM 是国际上最通用的分期系统，"T"（tumor）代表原发肿瘤的范围，"N"（node）代表区域淋巴结转移的存在与否及范围，"M"（metastasis）代表是否存在远处转移。根据 TNM 可以得出癌症相应的分期。癌症一般分为Ⅰ、Ⅱ、Ⅲ、Ⅳ期，Ⅰ期通常是相对早期的癌症并有较好的预后，分期越高意味着癌症的发展程度越高。Ⅲ、Ⅳ期一般可被称为晚期，在此阶段患者出现多种不适症状，病情持续恶化，死亡率较高。

恶性肿瘤已经成为我国居民的主要死因之一。[①] 2003~2007 年，中国肿瘤登记地区癌症死亡率排在第一位的是肺癌，死亡率是 43.48/100000，死亡病例占全部癌症死亡病例的 25.30%，其次是肝癌、胃癌、食管癌和结直肠癌，前十位合计占全部癌症死亡病例的 84.00%。[②]

（二）癌症发病率变化趋势

实际上，在现代以前，癌症并不算是严重的社会问题。古代人寿命较短，大部分人还没有活到癌症高发的年龄就已经因战乱、饥荒、瘟疫等去世。因此，在古代癌症仅是一种罕见病。相对于鼠疫、天花、肺结核等疾病，癌症并不突出，甚至无法与饥荒造成的死亡人数相提并论。随着经济发展水平和医学技术的进步，人类因饥荒而死的比例大幅降低，鼠疫、天花、肺结核等疾病被医学控制，人类的寿命不断延长。与此同时，癌症的发病率逐渐上升，最终成为"万病之王"。

癌症是严重影响居民健康的危险因素，近些年来全球范围内癌症发病率呈持续增长态势。癌症发病率上升有三个直接原因：一是医疗服务更加普及，让更多患者有了就医机会；二是癌症诊疗技术进步，降低了癌症被误诊为其他疾病的概率；三是人均寿命延长，提高了癌症发病的概率。癌症与年龄有关，总体来说，年龄越大，患癌概率就越大。相关数据显示，

---

① 张敏、张玉玲、李广灿等：《全国第三次死因回顾抽样调查资料分析Ⅲ：湖北省居民恶性肿瘤死亡特征》，《肿瘤防治研究》2008 年第 S1 期。

② 张思维、陈万青、郑荣寿等：《2003~2007 年中国癌症死亡分析》，《中国肿瘤》2012 年第 3 期。

全癌种的发病率在 0～34 岁年龄组相对较低，从 35～39 岁年龄组开始显著上升，在 80～84 岁年龄组达到峰值。[①]

相关研究指出，1998～2008 年，我国癌症发病率呈上升趋势。[②] 目前我国癌症高发的主要原因是人口老龄化，其他致癌因素也包括空气环境污染、不健康饮食、运动不足、肥胖、吸烟等。[③] 2017 年发布的癌症统计资料显示，在中国，每年新发癌症病例达 429 万例，占全球新发病例的 20%，死亡病例达 281 万例。癌症防治已成为我国重要公共卫生问题。[④] 随着健康中国行动的推进，我国癌症发病率、死亡率上升趋势得到初步遏制。[⑤]

二 "不治之症"与生命倒计时

在很长一段时间内，癌症确实无法治愈，逐渐给人们留下了癌症是"不治之症"的印象。人们"谈癌色变"，认为患了癌症就等于被宣判死刑，癌症成为死亡的代名词。不过，随着医疗技术的进步，癌症不再是"不治之症"。

首先，癌症生存率在不断提升。例如，2002～2013 年上海市恶性肿瘤 5 年观察生存率从 37.61% 上升至 46.47%。[⑥] 相关统计资料显示，2004 年，美国癌症患者总体 5 年生存率为 67.2%。[⑦] 2006 年，世界卫生组织将癌症定义为可以治疗和控制，甚至可以治愈的慢性病。[⑧] 在一般人的印象中，癌症似乎与慢性病并无关系，因为癌症并不像糖尿病之类的慢性病那样缓慢温和。

[①] Bingfeng Han et al. , "Cancer Incidence and Mortality in China, 2022," *Journal of the National Cancer Center* 4 (2024): 47-53.

[②] 陈万青、郑荣寿、曾红梅等：《1989—2008 年中国恶性肿瘤发病趋势分析》，《中华肿瘤杂志》2012 年第 7 期。

[③] 《国家癌症中心主任：我国癌症 5 年生存率上升到 40.5%，与发达国家还有差距》，"观察者网"百家号，https://baijiahao. baidu. com/s? id = 1686850411176425504&wfr = spider&for = pc，最后访问日期：2024 年 9 月 18 日。

[④] 《2017 年中国最新癌症数据》，《中国肿瘤临床与康复》2017 年第 6 期。

[⑤] 《国家卫健委：我国癌症发病率、死亡率上升趋势得到初步遏制》，"央广网"百家号，https://baijiahao. baidu. com/s? id = 1782619429107245788&wfr = spider&for = pc，最后访问日期：2024 年 9 月 19 日。

[⑥] 吴春晓、顾凯、庞怡等：《2002—2013 年上海市恶性肿瘤生存分析》，《肿瘤》2023 年第 4 期。

[⑦] Hongmei Zeng et al. , "Cancer Survival in China, 2003-2005: A Population-based Study," *International Journal of Cancer* 136 (2015): 1921-1930.

[⑧] 康静波：《癌症是一种可控可治的慢性病》，《慢性病学杂志》2015 年第 4 期。

然而，随着医学技术的进步，一些癌症的预后生存期明显变长，在医学技术的干预下，病情可以得到有效的控制。有些病人在接受治疗后生存期可达 5 年、10 年或更长时间，很多患者将长期与癌共存。癌症是慢性病的判断，实际上动摇了癌症是"不治之症"的说法，医学技术的干预对癌症是有效的，癌症患者可以减轻痛苦，可以减缓病情发展，甚至可以痊愈。

其次，癌症患者生存率与患癌种类相关，有些癌种生存率较高，且发现越早，生存率越高。例如，2003～2015 年浙江省海宁市的统计数据显示，部分癌种 5 年生存率从高到低为甲状腺癌（96.98%）、乳腺癌（88.83%）、结直肠癌（61.52%）、脑肿瘤（38.76%）、胃癌（35.57%）。[①] 癌症早发现、早治疗能显著提升生存率。李小宝等调查 533 例不同时期的胃癌患者发现，T_1[②] 期胃癌患者接受治疗后 5 年生存率超过 90%，T_4 期胃癌患者接受手术后 5 年生存率低于 20%。[③] 因此，推动早期癌症筛查，早发现、早治疗对于癌症治疗具有重要意义。富克远等收集了 1974～1997 年一个医院的 152 例早期胃癌患者的数据，统计出他们的 5 年生存率为 98.1%，10 年生存率为 96.4%，最长已生存 26 年，作者认为 15 年后为生存率安全阶段，一般极少因胃癌复发而死。[④]

虽然癌症患者的生存率在不断提升，但普通人对癌症的印象还未改变，癌症依然与死亡紧密相连。患癌是人生中的重要事件，很多患者对于初次得知患癌消息的场景有深刻的印象，不少患者甚至能描述出癌症确诊时的相关细节，包括时间、地点、告知人和告知方式等。对癌症患者来说，得知癌症确诊的瞬间成为生命历程中的关键时刻，从此患者对时间的感知和计算发生了方向性的逆转。[⑤]

---

① 姜春晓、沈永州、张志浩等：《2003～2015 年浙江省海宁市居民癌症发病率及生存率分析》，《中国肿瘤》2018 年第 4 期。

② 美国癌症联合委员会（AJCC）TNM 分期系统对癌症所属分期的一种表示方式，T 后面下标的数字随肿瘤大小的增加和癌变程度的提高而增大。

③ 李小宝、訾永宏、刘勇峰等：《不同术式治疗的 T_1～T_4 期胃癌患者 5 年生存率分析》，《山东医药》2016 年第 27 期。

④ 富克远、余永伟、余宏宇等：《早期胃癌 152 例的临床病理特征和术后生存率》，《世界华人消化杂志》2001 年第 1 期。

⑤ 陈心想、王杰：《生命历程中的关键时刻与时间重构——基于老年癌症患者及社会工作介入的研究》，《社会》2021 年第 2 期。

在确诊癌症前，人们对生命时间的计算多以出生为基点，以年龄累加的方式呈现（见图 1-1）。在确诊癌症后，患者的生命似乎有了确定的终点（见图 1-2）。死亡率、5 年生存率、10 年生存率等客观的医学数据，以及医生给患者的预后判断，都是基于死亡的概率以及与死亡的距离得出的推论。在很多人看来，得了癌症基本上就相当于被判"死刑"，"我还能活多久"成为晚期癌症患者最关心的问题之一，从此，患者的生命开始倒计时。

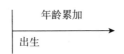

图 1-1　以出生为基点的累加计时

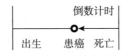

图 1-2　以死亡为基点的倒计时

与"突然死亡"不同，癌症患者面临一种"预知的死亡"，在得知自己身患癌症之后，患者承受着巨大的心理压力。① 对于晚期癌症患者来说，死亡似乎已经近在眼前了。尽管死亡这一终点始终存在，但对大多数人而言，其经常是模糊的和被遗忘的，而对癌症患者来说，死亡作为终点更加清晰地浮现。患者的自我认同受到影响，很多癌症患者认为自己成了"等死之人"。

第二节　生存之艰：晚期癌症患者的治疗与负担

一　过度治疗与放弃治疗的两极

癌症的治疗方式可以简单划分为积极治疗与舒缓治疗两类。积极治疗以治愈疾病为主要目标，是对死亡的拒斥、对生命的挽留。舒缓治疗则主张接受死亡，将死亡看作正常的过程，采取各种方式减轻患者痛苦，提升患者的生活质量。积极治疗与舒缓治疗理念不同，但也不完全是对立的关系，两者有时候可以相互替代，当积极治疗无效时，可以采用舒缓治疗。

---

① 郑晓江：《论生死学与生死哲学》，《江西师范大学学报》（哲学社会科学版）2008 年第 1 期。

两者也可以相互补充，在积极治疗期间辅以舒缓治疗，或者在舒缓治疗期间采取必要的积极治疗，可以提升患者的生活质量。然而，在现实中，晚期癌症患者往往处于过度治疗与放弃治疗的两极。

（一）积极治疗与过度治疗

癌症的治疗主要有三种方法，即手术治疗、放射治疗和化学治疗。近年来内分泌药物、分子靶向药物等取得巨大突破，介入治疗、生物治疗、中医药治疗等方法也在蓬勃发展。各种治疗手段各有优劣，可以相互补充，综合运用多种治疗手段可以达到更好的效果。总体上来说，各种治疗手段有效提高了癌症的治愈率，延长了癌症患者的生存期。

然而，积极治疗不等于过度治疗，在临床实践中，积极治疗有时会"越界"，成为过度治疗。过度治疗是指由多种原因引起的超过疾病实际需要的诊断和治疗的医疗行为。[①] 文森特·帕里罗（Vincent N. Parrillo）等对过度治疗概念的定义是：由于医疗机构对人们的生命采取了过多的控制，以及社会变得更多地依赖于医疗保健而发生的医疗。[②] 杜治政详细界定了过度治疗，他认为采用超过实际需要的诊断、治疗手段，以及需要超过一般标准的治疗费用，超过患者体力、财力的可支持度，还有对不需治疗可自然康复或者死亡不可逆病人进行的治疗都属于过度治疗。[③]

实际上，癌症并不一定导致患者死亡，很多患者能长期带癌生存，过多采取积极治疗手段并不一定是最佳选择。高龄的癌症患者身体机能下降，抵抗力较弱，进行积极治疗风险极高，而且治疗的副作用可能导致患者的生存期缩短。对于明显已经处于临终期的病人，过度治疗会增加患者的痛苦，降低晚期癌症患者的生命质量。

过度治疗是多方面原因造成的结果。从患者与患者家属方面看，他们由于专业知识的缺乏，当自己或家人被确诊为癌症后往往陷入慌乱之中，认为化疗、放疗越多越好，而且认为只有好药、贵药、进口药才能起到最好的效果。有些家属明知治疗无益，依然要坚持治疗，因为患者家属认为

---

① 张忠鲁：《过度医疗：一个紧迫的需要综合治理的医学问题》，《医学与哲学》2003年第9期。

② 〔美〕文森特·帕里罗、约翰·史汀森、阿黛思·史汀森：《当代社会问题》，周兵等译，华夏出版社，2002。

③ 杜治政：《过度医疗、适度医疗与诊疗最优化》，《医学与哲学》2005年第7期。

只有坚持治疗，才能表达对患者的关心。医疗保险和公费医疗也是过度治疗的重要原因之一。在报销比例较大或者能享受公费医疗的情况下，患者没有经济上的顾虑，"死马当成活马医"，只要有希望就愿意尝试，通过过度治疗来获得心理上的安慰。

（二）舒缓治疗的尚未全面普及与放弃治疗

舒缓治疗在英语中为 palliative care，有时候也翻译为姑息治疗或安宁疗护。世界卫生组织提出，舒缓治疗通过缓解疼痛和症状、提供精神和心理支持，来提高临终患者及其家庭的生活质量。舒缓治疗的目标并非治愈疾病和延缓死亡，而是缓解患者症状，重点关注患者本人的感受，而非仅仅关注疾病。由于癌症早期筛查的缺乏，很多癌症患者第一次发现癌症就已经是癌症晚期，在这种情况下，接受舒缓治疗是廉价且有效的缓解患者痛苦的方法。

当晚期癌症患者失去了治愈的希望，舒缓治疗能够帮助患者减轻痛苦，安详地走完人生最后一段旅程。舒缓治疗不仅能为患者带来福音，更是患者整个家庭乃至整个社会的福祉。① 然而，目前我国的舒缓治疗才刚刚起步，总体水平还比较低。提供舒缓治疗的机构少，且规模小、覆盖率低。多数医护人员和普通公众对于舒缓治疗缺乏足够的了解和重视。

由于舒缓治疗尚未全面普及，不少晚期癌症患者在治愈无望时直接选择了放弃治疗。要么过度治疗，要么放弃治疗，在这两个极端之间，缺少舒缓治疗作为中间地带。在过度治疗与放弃治疗之间的选择，不只是治疗方式的选择，也是生死抉择。选择治疗就是选择了生，然而治愈的希望不大，治疗过程中患者要忍受相当多的痛苦；选择放弃就是选择了死，尽管死亡是不可避免的，但坦然面对死亡仍然需要极大的勇气。对于晚期癌症患者及其家庭来说，无论是选择生还是死，都将面临极大的考验。

二 高昂的医疗费用

（一）医疗费用不断攀升

改革开放后，我国的医疗卫生事业获得空前发展。党的十一届三中全

---

① 万红、黄晶：《晚期癌症患者开展临终关怀的综述》，《中国临床护理》2013 年第 4 期。

会后，政府包揽一切的状态被打破，随后计划经济体制开始向市场经济体制转轨。参照企业"扩大自主权"的改革，医疗卫生领域也进行了改革，遵从经济规律，采用管理企业的方式管理医疗卫生机构。市场化改革激发了医疗卫生机构的活力，提升了医疗服务效率。改革开放后到 20 世纪 90 年代，我国医疗卫生机构在人员、病床的数量以及医疗装备、技术力量方面的发展规模是 20 世纪 50 年代到 70 年代这 20 多年发展规模的总和，医疗技术和装备水平迅速与国际接轨。①

然而，医疗改革也产生了负面影响。一方面，在市场规律的作用下，医疗费用大幅攀升。为了赢利，有的医院对病人进行过多的检查和过度的治疗，既浪费了医疗资源，也增加了患者的经济负担。另一方面，在市场规律作用下，优质的医疗卫生资源与精英人才向城市的大型医院集中，城市基层与农村的医疗卫生资源严重缺乏。大医院人满为患，小医院无人问津，各层级医疗机构间、地区间的差距不断扩大。

癌症治疗需要耗费大量资源。2006 年，我国恶性肿瘤所导致的直接经济损失为 703.28 亿元，间接经济损失为 372.68 亿元，总经济损失达 1075.96 亿元，占当年国内生产总值的 0.51%，占当年医疗总费用的 4.67%。② 对于晚期癌症患者来说，由于治疗周期长、治疗费用高，患者家庭经济负担沉重。相关研究指出，恶性肿瘤住院患者人均住院费用超万元，经济负担过重。③ 不同类型的癌症患者住院费用不同，但总体上高于非癌症疾病患者，白血病、乳腺癌患者的住院费用高于其他类型的癌症患者。④ 癌症治疗中，价格昂贵的中高档药品居多，且治疗费、检查费逐年增高。⑤ 董佩等对北京市 2009~2011 年食管癌、胃癌、大肠癌、肝癌、肺癌和乳腺癌 6 种癌症的患者的住院费用进行分析发现，癌症患者 3 年的次均住院费用超过 23000 元，2009~2011 年北京市 60% 的城镇居民全年的人均可支配收入在 23000 元以下，也就是说，1 名癌症患者住院 1 次的费用几乎耗尽了 1 个人 1 年的可

① 李玲、江宇、陈秋霖：《改革开放背景下的我国医改 30 年》，《中国卫生经济》2008 年第 2 期。
② 魏巧玲：《恶性肿瘤疾病负担研究》，硕士学位论文，厦门大学，2009。
③ 王敏、张开金、姜丽等：《恶性肿瘤住院患者直接经济负担影响因素及医疗保障制度研究》，《中国全科医学》2010 年第 36 期。
④ 张义华、王增珍：《恶性肿瘤患者年住院费用研究》，《中国卫生经济》2006 年第 12 期。
⑤ 贾翠平：《老年癌症患者住院费用构成及影响因素分析》，《中国病案》2013 年第 2 期。

支配收入。① 北京城镇居民的可支配收入远高于全国水平，而其他地区的癌症患者的医疗支出并不见得比北京居民更低。为了获得更好的治疗，农村地区的患者经常到城市就医。他们的收入水平更低，医疗负担将更加沉重。

（二）社会保障水平较低

当前医疗保险对癌症患者的实际保障较为有限，未能有效分担癌症患者家庭的经济风险。在癌症患者中，因病致贫的现象更为常见。治疗癌症的许多药品不在基本医保药品目录中，患者的自费负担较重。② 2015 年，胡广宇等对北京地区 6 种癌症患者的研究发现，参加城镇职工和城镇居民医疗保险患者的自付比例均超过 30%，参加新型农村合作医疗患者的自付比例甚至超过 50%，参加商业医疗保险患者的自付比例更高。③ 相比城市地区，农村地区的医疗保障水平更低，再加上较低的收入水平，患癌对于农村家庭的打击更为沉重。

世界卫生组织给出了"灾难性卫生支出"的测评工具，认为一个家庭的医疗支出占家庭可支付能力的比重等于或超过 40% 即为灾难性卫生支出。癌症作为重大疾病，造成了家庭的灾难性卫生支出。据统计，我国城市地区灾难性卫生支出的发生率为 9.5%，农村地区灾难性卫生支出的发生率为 14.4%，揭示了我国农村人口抵御疾病经济风险的能力非常有限。④ 农村地区医疗资源较为匮乏，当地居民在罹患重大疾病时一般前往城市大医院就医。异地就医增加了交通、食宿等就医的间接费用，医疗保险的异地就医结算也存在手续复杂、容易出错等诸多问题。⑤ 为了避免医疗支出对家庭的毁灭性打击，一些癌症患者在确诊后放弃了治疗。

① 董佩、毛阿燕、邱五七等：《北京市 6 种癌症住院费用回顾性分析》，《中国医院管理》2015 年第 5 期。
② 高丽娟、章琦琴、谢俊明：《基于精准医疗的晚期癌症患者综合费用支付方式探讨》，《中国医疗保险》2016 年第 8 期。
③ 胡广宇、毛阿燕、董佩等：《北京地区六种癌症患者的诊疗情况和疾病经济负担分析》，《肿瘤防治研究》2015 年第 2 期。
④ 李叶、吴群红、高力军：《我国农村居民灾难性卫生支出的制度成因分析》，《中国卫生政策研究》2012 年第 11 期。
⑤ 李磊、邵建祥、田瑞雪等：《医疗保险异地就医即时结算存在的问题及对策》，《现代医院》2017 年第 3 期。

三　沉重的照顾负担

（一）晚期癌症患者生存期延长带来的照顾压力

现代医学技术大幅延长了晚期癌症患者的生命。经过医学干预和抢救，患者一次又一次从死亡线上被拉回来，这延长了晚期癌症患者的生存期。由于自理能力的降低，晚期癌症患者往往卧病在床，需要他人照顾。随着晚期癌症患者生存期的延长，家庭将面临沉重的照顾负担。事实上，不少晚期癌症患者面临照顾不足的困境。

（二）难以支撑的家庭照顾

一般情况下，家庭成员是癌症患者照顾任务的主要承担者。然而，随着癌症患者生存期的延长，沉重的照顾负担往往超出家庭的承担能力。晚期癌症患者长时间的卧病在床，打乱了家庭的正常生活状态。"久病床前无孝子"，这句俗语概括了长期照顾的难度。在现代社会，家庭对晚期癌症患者的长期照顾更加困难。

其一，照顾者数量减少。传统社会中家庭规模大，家庭成员多，能够为患者提供照顾的家属也多。随着社会变迁，核心家庭成为主流，再加上我国曾长期实行独生子女政策，家庭规模不断缩小。在独生子女组成的家庭中，夫妻两人将负担四位老人的养老。当老人患病时，子女将难以承受照顾重担。

其二，照顾时间被挤压。传统社会有农闲时节，现代社会突破了自然条件的限制，很多工作在一年四季都可以持续进行。现代生活日益多元化，娱乐、社交都占用了一定的时间。其他事务耗费时间的增多意味着照顾时间的缩减。随着"时间就是金钱"的理念深入人心，花大量时间在患者照顾上已经变得非常难得。

其三，空间距离增大。社会流动加剧，父母与子女异地而居的现象较为常见，导致空巢老人的出现。空巢老人罹患癌症后，身处异地的子女很难放弃自己的工作和生活全程陪护和照顾。在这种情况下，空巢老人只能自己照顾自己，或者夫妻之间彼此照顾。随着年龄的增长和身体状况的下降，老人的生活将愈发困难。当夫妻中一方患病后，另一方也可能在照顾中累倒，最终无力承担照顾重任。

照顾癌症患者极耗精力，不仅要负责患者的饮食起居，处理患者的大小便，使患者保持良好的卫生状况，还要承受巨大的精神负担。相关研究显示，与同类人群中的非照顾者相比，癌症患者的照顾者在 5 年之内的病死风险增加了 63%，[1] 其自杀倾向比一般人群要强，自杀意图及自杀率甚至比癌症患者本人还要强、还要高。[2] 当家庭无力承担癌症患者的照顾任务时，市场与政府提供的服务和支持就显得尤为重要。

（三）任重道远的专业照顾

护工作为社会分工的产物，专门为老人、患者提供照顾服务，减轻家庭的照顾负担，已经成为一种不可或缺的社会职业。专业护工一般受过专门的培训，以护理病人为职业，在照顾患者方面更加专业，可以有效提升癌症患者的生命质量。然而，在目前情况下，并非所有人都能享受到专业护工的服务，护工服务的可及性较低。

其一，人才不足。护工市场需求巨大，但专业人才较少，"护工荒"在全国各地相继上演。根据卫生部门规定，原则上一名护工不能陪护三名以上的病人，但是由于护工缺乏，不少医院的护工经常要"一对六"甚至"一对七"。在很多人的观念里，护工社会地位低、专业化程度较低、缺乏职业上升通道、工作脏累差，因此很多人并不愿意做护工，年轻人中愿意从事这一行业的就更少。

其二，费用较高。专业护工费用动辄三四千元一个月，雇用护工将为家庭带来沉重的经济负担。经济收入较低的家庭根本无力承担专业护工的费用。老年人失去了劳动能力和经济来源，仅靠退休金和养老保险度日，生活节俭，一般舍不得雇用护工。在农村地区，市场上缺乏护工人才，癌症患者又无力承担护工费用，在家庭照顾缺失的情况下，癌症患者面临困境。

其三，专业水平有待提高。目前，社会上的护工多数是来自农村或城市的下岗再就业的中年妇女。她们一般文化水平较低，在经过了简单的培训后便上岗服务，在照顾重症患者方面专业知识不足，专业技能有待进一

---

[1]　R. Schulz and S. R. Beach, "Caregiving as a Risk Factor for Mortality: The Caregiver Health Effects Study," *Journal of the American Medical Association* 282 (1999): 2215-2219.

[2]　B. Park et al., "Suicidal Ideation and Suicide Attempts in Anxious or Depressed Family Caregivers of Patients with Cancer: A Nationwide Survey in Korea," *Plos One* 8 (2013): e60230.

步提升。一些护工来自农村，生活方式与城市患者有所不同，在照顾病人过程中可能发生纠纷。① 此外，护工管理水平不高，致使一些患者的权益受到损害。晚期癌症患者的照顾不足是社会变迁过程中衍生的社会问题，家庭和市场还未做好充分准备。

小结　身患"恶疾"，善终是否可能?

在我国传统文化中，"无疾而终"是善终的重要标准，人们都希望自己在晚年时能得善终。癌症作为一种大病，治愈率低，死亡率高，严重威胁着患者的生命安全。癌症及其引发的各类并发症，严重损害了晚期癌症患者的生命质量。在很多人看来，癌症几乎等同于"不治之症"，因此人们"闻之而色变"。根据传统的善终标准，癌症患者罹患"恶疾"，恐怕不得善终。那么，晚期癌症患者就失去了善终的希望了吗？

实际上，"善终"并无客观标准，而是一种具有强烈主观性和文化性的价值判断。"无疾而终"的善终标准是在一定的历史文化背景中形成的，所谓的"恶疾"也是主观建构的结果。在医疗技术不断进步的背景下，人们对于疾病的认知在不断发生变化。是否罹患癌症并不是能否善终的决定因素，关键在于患者本人的主观感受和评价。从这个角度来看，晚期癌症患者依然存在善终的可能。那么，晚期癌症患者建构了何种关于善终的叙事？下一章将对此进行分析。

---

① 林金丽、林凤阳：《我院护工现状调查与管理探索》，《广东医学院学报》2013年第5期。

第二章 叙事的主观建构："难以善终"叙事的生成

个体基于自身的经历、扮演的角色、与他人的关系、未来的情境编织着自己的叙事。只有通过叙事，个体才能被理解，才能在社会生活中找到自己的位置、建构生活的意义。晚期癌症患者所处的现实情境并不直接导致患者难以善终，能否善终，关键在于患者如何讲述自己的善终故事。通过对晚期癌症患者善终叙事进行归类，本章从身体叙事、心理叙事、社会关系叙事与灵性叙事四个维度展开分析和探讨。在各个维度上，晚期癌症患者有其理想中的善终叙事，这是晚期癌症患者认为的善终的"应然"状态；然而，晚期癌症患者在现实中遭遇的"实然"状态并不符合其理想中的善终叙事。"应然"与"实然"之间的差距，成为晚期癌症患者难以善终的叙事根源。

第一节 疼痛体验与负面评价：晚期癌症患者的身体叙事

一 理想善终的身体叙事："没有痛苦"与"干干净净"

身体不仅是人类存在的生理基础，而且与政治、文化等息息相关，具有多重意义。法国哲学家梅洛-庞蒂把"作为物体的身体""身体的体验"等一系列哲学问题作为研究对象加以探讨，[①] 从而开启了现象学发展史上的

---

① 〔法〕梅洛-庞蒂:《知觉现象学》，杨大春、张尧均、关群德译，商务印书馆，2023。

"身体现象学"时代。[①] 参照梅洛-庞蒂的观点，晚期癌症患者的身体叙事可以分为关于身体体验的叙事和关于身体存在的叙事，前者反映了患者对于身体的直接感受，后者是患者跳出自身以第三方视角对自己身体做出的评价。为彰显身体叙事的主体性，要让身体的主人发声。在疾病侵袭之下，晚期癌症患者理想的身体状态是怎样的，患者对于其当下的身体又是如何描述的？这需要我们回到患者的日常生活中去观察。

（一）"没有痛苦地走"

疼痛，是癌症患者经常面临的问题。有资料显示，20%～30%的癌症患者在早期会出现疼痛；30%～45%的患者在癌症确诊期间和癌症中期有中度到重度疼痛；[②] 晚期癌症患者疼痛发生率在75%以上，疼痛的患者中50%有中至重度的疼痛，30%有难以忍受的重度疼痛。[③] 持续而剧烈的疼痛让癌症患者备受折磨，导致患者出现失眠、食欲减退等生理不适症状，[④] 并引发焦虑、抑郁、恐惧等负面情绪，极大地影响了癌症患者的生活质量。调查资料表明，住院患者把解除疼痛的需求排在首位，[⑤] 然而，大多数癌症患者的疼痛并未得到良好的控制，癌痛成为一个严重却时常被忽略的全球性公共健康问题。[⑥] 在癌症患者叙事中，走的时候没有痛苦，是他们经常提及的愿望。

> 昨天肚子突然很痛，用了吗啡的，但是昨天早上就不舒服，然后就是特别疼，疼得我受不了了，眼泪都掉下来了。当时就想，不要再这么折磨我了，让我早点死吧。护士在一边劝说："你很坚强的，没有一个人像你这样，其他人都没你这样坚强。"我跟她们说："我不坚强的，你不要骗我了。你们不知道的，疼起来的时候再坚强都没用。"其

①　叶舒宪：《身体人类学随想》，《民族艺术》2002年第2期。
②　周郁秋主编《护理心理学》（第2版），人民卫生出版社，2007.
③　于世英、邱红、马振山等：《盐酸吗啡缓释片治疗癌症疼痛的临床疗效分析》，《中华医学杂志》2004年第6期。
④　陆宇晗、关珊、张荔：《老年癌症疼痛患者的特点及护理》，全国肿瘤护理学术交流暨专题讲座会议论文，贵州贵阳，2004年6月。
⑤　陆烈红：《病人对生理与心理舒适需求的调查分析》，《护士进修杂志》2002年第12期。
⑥　R. D. Elizabeth et al., "Barriers to Cancer Pain Management: Home Health and Hospice Nurses and Patients," *Support Care in Cancer* 11（2003）：660-665.

实我一点都不害怕死，只要死的过程不痛苦就可以了。（P35，女，77岁，肝癌，2017 年 9 月 6 日）

"没有痛苦地走"在多位患者的日常交流中出现频率很高，表现出高度的重复性和一致性，在访谈的 16 位患者口中得到反复"印证"。"印证"意为相互证明、彼此符合，在证据学意义上是指利用不同证据内含信息的同一性来证明待证事实。[1] 印证意味着证据资料之间具有符合性，但不能保证结论必然为真，也不能保证结论的唯一性。[2] 如前所述，叙事研究方法不追求绝对的一致性，本书无意归纳出一个善终的绝对标准，而是通过不同患者叙事的反复印证得出结论："没有痛苦地走"是晚期癌症患者善终的重要维度。

（二）"走的时候能干干净净"

整洁干净的外表不但有利于患者的卫生和健康，也会让患者心情愉悦，身心更加舒适。当晚期癌症患者不能自理时，需要家人、护工或志愿者给予周到、细致的照料，及时清理排泄物，尽可能地保持身体的干净和舒爽。干干净净地离开世界是临终患者的重要期盼，也是临终患者最后的尊严。然而，由于专业护理服务较为缺乏，很多患者难以享受到专业的护理服务。

你看我现在这个样子，也下不了床，天天一个人躺在家里。还好有志愿者，他们天天都来照顾我，我真的很感谢他们。没有他们我都不知道自己要怎么办了。我最大的心愿，就是走的时候干干净净的。我下不了床的，没人的时候只能在床上解决。还好有志愿者们经常会给我洗澡，谢谢他们，谢谢他们。（P7，女，42 岁，结肠癌，2016 年 8 月 13 日）

二 疼痛与不适：晚期癌症患者的身体体验

（一）忍受疼痛的住院患者

世界卫生组织把癌痛控制作为癌症控制的四个重点目标之一，并认为

---

[1] 龙宗智：《刑事印证证明新探》，《法学研究》2017 年第 2 期。

[2] 刘畅：《证明与印证》，《世界哲学》2011 年第 3 期。

一个国家的医用吗啡消耗量反映该国癌症疼痛控制的水平。由于对吗啡等止痛药物的控制，我国的医用吗啡消耗量低于世界平均水平，2009 年，国内仅有 41% 的癌症患者的疼痛能够得到有效缓解，而晚期癌症患者中仅有 25% 的患者的疼痛可以得到有效缓解。① 而且，在临床上，不少患者拒绝使用止痛药，认为吗啡等止痛药与毒品相关。即使在医院使用吗啡是合法的，患者往往也心存顾虑。患者担心使用吗啡止痛会上瘾，既害怕生理上的副作用，也存在道德上的负担。有的医护人员对疼痛管理重视不够，缺乏相关知识，也是疼痛控制不足的重要因素。②

一位晚期癌症患者癌细胞扩散，已经无法治愈，刺骨的疼痛让他辗转反侧，彻夜难眠。但是家属总是对患者说，"病很快就好了，很快就可以出院了"。患者并不清楚自己的病情，认为自己只是得了比较严重的病，但迟早会治好的。他一直拒绝使用吗啡等止痛药，担心使用吗啡造成的副作用。

疼，有时候真的很疼。咬着牙坚持吧，我真的不想用吗啡。我怕上瘾，也怕副作用。疼就疼吧，忍一忍就过去了。男人嘛（笑），这点疼忍得住的。（P30，男，46 岁，骨癌，2017 年 8 月 17 日）

不用，坚决不用（吗啡），我做了一辈子守法公民，不能最后成了一个吸毒的。（P31，男，63 岁，胰腺癌，2017 年 8 月 17 日）

上述两位患者生活在大城市，住在条件较为优良的医院中，具备使用止痛药物的客观条件，却依然要忍受疼痛的折磨。在医疗条件较差的地区，由于相关护理和药物的缺乏，患者忍受疼痛的情况可能更为严重。

（二）因疼痛而呼喊的农村居家患者

在农村地区，限于家庭的经济收入与当地的医疗水平，很多癌症患者并不能长期住院治疗。有的患者病发时在医院进行治疗，待病情稳定之后便回到家中休养。有的患者查出是癌症后，干脆放弃了治疗，回到家中等

① 王雅杰：《癌痛治疗需转变观念》，《药学服务与研究》2009 年第 2 期。
② 郑莹、李德录、许德风等：《上海市医生对癌症疼痛治疗认识的调查》，《中国肿瘤》2001 年第 7 期。

死。癌症患者在家中养病具有明显的优点。一方面，在家养病避免了过度治疗，降低了医疗支出，减轻了家庭的经济负担，也避免了由过度治疗引起的身体上的痛苦。另一方面，在家养病避免了院舍化照顾的隔离，使得病人回到熟悉的环境中，并且有家人、亲属和乡邻的陪伴。家，对于很多人来说，是一个美好的空间意象。

然而，在家中养病有时候并不美好。首先，虽然避免了过度治疗，但是医疗支持不足成为十分严重的问题。在医院中，医生可以实时监测患者病情，在必要时及时干预，减轻患者的身体不适。适当使用止痛药物，也可以缓解患者的身体疼痛。在缺乏医疗手段干预的情况下，疾病恶化、身体疼痛成为癌症患者不得不面临的问题。无论医生给予的医治是否客观有效，作为专家系统成员的医生本身对患者就可以产生安慰剂效应。而在家中养病的患者缺乏专家系统的支持和安慰，他们不得不独自面对病痛，心态上更加绝望。在下面的访谈中，志愿者提到晚期癌症患者用"咿呀咿呀"的喊叫表达身体疼痛。

> 我农村的邻居是癌症，就在家里养病。他发病起来很疼的，疼得一直要喊要叫。尤其到了晚上，他咿呀咿呀地喊，几乎整个村子都能听得到。他就这样叫了半年多之后死了。当时我们所有的人都松了一口气。虽然这么说好像很那个啥，但是你听过他喊就知道了。死了对大家来说都是解脱。（V1，女，29岁，志愿者，2016年6月24日）

其次，在家中养病时，家属不一定能提供长期、专业而优质的照顾服务。家庭空间并非专业的医疗机构，缺乏专业设备，家属也常常缺乏专业技能以及照顾的精力和热情。由于家中缺乏专业设备，病人在床上坐起、大小便、洗澡都存在困难。医院中的床单能够保证按时更换，但是家中难以保持定时清洁，导致患者的房间往往弥漫着刺鼻的味道。由于长期卧病在床，患者很容易生褥疮，缺乏专业照料技能的家属难以应对这些情况。更为重要的是，随着农村劳动力不断流出，劳动力缺乏成为常态，家庭很难提供精力充沛的专门照顾者。再加上市场经济的冲击和家庭伦理观念约束力的日益减弱，由家属提供照顾服务将越发困难。

我三姑那时候得了癌症，反正是不治了。就在家里，住在一个东屋里。家人除了喂口饭，其他也不怎么管的。她生病了很疼的，也没人管，她一疼的时候就骂人，谁在跟前就骂谁，我们去了也骂我们。没人在跟前也骂，骂老天，骂子女没良心，什么都骂，还有一些难听的话，简直都没法听。（V2，男，38 岁，志愿者，2016 年 6 月 24 日）

"咿呀咿呀"的喊叫与"骂"，成为农村癌症患者两种典型的叙事。在癌症患者的认知中，自己似乎应该享受到适当的治疗或者照顾，最后却是在痛苦中死去了，原因何在？在"骂"的叙事中，患者将原因归结为"老天"和后辈的"没良心"。而"咿呀咿呀"的喊叫则更为茫然，他只是觉得似乎不应该如此，却又找不出问题所在，不知归咎于何处。

三　衰败与不洁：晚期癌症患者的身体评价

个体仅凭自己的视觉是无法观察到自己完整的身体的。人们专注于与外界的互动时，会暂时忽略自己的身体。当站在镜子面前的时候，个体便看到了自己的身体。相比较而言，个体对于自己身体感知的叙事是直接的，而对于自己身体存在的叙事是间接的。个体对身体存在的叙事是跳出自身而反观自身，模拟第三方视角对自己身体做出的评价。当疾病侵袭身体的时候，身体的不适感让患者将注意力集中在身体上，因而患者经常对身体过度关注。

（一）癌症与身体

关于癌症与身体之间的关系，患者一般有两种解释。其一，患者将恶性肿瘤作为身体的一部分，认为是自己的身体患了癌症。其二，患者将恶性肿瘤作为外来的侵袭者，认为自己的身体被癌症攻击了。两种不同的叙事可能对患者的自我认同产生影响。在前一种叙事中，患者倾向于认为是自己的身体出问题了，癌症成为身体的组成部分。关于癌症的污名可能影响患者对于自身的评价。在这种叙事中，患者与肿瘤是一体的、共生的。在后一种叙事中，患者将癌症作为身体之外的侵袭者，身体成为受害者。这样的叙事保护了自己的身体不受癌症污名的影响，并调动自己的身体与癌症对抗。然而，身体与癌症的对抗中双方往往实力悬殊，患者的身体不断被癌症折磨，最后走向死亡。

> 我身体里都是瘤子，它一长大就压迫到神经，我就痛。……吃多少饭都没用。原先在这里（腋下），后来转移到这里、这里和这里（全身的几个部位），全身都是瘤子，我的整个身体都坏了。（P11，女，65岁，淋巴癌，2016 年 12 月 15 日）

在缺乏最基本的医疗知识的情况下，癌症患者除了直接感受到疼痛外，对于身体内部疼痛发生的机制是一无所知的。患者之所以进行像上面这位患者一样的叙事，是因为患者获得了一定的医学知识，开始知道目前经受的痛苦和不适来自恶性肿瘤的增殖与压迫，专业的医学术语丰富了患者对于身体的叙事。"全身都是瘤子"呈现了一种可怕的身体想象，这种身体描述既基于一定的医学知识，又包含了自己的想象。在这种想象之下，癌症患者的身体被描述为病态、破败的形象。

（二）衰败与残缺的身体

随着病情的加重，晚期癌症患者的身体出现了明显的变化，瘦弱、肌肉萎缩、皮肤松弛、精神不振。由于终日卧病在床缺乏锻炼，肌肉萎缩在晚期癌症患者中比较常见。经常出现的不适感困扰着患者，患者会恶心、呕吐，有的患者"感觉昏天黑地"，甚至出现幻觉。一些患者的身体逐渐僵化，不能随心支配身体做出动作，甚至某些部位失去知觉。志愿者在探望一位晚期癌症患者时，患者请志愿者拿来纸笔想写几个字表示感谢。她坐在床上握着笔开始写字，但眼睛似乎不太好，双手不听使唤，几分钟后纸上只有一团叠在一起完全不能辨认的字迹。患者最后放弃了，说："不行了，不行了，手都不是自己的了。"患者逐渐失去对身体的掌控，这几乎是一个不可逆的过程。失去对身体的掌控后，患者开始以一种旁观者的视角观察自己的身体。一位患者坐在床上看着自己的双腿，对志愿者说："你看，一点反应都没有；也没有血色，跟木头一样。"患者抬起头问志愿者："看着害不害怕？"患者以一种旁观的视角冷静地评价着自己的身体，同时这种叙事蔓延至患者的自我评价，他继续说道："我已经是死一半的人了。"

切除了身体某些部位的癌症患者可能因为身体的残缺而自卑。尤其是切除了乳房、子宫或睾丸等彰显性别特征的器官后，患者的心态更为敏感。一位因为睾丸癌切除了睾丸的中年男性患者在病房沉默寡言，不愿与他人交流，经常自己玩手机游戏。社会工作者在病房开展的活动，这位患者都没有参与。社会工作者数次主动问候，尝试与患者建立专业关系，试图让患者敞开心扉。然而，社会工作者的主动问候没有奏效，还受到了患者的埋怨，患者认为社会工作者的活动打扰了他的休养。很久之后，患者与他非常信赖的一位医生交谈时表示，他不愿意和别人交流的主要原因是："因为身体的原因，怕被别人看不起。"

（三）不洁的身体

随着身体机能不断下降，癌症患者将逐渐失去生活自理的能力。从吃饭穿衣、起床翻身，到洗澡擦身、大小便，这些最普通的日常活动对于癌症患者来说都非常困难。晚期癌症患者要想保持基本的身体清洁，不但需要他人的协助，还需要耗费极大的体力，并忍受相当的痛苦。在照顾不足的情况下，患者难以保持整洁的仪容仪表，容易发生褥疮等皮肤疾病，不仅不利于身体健康，也影响患者的心情。

> 我舅舅那时候就得的癌症，家是农村的，没多少钱，去医院看了看说是癌症，然后就拉回家里放在床上养病。说是养病，其实更像是等死。我妗子那时候挺难的，地里的活要干，还要给他喂饭喂菜。那时候院子里总是晒着屎布尿布。我就觉得，我妗子真的不容易。平时除了我妗子，其他人不怎么进那个屋。我们去看我舅舅的时候，进门的时候都憋着一口气，真的臭得不得了。我舅舅那时候就老说："你们不要来看我了，我又臭又脏，赶紧死了就好了。"（F1，男，35岁，患者外甥，2016年6月24日）

很多患者认为自己的身体是污秽的、不洁的。当社会工作者去看望癌症患者时，一位患者说："不要碰我。我身上有病菌，会传染给你们的。"当社会工作者用新学到的手部按摩法为癌症患者按摩手部时，患者抽出了自己的手，说："不用了姑娘，我的手脏。"不洁的身体叙事对患者的自我形象认知有严重的负面作用。

第二节　家庭拖累与人生遗憾：晚期癌症患者的心理叙事

一　理想善终的心理叙事："不添麻烦"与"没有遗憾"

（一）"不给家人添麻烦"

癌症患者一般存在自责和内疚感，担心自己的疾病给家庭造成负担。相关研究指出，26%～77%的癌症患者存在自我感受负担，[1] 且这种感受可能引发患者的自杀行为。[2]

> 以前奶奶的身体很好，但是每当有邻居家的老人去世，就会听到奶奶说："等我老那一天，可千万别给别人添麻烦，如果能自己睡一觉就死去，那就是修来的福。"（F4，女，25岁，患者孙女，2017年4月17日）

> 我躺在床上就像没有用的人，还害得儿女们为我花钱，还得天天来照顾我，唉！我没有用啊。那么长的时间了，肯定用得不少，而且我以前生病的时候也花了很多。是我害了他们呀，让他们不安生！我走了，就不拖累他们了。（P10，女，78岁，胰腺癌，2016年10月20日）

在访谈中发现，很多癌症患者最大的心愿就是不给家人添麻烦，不拖累家人。然而，由于目前癌症治疗费用较高，家庭作为主要的社会支持系统承担了巨大的经济压力和照顾负担。因此，在现实中癌症患者一般对家人存在负疚感。

（二）"没有遗憾地走"

随着身体状况不断恶化，患者的人生故事也日益临近结局。在生命终

---

[1] S. Robin Cohen and Anne Leis, "What Determines the Quality of Life of Terminally Ⅲ Cancer Patients from Their Own Perspective?" *Journal of Palliative Care* 18 (2002): 48-58.

[2] C. J. McPherson, K. G. Wilson and M. A. Murray, "Feeling Like a Burden to Others: A Systematic Review Focusing on the End of Life," *Palliative Medicine* 21 (2007): 115-128.

结之时,很多人都希望没有遗憾地离开世界,"没有遗憾"包括实现了自己的目标、对一生做好了总结、身后事得到了妥善安排。下面这位患者的愿望是能够过自己的九十大寿,还有的患者希望生前能完成自己的人生任务,如为父母养老送终、将孩子养大成人、看着孩子娶妻生子等,也有的患者希望在离世前能见到自己思念的亲人、朋友。未能完成的事情和未了的心愿,可能成为癌症患者的人生遗憾。在完成心愿、了无遗憾后,晚期癌症患者在离世时会更加安详。

> 他跟我说:"我有一个愿望,我还有 3 个月就九十大寿了,希望我能撑到那个时候。"老人的身体不算好,一直在恶化,不过终于坚持了 3 个月,家里人来了很多,还有医护人员、社工、志愿者,一起为他过了九十大寿。他那天很开心,竟然能够坐起来了,还说了很多话,吃了一口蛋糕。第二天的时候他看到我,跟我说:"我的心愿满足了,可以安心地走了。"他走的时候非常安详,就跟平时睡着了一样。(D3,男,39 岁,医生,2017 年 9 月 21 日)

二 家庭的拖累:晚期癌症患者的自我感受负担

随着自理能力的降低,晚期癌症患者必须依赖他人的照顾,因而其可能产生成为他人负担的感受,医学上称之为自我感受负担(self-perceived burden,SPB)。自我感受负担一方面指癌症患者由于依赖照护者而产生的挫折感、顾虑及内疚感,另一方面指患者对于自身照护需求给照护者带来的身体、情感、心理及经济等方面负面影响的顾虑。[①] 国外学者研究发现 91% 的患者感到医疗状况是家人压力产生的原因,65% 的患者认为自己对家人而言是一个负担,48% 的患者认为压力来自医疗导致的经济困境。[②] 我国社会保障水平较低,高额的医疗费用经常让晚期癌症患者感受到压力。由于自我感受负担的存在,晚期癌症患者感觉到内疚和自尊心受损,为拖累家人而

① N. Cousineau et al. , "Measuring Chronic Patients' Feelings of Being a Burden to Their Caregivers: Development and Preliminary Validation of a Scale," *Medical Care* 41 (2003): 110-118.

② L. Ganzini et al. , "Interest in Physician-assisted Suicide among Oregon Cancer Patients," *Journal of Clinical Ethics* 17 (2006): 27-38.

自责。患者认为自己的存在没有价值，自我认同受损，甚至可能有轻生的想法。

（一）自我感受的经济负担

深圳是移民城市，外来人口较多。一些来自农村的人家庭经济基础较差，收入水平不高，且没有购买医疗保险，在患病时的经济压力更为突出。在深圳务工的女士（P3）于 2011 年 4 月发现身体不适后去检查，确诊为乳腺癌。2011 年 4~9 月进行了手术及 8 次化疗；2013 年 10 月进行了 15 次放疗；2014 年 3 月进行 CT 检查，发现癌细胞转移；2014 年 3~5 月返院进行了 5 次化疗；2015 年 5 月 28 日再次入院治疗。到 2016 年已经花费 40 多万元，一家人也已借了 10 多万元来维持治疗及家里的开销。主治医生表示，患者只能依靠药物维持生命。

> 现在在医院里面我也什么都做不了，钱也花了那么多，我老公就叫我不要担心，会有办法的，但是这么多钱哪里想得到办法。孩子们也跟着一起受苦了，别人的孩子都吃好的、穿好的，我那几个小孩吃都吃不好，爷爷、奶奶带着在家就吃点青菜，有时候最小的女儿看到我吃肉还说"妈妈最好命了，还有肉吃"。我那大儿子鞋子破了被同学笑话，偷偷告诉我，但是也没有钱买新鞋（说到这里哭了）。大儿子因为要回家做所有的家务活，有时候还会出去摆摊卖菜，上课很累，老师还打电话来问发生什么事了，这样我们才跟老师讲了。他们都不敢告诉学校老师和同学的。想到他们就觉得心疼，都还那么小。一想到这个我就想哭，经常做着梦就梦到这个，就哭醒了，枕头都湿了。我想着花了那么多钱都治不好，现在家里也没钱治了，就说不治疗了，可老公非要我来医院。（P3，女，34 岁，乳腺癌，2016 年 6 月 2 日）

这位女士的癌症治疗导致家庭经济压力增大、生活水平下降，这引起了患者深深的自责。患者将家庭的生活困难归咎于自己，心理负担沉重，多次想放弃治疗，在一定程度上影响了治疗效果，让病情进一步恶化。

> 我住院那么长的时间，要花很多钱。住院这几天的钱怎么办？你

看这几天打了不少的针水，还有护工阿姨在照顾我，还有吃的，都要钱啊。我担心啊，没有钱怎么办？而且我也不想出院，病没好，出去没人理我，也不知道住在什么地方。他（弟弟）不会再理我的了，这么多年了，我一直麻烦他。之前好的，但是长时间麻烦他，他就不愿意了。他一定觉得我是个拖累。（P8，男，58 岁，肺癌，2016 年 8 月17 日）

上面的案例中，58 岁的男士是肺癌患者，一直没有结婚，也没有子嗣。患者父母已经去世，只剩弟弟一个亲人。患者平时在深圳打工能够维持自己的生活，但因肺癌住院后，只能依靠弟弟的帮助。在几次住院之后，患者认为弟弟将其当作拖累，认为弟弟不愿意再帮助自己了。治疗费用让患者非常担心和自责，时时处在忧虑之中。

（二）自我感受的照顾负担

晚期癌症患者生活自理能力下降，一般需要人照顾。对于已婚的晚期癌症患者，配偶是最主要的照顾者。在配偶已经退休的情况下，配偶能够抽出足够的时间来照顾患者，但随着年龄的增长和身体状况的下降，配偶的照顾能力下降，在医院中不乏因为照顾患者被累倒的家属。晚期癌症患者经常担忧身体状况不佳的照顾者因为照顾自己而累垮。

我老伴对我很好的，生病了以后照顾得非常仔细。我也挺心疼他的，他 60 岁了，比我大 2 岁，之前也生过病，那时候我照顾他，现在换成他照顾我了。他心蛮细的，照顾得真的很好，想吃什么东西他都做给我。我也怕他累倒，他每天骑自行车过来的，从我们家骑过来要20 分钟。那么大年纪了，我让他不要骑自行车了，不安全，坐公交车就好了，他不听我的。他在这陪着我，一陪就是一上午一下午的，也没个休息的地方，中午跑回去做饭再给我送过来，挺折腾他的。（P41，女，58 岁，肾癌，2017 年 10 月 17 日）

相比已经退休的配偶，尚在工作的家庭成员为患者提供照顾存在更多困难。照顾患者需要时间和精力，照顾者很难在工作和照顾之间取得平衡。

已经结婚的子女有了自己的家庭，在照顾患者与自己的家庭生活之间也存在矛盾。患者既担心家属周旋于工作与照顾之间过于疲惫，又担心因为自己而耽误了家属的事业发展和家庭生活。

> 比如 11 床的病人在确诊肺癌一个月以后，儿子辞掉了工作，妈妈白天照顾，儿子晚上照顾，一天 24 小时不间断。儿子说，工作没有了可以再找，但是爸爸只有一个，希望自己能把爸爸送走，自己不留遗憾。对于儿子辞掉工作这件事，他爸爸一方面觉得高兴，觉得儿子很孝顺，很看重自己，但另一方面又觉得自己拖累了儿子，影响了他将来的发展，几次催儿子去上班。（N3，女，护士，34 岁，2017 年 9 月 11 日）

过重的自我感受负担可能导致患者产生自杀倾向。一位 62 岁的肝癌患者有自杀倾向，在家中曾经试图自杀，被家属发现后及时制止。2015 年 5 月 14 日，患者离开病房，在无人陪同的情况下乘电梯到 14 楼准备跳楼，被保安拦住后又到 12 楼窗口准备跳楼，再次被保安拦住，后被送回病房。在跳楼前，患者从窗口向下大声喊："让开，小心砸到你们！"在病房中，患者强烈要求妻子和妹妹回家拿刀具，仍然试图自杀。在妻子拒绝后，患者非常生气，甚至动手打了妻子。院方邀请社会工作者介入，在数次尝试后有了以下对话。

案例：2015 年 5 月 15 日①

社工：阿叔，阿姨对您照顾很细心，也很关心阿叔。

患者沉默，一直不说话，只是大声喘气。

社工：您生病会影响到您的心情，我们都可以理解，但是您有没有想过家人也跟您一样难过呢？

患者依旧不说话。

社工：我想您刚刚那样对阿姨，您自己心里也不好受吧？

患者看了看社工。

---

① 资料来自社会工作机构个案记录，资料使用征求了相关机构的同意。

社工：您离开了也许就感受不到痛苦了，但是您有没有想过您的家人？他们之后的生活该怎么过呢？

患者：我走了他们才没有压力。

"我走了他们才没有压力"，正是自我感受负担过重的体现，这使患者产生自杀倾向。患者对亲人发怒，一方面是因为病痛对心情的影响，另一方面也折射出患者保护家人的愿望。患者希望家人因为自己的发怒而放弃自己，以保护家人不受自己的拖累。

（三）认为自己是家庭矛盾的导火索

癌症带来了沉重的经济负担和照顾负担，这些负担如何在家庭成员中合理分配成为重要问题。在多子女的大家庭中，负担分配的情况更加复杂，经常成为家庭矛盾的导火索。一般来说，负担分配有如下几种情况。其一，平均分配。不考虑其他因素，子女平均分配经济负担和照顾负担。其二，权利与义务相统一。有的子女在家庭中获得了更多的利益，如得到了父母更多的照顾或偏爱，获得了更多的财产，因此分担了更多的照顾责任。其三，以男性为主。受传统文化影响，"嫁出去的女儿，泼出去的水"，男性分担了更多的责任。其四，以女性为主。女性更细心，在照顾患者方面更加细致，因此女性承担了更多的照顾责任。其五，能者多劳或闲者多劳。根据实际情况，家中有钱的子女多承担经济负担，有闲的子女多承担照顾负担。在一定程度上经济负担与照顾负担可以换算，承担更多的经济负担的子女可以承担更少的照顾负担。然而，在负担分配的实际过程中，照顾者各有立场，往往各执一词，难以达成共识，经常导致家庭矛盾的发生。在目睹了由负担分配不均造成的家庭不和后，患者往往会认为问题的源头都在自己的身上，产生深深的内疚和自责。

我们分家的时候是这样的，我就分给了三儿子（照顾），他（患者的丈夫）就分给二儿子（照顾）。① 以前身体好的时候我们也都是在老家住的。自从我生病以后，我们就搬到老二自己建的房里住。老二有

---

① 某些地区在分家时，不仅会划分财产，父母的赡养义务也被分给了不同的子女。

本事，在 NL 买了地皮，建了房子出租，我们就住那。其他小孩都在深圳，老三在珠海。我们花二儿子的钱多，住的又是他的地方，可是之前分家不是分给他。现在又生病了，担心给他带来麻烦，因为又要照顾，又要出钱，二儿子就会比较累一些。不知道他和媳妇会怎么样想。我们就是担心三个儿媳妇因为这个事情跟儿子拌嘴。唉！儿媳妇怎么会有女儿贴心。我知道他们几个媳妇之间有矛盾的，就因为出钱的事情，我也不敢讲什么，讲了之后他们又要说我多事了。（P5，女，69岁，肠癌，2016 年 6 月 20 日）

三 人生的遗憾：不同年龄患者的生命感悟

人的一生可以分为多个生命阶段，在不同生命阶段的个体扮演着不同角色，承担着不同责任。个体的生命历程遵循一定的发展轨迹，但患癌事件使个体的生命轨迹发生转变。晚期癌症患者经常使用"得了这个病之后""患病之前"之类的表述，反映出患癌事件成为个体生命历程的转折点。按照生命历程理论，个体的生命历程是多个生命事件构成的序列，同一组生命事件若排序不同，对一个人一生的影响也会不同。某一生命事件发生的时间甚至比事件本身更有意义。[1] 罹患癌症作为生命中的巨大事件，发生在生命历程的不同时期，会对个体产生不同的影响。

（一）老年晚期癌症患者

一般情况下，老年人已经完成了既定的人生任务，不过，因故未能完成的人生任务会成为老人的人生遗憾。一位晚期癌症患者因为儿子尚未结婚而耿耿于怀，并将其与当年未能送儿子读高中的事情相联系，时时陷入自责。

我儿子 38 岁了，做保安的，现在还没有结婚。我着急啊，他不结婚我怎么能放心地走。哎，都怪我们没本事，没钱。我觉得非常对不起他。我们那个时候家里穷。那时候他初中毕业，家里拿不出钱，我就跟他说："儿子呀，要不咱们就不上高中了，找一个工作赚钱吧！"

---

[1] 李强、邓建伟、晓筝：《社会变迁与个人发展：生命历程研究的范式与方法》，《社会学研究》1999 年第 6 期。

儿子知道我们不容易，他很乖，什么都没说，就去厂子里干活了。后来他有次说起来的时候说："妈，你说我那时候要能上大学多好呀！"（流泪）那已经是很多年以后了，他还记着，他在心里一直怪着我们吧。后来我就一直想，如果那时候我们再艰苦一点，让他上高中，读大学，一定会找到一个很好的工作，娶一个好媳妇。我后悔呀！（P48，女，61 岁，胰腺癌，2017 年 12 月 11 日）

患癌后，很多老年人拒绝进行积极治疗，做好了接受死亡的心理准备。在人生的最后阶段，回忆和梳理自己的人生故事成为重要任务。人生中难免有遗憾，临终阶段是弥补人生遗憾最后的机会。由于社会流动的加剧，患者的子女经常不在身边，传统社会中子孙围绕在床前的景象越来越难得。在临终期未能与亲人见上最后一面，成为不少老人的遗憾。在一个案例中，患者和家庭成员之间有矛盾，多年不曾往来，在临终期再见一面，化解彼此之间的矛盾成为老人的心愿。

老年人是癌症的高发人群，不过对于老年人来说，心脑血管疾病等也同样高发，癌症仅是推动老年人走向死亡的疾病之一。身体机能的逐渐下降提醒着患者衰老和死亡的临近。老年人逐步退出社会，从劳动力市场中退出，不再承担重要的工作责任，因而老年人去世时不至于影响社会的正常运转。老年人在家庭中也不再承担重要责任，曾经的顶梁柱逐渐退居家庭的次要位置。患癌和死亡对老年人和家庭来说一般在心理上可以接受。相对于老年人而言，中青年人患癌和死亡引起的后果会更加严重。

（二）中青年晚期癌症患者

中青年癌症患者原本在家庭、工作中扮演着重要角色，履行着重要责任。作为家庭的顶梁柱，上有老人需要赡养，下有子女需要抚育，此时确诊癌症对患者的打击非常沉重。很多中国人认为，中青年人要赡养父母到死亡，抚育后代到成人，才算是完成了代际更替的任务。还有的父母认为，抚育后代的任务不仅是抚育子女到 18 岁，还包括帮助后代结婚生子、照顾孙辈长大，都完成了才算是人生圆满。晚期癌症患者突然从家庭、工作中的重要角色变成病人角色，失去了继续履行人生责任的能力，无法完成抚育后代、赡养老人等任务。面对可能突然中断的人生，既定的人生计划无法实施，对于未来的希望化为泡影。患者陷入极度的绝望和焦虑之中，去世前往往带着极大的人生遗憾。

一般情况下，中青年人距离死亡尚远，很少考虑到死亡。与老年人对死亡的认识和接受的渐进性相比，中青年人生命历程的变化更加突然，缺乏心理准备，更加难以接受患癌的现实。由于生病失去工作能力，患者退出劳动力市场，导致家庭收入降低。在病床上，晚期癌症患者还要担心家庭的经济负担，担心事业发展，担心子女抚养与父母赡养，担心配偶日后的生活。出于对家庭的责任，中青年晚期癌症患者对生命表现出迥然不同的两种态度。当心存希望时，患者对生抱有极度渴望，希望能够治愈疾病后重新承担起人生的责任；当失去治愈的希望时，患者希望尽早死去，不拖累家人，不成为家人的负担。

> 我治病花的钱已经很多了，继续治下去还要花很多钱。我是一家之主，不上班家里就没有经济来源。病情稳定了我们就回老家去，凑一些钱，给她（指妻子）开一个小超市，这样我走了家里也有经济来源了。就是担心两个孩子。儿子下学期高三，没告诉他我得了这个病，怕影响他学习，以后他上大学也需要钱。女儿才4岁，才刚上幼儿园，那么小就没了爸爸。（抬头望着屋顶沉默了一会）这个家，难啊……（P6，男，45岁，肝癌，2016年6月28日）

> 我觉得我现在什么也做不了，就跟个废人没差别了，以前还可以上班照顾家里人，现在都还要他们来照顾我。这样的生活已经没有什么意义了，我死了，他们也会松一口气。我现在都还要住院，我不让家里人把这些事情告诉我儿子，不让他担心，要不会影响他学习。我的小孩是很听话的，他们都还小，我很想看到女儿出嫁，儿子能够成家立业。可惜看不到了。（P1，女，41岁，肺癌，2016年5月14日）

人的生命包括自然生命和社会生命。社会生命是在社会互动中形成的，在持续的互动中，个人与社会、他人形成千丝万缕的联系。一出生，人的社会生命便开始成长，儿童时社会生命较为单纯，随着年龄的增长日益复杂，到中青年时复杂度达到顶峰。中青年人嵌入错综复杂的社会关系，与诸多的人、事发生联系，扮演着多重角色，也履行着诸多的责任。步入老年之后，人生任务逐渐完成，盘根错节的社会关系逐渐退化脱落。与老年人和儿童相比，中青年人社会生命中断对社会网络的影响更大。中青年人的去世，极大地影响了家庭发展进程和家庭结构，并对家庭成员产生巨大影响。白发人送黑发人，是世间最痛的离别。年迈的父母送别年轻的子女，不仅失去了感情上的寄托，也失去了生活的希望。失去了另一半的配偶情感上备受打击，还要面临如何继续生活的挑战。而正值壮年的父母的离世，对子女的一生都将产生深远影响。

（三）晚期癌症患儿

儿童一般处于家庭的中心位置，享有至高无上的优先照护权，相较于家庭其他成员，儿童能够得到更多的照顾和资源支持，尤其是在独生子女家庭中，儿童是家庭的绝对核心。儿童患癌将对家庭造成巨大冲击，并重塑家庭成员的角色和功能。在患儿家庭中，母亲倾向于扮演照顾者的角色，而父亲承担了更多的家务，经常难以平衡家庭和工作。[①]

儿童确诊癌症晚期后，患儿家庭为了治疗，有时会倾家荡产、人财两空。对幼年的晚期癌症患者来说，其虽然忍受着生理上的疼痛，但好在年纪尚幼，对于死亡和癌症没有太多认识，因此也少了一些心理压力。相关研究指出，1~3岁的儿童认为死亡是生命的延续，就像醒着和睡着之间的关系；3~5岁的儿童认为死亡是暂时的、可逆的、不普遍的，他们不知道死亡的原因，或者以为死亡是一种惩罚；5~10岁的儿童逐渐认识到死亡是真实的、永恒的，开始认为死亡是一件严重的事情。[②] 总体上，儿童患者对于癌症与死亡的认识是较为模糊的，他们在懵懂中离开人世，其人生叙事甫一开始即告中断。

然而，更为痛苦的是儿童的父母，儿童的病逝为父母带来了巨大的打击和悲伤。独生子女的死亡使原本完整的家庭成为"失独家庭"，丧子之痛或丧女之痛作为家庭的创伤事件，成为父母心中难以去除的悲痛记忆。受到子女死亡事件的影响，一些失独父母的夫妻关系出现形式化、空心化和

---

① D. B. Nicholas et al., "Experiences and Resistance Strategies Utilized by Fathers of Children with Cancer," *Social Work in Health Care* 48（2009）：260-275.

② 周玲君、赵继军：《癌症儿童的临终关怀》，《现代护理》2006年第1期。

躯壳化的趋势，① 家庭解体的概率也会增大。

第三节　关系断裂与自我隔离：晚期癌症患者的
社会关系叙事

一　理想善终的社会关系叙事："阖家团圆"与"关心陪伴"

（一）阖家团圆

在"身心社灵"中，社会维度主要是指患者的社会关系。我国历来重视家庭，将家庭视为重要的感情寄托，家庭的支持对于晚期癌症患者来说至关重要。子孙满堂、阖家团圆，是关于善终的美好想象。很多晚期癌症患者表示，在临终阶段希望能够和家人在一起。

> 我的心愿呢，就是希望自己后面的日子能和家人一起开心地过，我的孙子出国 10 年了，没怎么回来过，不知道走之前能不能再看到他。还有就是希望我女儿能够过来看看我，因为自从住院后，她就一直没来看过，一直说忙、走不开。其实我知道，她还在生气，在分房子的时候觉得我不公平，偏袒了儿子。那时候她还说，你把房子给他（儿子）了，就让他给你养老吧。她不愿意见我，也不愿意见她哥哥。可是我还是想见见她，毕竟我就这么一个女儿。（P33，女，67 岁，胆囊癌，2017 年 8 月 23 日）

（二）关心陪伴

患癌会让人变得脆弱、敏感，也更加孤独，需要更多的关心和陪伴。相关研究指出，孤独感在晚期癌症患者中较为常见，降低了患者的生活质量，而来自他人的情感支持可以缓解孤独感，从而改善患者心理健康。② 在

---

① 张必春、刘敏华：《绝望与挣扎：失独父母夫妻关系的演变及其干预路径——独生子女死亡对夫妻关系影响的案例分析》，《社会科学研究》2014 年第 4 期。

② 赵琴、邢维杰、况艺等：《上海市徐汇区癌症生存者孤独现状及对其生活质量影响的横断面调查》，《复旦学报》（医学版）2023 年第 1 期。

访谈中发现，很多患者都希望获得他人的关心和陪伴。

> 　　我没生病的时候，老伴经常念叨着让孩子们回来看看。我跟她讲："孩子们有自己的事业，有自己的家庭，你老让他们回来做什么？他们有自己的事情要做。"自从生病了躺在床上，想法就不一样了。我之前不想让他们一直来的，在医院里了，倒天天盼着他们来了。他们来的时候，我就很开心。哪天不来的话，就惦记得慌。人老了真的是不行了。（P49，男，77 岁，肝癌，2017 年 12 月 23 日）

二　关系断裂：空间隔离之下的孤独

（一）社会关系的断裂与孤独感

随着患者的行动能力下降，患者不得不从工作、学习和社会交往活动中退出。患者的活动被局限在医院，甚至被局限于病房中、病床上。在医院的空间隔离下，患者的社会关系逐渐断裂。除了前来探望的亲友，患者只能与家人、医护人员、病友等进行交流和互动。一般情况下，医院空间有限，不能为家属提供休息的地方。有的患者病情危重，非常需要家属的陪伴，这时候家属只能轮班看护和休息，不仅十分疲惫，还有诸多不便。在患者家属中，青年要上班养家，老人腿脚不便，儿童也常常出于各种原因不能到医院探望。对家属在空间上的限制，在一定程度上减少了患者与家属的接触。晚期癌症患者与熟悉的环境分离，远离了正常人的社会生活，难享天伦之乐。老年患者社会关系的断裂是渐进的，年轻人的角色变化则更为突然，带来更多的不适应，也让他们感受到更多的孤独。

> 　　刚生病那会儿，住在医院里，心里特别不踏实，因为我还要上学啊，还要期末考试。有一次做梦梦到老师上课点我的名字，说那个谁谁怎么没到呀，把我都吓醒了。那时候总想着早点病好了回去读书，和朋友们一块玩，一起去骑行，那时候我们经常去骑行的。也不知道为什么，我现在就特别不愿意去想这些事情，只想把自己眼前的每一天过好。有时候也会孤独吧，本来应该是在大学里的年纪呀，现在却

躺在这里。(P9，女，22 岁，淋巴癌，2016 年 8 月 17 日)

随着全球化进程加快，人才流动日益全球化。在上海这个国际性大都市，送子女出国读书或工作的现象比较多。在上海某医院的一间病房中，6 个患者都有家属在国外，或者是子女，或者是孙子/孙女。提起自己在国外的子女或孙子/孙女，患者在言谈中透露出喜悦与自豪。然而，患者生病后，多数家属难以从国外返回看望患者。异国他乡的亲人，既是患者的自豪，又是患者的无奈。

信息技术在一定程度上可以"缩短"空间上的距离，通过远程视频通话，患者可以获得远方亲人的关怀。然而，笔者在病房中很少见到患者打视频电话。通过询问得知，阻碍患者与家属通话的因素有两方面。其一，由于患者多是老年人，很多人并不知道如何打视频电话。其二，患者并不希望在医院中与子女或孙辈通话，以免引起他们的担心。有些患者隐瞒了自己的病情，身在国外的家属并不知道患者已经患癌住院。正如一位癌症患者所说："告诉他，他也回不来，白让他担心。还是报喜不报忧吧。"

癌症患者是孤独的，这种孤独不仅是无人陪伴的孤独，还有一种人生路上踽踽独行、无人理解的孤独。罹患癌症后，即使有家人、朋友陪在身边，患者依然会感觉到孤独，关键在于大多数家人和朋友很难真实体验到癌症患者的心理状态。一位癌症患者说过一句话，"未曾经历的人是很难体验到的"，道出了其中的辛酸。在人生的道路上，本来众人结伴而行，但癌症患者中途走上了完全不同的一条道路，前方的路未知且充满艰辛，患者只能独自前行。

(二) 无人看望的患者

现代社会人员流动频繁，导致一些家庭的成员处于经常性的分居状态，家庭成员之间的亲情关系变得更加脆弱。对于外来务工人员来说，患病之后身边可能没有亲戚、朋友能提供帮助。深圳曾有两个案例，患者生病住院后需要家人的支持和关心，但社会工作者和志愿者联系到患者家属之后，家属拒绝来看望。

她呢，是一个人在深圳。家人都在湖北的老家。她生病之后，没有人照顾，家里人也不来，好像还和家里人有些矛盾什么的。后来就申请了我们这个志愿服务。我们每天都安排志愿者上门去看望。关于她的家人，我们问过她，她说，家人不会来看她的。后来她病得不行了，志愿者就向她要了电话，打电话给家里人。家里人说："你们看着办吧，我们就不过去了。"我们看着办，我们是志愿者啊，你说，志愿者怎么能代替家人呢？（V3，男，46 岁，志愿者，2016 年 6 月 25 日）

　　这个病人是急救送到医院里来的。到了医院发现没有负责人，后来医院转介给我们社工。我们想了很多办法，最后终于联系到了家人，然后给家里人打电话。和家人沟通了以后，家人说他们要商量一下。结果等了几天打电话过来，说他们商量好了，不来了。很奇怪的，家人怎么就商量好了不来了。我们后来猜测原因，一来，从老家到深圳需要路费、住宿费等费用，家人怕花钱。二来，家人可能怕来了之后医院会追究治疗费，所以不敢来。病人知道了之后很难过，后来，病人就死在医院了。后事啊什么的，都是社工帮着操办的，办完了打电话给他家人，请他们来领骨灰和遗物，家人依然没有来。有时候我也想不明白，为什么人可以绝情到这个份上。（S1，女，27 岁，社会工作者，2016 年 8 月 20 日）

　　上面两个案例中患者的家属都在农村，有的家属年事已高，在打电话时不会讲普通话。患者的老家距离深圳较远，老家的亲属可能从没去过深圳，他们可能担心去了不知道怎么乘车、不知道怎么找到医院。对于经济上相对困难的家庭，去深圳探望亲人的路费是一笔不小的开支，更何况还有住宿、用餐等难以预计的费用。社工和志愿者根据以前的案例猜测，家属可能是担心患者已经在医院欠下了巨额医药费，如果去看望患者可能会被讨要医药费。然而，当社会工作者再三强调不需要支付医药费之后，家人依然没有来。他们可能无法相信素未谋面的陌生人的承诺，将进城看望病人视作一种极大的冒险，也可能和患者关系不好，认为不值得跑这么远、花这么多钱去看望病人。家庭成员之间的冷漠，成为患者经历的负面事件，导致患者的负面叙事。

（三）不能回家看望患者的家属

社会流动拉大了空间距离，也增加了交往成本，导致亲属间交流频次降低，感情日益淡漠。值得注意的是，亲属间交往的成本不仅指往来产生的费用，也包括往来消耗的时间。随着市场化的推进，时间与货币紧密相连，甚至可以与货币直接换算，成为最为重要的资源之一。

在自给自足的传统社会，生产单位和分配单位主要是家庭。个体依托家庭进行农耕或者手工生产，劳动分工发生在家庭内部，个体时间也主要在家庭内部进行分配。而在现代社会，个体从家庭中脱离出来，融入更为广泛的社会分工中，不再单纯依靠家庭获取资源。在现代社会，个体的时间安排至少分裂为工作和家庭两大部分。个体进行时间安排时必须在家庭和工作之间做出取舍，由此导致时间分配上的张力。

在假期有限的情况下，个体必须自主考虑时间如何分配。随着亲属间往来的频次不断下降，其重要性也在逐渐下降。与此同时，与个体当下密切相关的工作、学习、娱乐、交友等重要性上升。在时间分配上，投入亲属间往来的时间越来越少，长时间的照顾更是变得困难。由于空间距离的增大和时间的有限，在外地打工的人得知家乡的亲人生病之后，有时无法回去看望，这样的例子并不少见。

三　自我隔离：社会排斥与患者的自我边缘化

（一）对癌症患者的社会排斥

尽管癌症并非传染性疾病，但不少人依然对癌症抱有恐惧心理，这种恐惧让一些人有意与癌症患者保持距离。有的人可能对癌症患者有一种负面的刻板印象，这种刻板印象与恐惧和死亡有关，让他们在面对癌症患者时充满了压抑和不安。为了逃避这种压抑和不安，他们尽可能地与癌症患者保持距离。有人将癌症视作晦气的事，笔者曾看到一位母亲告诉女儿："不要和那个小孩玩，他爸爸得癌症了，不吉利的。"2014年上海某地区筹建"临终医院"时，附近社区居民予以强烈反对。徐女士说："将来我们的孩子们每天上下学都要经过这样的地方，真的难以想象……"① 笔者在临终

---

① 《临终关怀医院为何难建》，《文摘报》2014年3月15日，第1版。

关怀医院调研期间，曾有朋友说道："你很有勇气，我就不敢去。"这种对癌症、死亡等事物的"害怕"是人之常情，并无刻意的歧视，但确实也成了癌症患者和正常人交往的一道障碍。由此可见，癌症患者经常被当作非正常的存在，被隔绝在正常的社会交往之外。对于癌症的恐惧，进一步加剧了癌症患者的社会隔离。对癌症患者的刻板印象掩盖了个人的独特性，当癌症患者接受这种消极的刻板印象之后，会形成一种消极的心理暗示，影响癌症患者的自我形象与自我认同。

> 我做志愿者经常被人问到的一个问题是："你经常接触那些癌症患者，你不觉得害怕吗？"说实话，我是有些害怕的，刚做志愿者的时候，头一次进病房，里面都是癌症患者，我真不敢进去，鼓起了很大的勇气，试了好几次才敢走进去。但我也说不清楚到底害怕的是什么。说害怕传染吧，癌症是不传染的。那到底怕的是什么？也许"癌症"两个字就已经足以让人害怕了。（V4，男，43 岁，志愿者，2017 年 8 月 17 日）

（二）患者的自我隔离

笔者在医院调研时发现有一位患者每天下午在医院的走廊上踱步，大概要走半个小时。他是这个医院中为数不多的能够下床的患者之一。除了他之外，其他的患者基本上在病床上度日，没有下床的能力，或者没有下床的欲望。患者说下床走路是为了锻炼身体，但是他从来不会到外面去，也不会到其他病房串门，不长的走廊成为他有限的活动空间。近在咫尺的多功能活动室是专门为患者准备的，布置得非常温馨。活动室在大楼的向阳侧，能够接收到充沛的阳光，室内陈设有电视、沙发、桌子、椅子、书籍，墙上贴了绿色的壁纸，房间里还摆放了几株绿植。医院打造这个温馨的空间，是希望患者能够在治疗之余到这里来活动，恢复一定的社会生活。然而，奇怪的是，活动室里几乎从来没有出现他们的身影，患者将自己的活动空间限定在病床、走廊等处。

对他们进行空间限制的不仅是他们的体力，其他因素也在起作用。那位在走廊踱步的患者能够走路半小时，其体力是足够的，而且医院的规章制度鼓励患者去活动室休息和娱乐。那么还有什么因素将其隔绝在活动室外呢？笔者询问那位在走廊踱步的患者为什么不去活动室，他的回答是："我们都是快死的人了，弄那个干吗？"似乎作为晚期癌症患者，进行除了治疗之外的其他活动，既没有必要，也没有意义。他人将癌症患者视为"非正常人"，这种外部的力量限制了患者的行动，也潜移默化地进入患者的自我认知中。总而言之，除了外部的约束条件，晚期癌症患者也在自我设限和自我隔离。

> 我不希望有人来看我。我不想让他们看到我现在这个样子，也不想让别人同情我。你们（指社会工作者）以后也不要来了，我身上有病菌的，你们二十几岁的小伙子、小姑娘围着我做什么，会传染给你们的。（P34，男，62 岁，肝癌，2017 年 8 月 30 日）

上述案例中的患者曾是某单位的领导，他非常抗拒原单位同事的看望，不想以病人的形象面对同事。有些癌症患者认为生病是软弱的，甚至是羞耻的，这让患者产生了悲伤、沮丧、内疚、绝望等不良情绪，影响患者的身体健康和社会交往，导致患者的自我隔离。

综上所述，出于主观或客观的原因，晚期癌症患者无法与家人、朋友团聚，社会交往圈不断萎缩，对其人生故事产生了极大冲击。临终是人生的最后一个阶段，最后一个阶段的叙事会影响到患者的人生叙事，对个人的自我认同和人生评价产生重要影响。受负面事件影响，晚期癌症患者对自己的生命价值产生了极大的怀疑，认为自己活着是多余的、无意义的，形成了失败的人生叙事。

第四节　无意义感与黯然落幕：晚期癌症患者的灵性叙事

一　理想善终的灵性叙事："人生价值"与"体面离开"

"身心社灵"是社会工作中常用的分析框架，以上三节中我们从身、心、社三个维度分析了晚期癌症患者面临的困境，而灵性维度指的是一个人自我实现、自我反省的过程，"心灵的安置"则是灵性照顾最重要的方面。① 在西方国家，灵性维度含有宗教色彩。在我国本土情境下，灵性更多指的是人生价值的实现。晚期癌症患者的灵性需求突出表现在以下两个方面：一方面是对人生价值的总结，另一方面是对体面离开的渴望。

（一）人生价值

在我国传统文化中，集体主义占有重要地位。集体主义价值观认为个人的生命价值集中体现在对国家、民族的贡献中，为社会、为人民做出自己的贡献，才是有价值的人生。随着市场化和个体化时代的到来，集体主义价值观受到冲击，但人毕竟是社会性的动物，个人的生命价值必然体现在社会互动中。晚期癌症患者虽然已经接近生命的尽头，但依然想为社会做贡献，发挥自己的人生价值。

> 你们天天过来看我们这些病人，你们是在做好事，我们非常感谢你们。我虽然生病了，但是也希望做一些好事。我家里有一台健身器材，基本没用过，可以算九成新的，一直放在家里，也没人用。好几百块钱买的，放着也怪可惜的。我想把它捐出来，让有需要的人用起来，这样也算是为社会做出了一点贡献。（P27，女，58岁，肾癌，2017年7月25日）

> 人生的价值是什么？我觉得很简单，平平淡淡，平平安安，家人都在身边，过好自己的日子就行了。我以前是个老师，前几天还有学生来看我，都很尊重我，我觉得知足了。老百姓嘛，还能有什么别的想法呢？（P4，男，81岁，肺癌，2016年6月16日）

即使是平凡的人，也有追求自己人生价值的权利。晚期癌症患者的价值感可以来自个人的职业、家庭、感情生活等，体现在日常生活的细微之处。有家人在身边、受到他人的尊重、"过好自己的日子"成为患者人生价值的重要体现。

---

① 彭翠娥、谌永毅、王卫红：《身心社灵全人护理模式在肿瘤患者护理中的应用现状》，《中国护理管理》2014年第7期。

（二）体面离开

近年来，"尊严死"一词走进大众的视野。"尊严死"指的是对没有康复希望、处于生命尽头的患者不再进行积极治疗，而是做好临终关怀服务，使患者自然而有尊严地死亡。"尊严死"不仅是放弃积极治疗，还包括心理、精神及社会方面的关怀。① 不过，上述有关"尊严死"的说法是从外界的角度出发探讨如何关怀临终患者，想要知道临终患者如何认识"尊严死"、他们想要如何体面离开这个世界，需要回到患者的叙事当中。

在生命的最后一个阶段，晚期癌症患者希望体面地离开这个世界，让人生优雅地落幕。临终患者获得较好的生活质量是体面离开的必要条件。如上文所述，患者希望身体没有痛苦、被护理得干干净净，希望不给家人添麻烦，希望没有遗憾地离开，希望在临终之际家人能够陪伴在身边，希望自己有人生价值，这些都与体面离开有关。与外部条件相比，患者的内心感受更值得关注，患者是否"体面"、患者的尊严是否受到侵害，要以患者的主观感受为准。

> 我最希望的是，躺下闭上眼，就跟睡了一样，就这么走了。（P34，男，62岁，肝癌，2017年8月30日）

> 人都不知道自己能活多久，我10年前就把装老衣服（指寿衣——笔者注）做好了，但是现在还活得挺好。我要重新再做一套，做薄点的。现在的气候变得太暖和，再没有以前的大雪天那么冷了。我死后要是再穿那么多，该有多热啊！我的装老衣服都在我的柜子里，不一定什么时候就用到了。在外边买的衣服都不好看，质量也不好，我不喜欢。……在农村，人在快要死的时候，就会被家里人放到地上。如果我死了，我就躺在我的床上，可一定不要把我放在地上，太凉了。床上多舒服，又暖和又软。……我要是死了，可不要把我送回老家，我就在市里，看我的大孙子。（P26，女，86岁，胃癌，2017年6月13日）

---

① 景军：《尊严死之辨》，《开放时代》2022年第4期。

为死亡做好了准备，也与体面离开有关。很多临终之人会对身后事做一些安排，按照临终者的心意处理其身后事，是临终者体面离开的一个表现。在传统乡土社会，"入土为安"是归于大地、归于自然的一种体现，也是保存逝者身体、向逝者表达尊敬的一种方式。在丧葬仪式中要以哀思表达对逝者的尊重和缅怀，在对生命和死亡的敬畏与思索中，生命的神圣性得以彰显。如今人们对丧葬文化的重视程度下降，但丧葬事宜仍是患者善终的重要维度。

二 价值的追寻：无意义感的蔓延

人的死亡是生命的终结。然而，人是一种价值性的存在，[①] 即使面临死亡，人依然在思索生命的价值。令人遗憾的是，一些晚期癌症患者认为自己的存在是无价值的，是家庭的拖累，是社会的负担。

（一） 从经验传递到知识脱节

虽然不是所有的癌症患者都是老年人，但老年人确实在癌症患者中占多数。老年癌症患者既是老年人，又是癌症患者，先不论癌症对生命价值的影响，其作为老年人的生命价值已经在时代变迁中受到了侵蚀。

在传统社会，由于生活环境和医疗水平的制约，长寿者较少。传统社会人均寿命较低，因此有"人到七十古来稀"的说法。到20世纪20~30年代，中国人口的平均寿命也仅为33岁。[②] 有学者指出，旧中国人口的平均寿命在30~35岁。[③] 改革开放以来，我国人口平均寿命稳步上升，2021年我国人均预期寿命达到78.2岁。[④]

在平均寿命较低的情况下，长寿者非常少见，老年人受到家族和社会的尊敬，并享受一定的特权。传统社会知识更新的速度较慢，老年人在生命历程中积累了更多的经验知识，这些经验知识在处理日常问题中可以发挥重要作用。老年人即使已经无力从事具体的劳动，依然可以作为经验传递者发挥作用。

① 贺来：《现实生活世界——乌托邦精神的真实根基》，吉林教育出版社，1998。
② 许仕廉：《人口论纲要》，中华书局，1934。
③ 刘铮著，中国人口学会编《刘铮人口论文选》，中国人口出版社，1994。
④ 梁晓璐、张新辉、陈功：《基于平均预期寿命的我国人口健康水平时空分异与影响机制分析》，《医学与社会》2024年第1期。

然而，现代社会知识更新的速度不断加快，新知识、新技术层出不穷。老年人接受新知识的能力较差，拥有的旧知识又在贬值，老年人在家庭和社会中不再具有优势地位。首先，在农业社会向工业社会转型的过程中，大量新的职业被催生出来，这些职业是在传统社会闻所未闻甚至无法想象的。老年人在农耕社会的经验知识无法适应现代职业的要求。其次，互联网、智能手机的普及为生活带来了巨大便利，老年人无法迅速跟上步伐，甚至需要年轻人的知识反哺。最后，过去关于社会交往的知识以及关于人情、关系等的交往技能作用被大幅削弱，甚至被当作旧风俗、旧习惯受到批判。无论是在工作、生活还是在社会交往中，老年人的很多知识和经验都失效了。老年人似乎已经无法向家庭提供经验支持，其在家庭和社会中的重要性下降了。

（二）癌症患者生存期的延长与生命价值

随着现代医疗技术的不断进步，癌症患者的生存期得以延长。图 2-1 和图 2-2 大致反映了传统社会与现代社会癌症患者生存期的区别。俗话说："久病床前无孝子。"在传统社会，由于医疗条件落后，"久病"出现的概率并不大。而在当今社会，"久病"已较为常见。

传统社会中，癌症患者的生存期较短，患者患癌之后可能在短时间内死亡，带给家庭的负担是有限的。家庭只需要提供一定的医药费、短时间的照顾以及丧葬费用。在乡村互助体系中，乡邻、亲友也会为家庭提供一定的经济支持和人力支持，家庭的负担并不沉重。现代社会，癌症患者生存期延长，使一些家庭背上沉重的经济负担和照顾负担。在晚期癌症患者的个人叙事中，自己成为没有用的人。死亡，便成了他们最后的解脱。

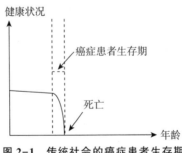

图 2-1　传统社会的癌症患者生存期

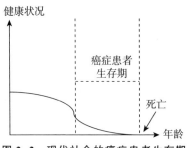

图 2-2　现代社会的癌症患者生存期

　　你说我躺在病床上有什么意思呢？一点用处都没有，完全一个没用的人，还要这么多人照顾我，花这么多的钱。我真想一死了之啊。年轻的时候还可以为社会做贡献，为家庭做贡献，你看我现在，什么都做不了。你们志愿者也不要来看我们了，没什么用，反正都是要死的人了。还不如去看看小朋友，他们长大了为社会做贡献，看我们这样的人有什么用呢？唉，死了就解脱了，不过现在是没有办法，有办法的话我就去死了。安乐死，我觉得挺好的啊。（P44，男，74 岁，胰腺癌，2017 年 11 月 7 日）

　　在以上的案例中，患者将为社会、为家庭做贡献视为"有用"，将不能为社会、为家庭做贡献视为"没用"。其对晚期癌症患者与儿童进行对比，认为去关爱儿童会更有价值，体现了代际关系中下位优先的伦理转向。晚期癌症患者在对话中交替使用"我"和"我们"，将"我"的主观感受推广为"我们"这样的晚期癌症患者的感受，叙述者认为自己的感受具有普遍性。

　　通过文献与访谈，笔者发现认为自己"没用"和"拖累家人"的心理在老年癌症患者中确实较为常见。随着年龄的增加，老人行动能力下降，有的老人生病次数越来越多，他们很难再对家庭做出贡献。尤其是在一些农村地区，老人并没有丰厚的养老金或者退休金，也没有多少积蓄，没有能力为家庭提供经济上的支持，完全依靠子女的供养。加之农村经济发展水平和医疗保障水平较低，老人生病了之后，更有可能被一些家庭当作负担。

　　这不仅是个人的问题，也是社会变迁中出现的结构问题。医疗技术进步对癌症患者生存期的延长作用明显，面对延长的生存期，社会支持没有跟上步伐，出现了社会变迁中的非同步性。以往对于老年人的尊敬建立在老年人的智慧、经验或者财富的基础上，在老人的经验已经过时、人均寿命延长的情况下，传统的道德面临巨大冲击。当老人不能再为社会或家庭做贡献，其生命的意义和价值将从何处获取？当对子女的孝道要求已经无力维持患病老人的治疗和赡养，老人的晚年又由谁来负责？旧的道德和制度已经过时，新的道德和制度亟待建立。

三 生命的终结：黯然落幕

人生是一个过程，人生的价值体现在生命历程的各个阶段。生命中可能有高光时刻，也可能有低谷时刻。值得注意的是，高光时刻与低谷时刻发生的时间和次序也会影响人的感受。我们将人生的高光时刻称为"起"，人生的低谷时刻称为"落"。"起—起—起—落—落—落"可能是高开低走的悲剧，而"落—落—落—起—起—起"就可能是大器晚成的励志故事。二者"起""落"次数相同，但人生故事迥异。同理，人生经历为"落—起—落—起—落—起"模式的人，可能会比人生经历为"起—落—起—落—起—落"的人更能讲述出积极的人生故事。

对于晚期癌症患者来说，尽管他们可能有过光辉的人生经历，但患癌事件让当下变成人生的低谷时刻，可能会遮蔽以往的光辉经历。人生叙事中存在"近因效应"，人们对于最近发生的事情往往记忆更加清晰，感受和触动也更多。在住院期间，患者经常性地面临疾病的困扰，甚至将大小便弄在床上。以前的光辉事迹随着时间的流逝逐渐模糊，而生病的现实却真切发生在眼前。负面事件发生的时间更近，且发生的频次更多，让患者仅能看到现实困境，忽视了曾经的美好岁月，让人生叙事蒙上了悲观色彩。我们将晚期癌症患者的人生想象为一条曲线，价值感高的时刻为曲线的高峰，价值感低的时刻为曲线的低谷。晚期癌症患者的人生叙事受到曲线的影响，且受到患者所在位置的影响。

图 2-3 展示了一位晚期癌症患者价值感的变化。从图 2-3 可以看出，这位晚期癌症患者经历过结婚、事业成功等人生高峰，也经历过失业、患癌等人生低谷。以口述生命历程的那一天为基点回看过去，两年前，患者被检查出肠道癌，患者的价值感明显下降；大约在两个月前，患者与儿子发生矛盾，一直耿耿于怀，患者认为自己的病是引发争吵的主要原因；在

口述生命历程的当天早上，患者不小心将大小便弄在床上。由于"近因效应"的存在，患者无法从自己曾经的成功中获取安慰，而是沉浸于早上将大小便弄在床上的内疚中。患者进一步联想到最近与儿子的争吵以及患癌以来的痛苦，其价值感瞬间跌至低谷，甚至萌发了轻生的念头。对病人来说，他们眼前最重要的问题就是疾痛。疾痛像一块海绵，在病人的世界中吸走了个人和社会的意义。① 综上可见，很多晚期癌症患者在病后经历了不愉快的事件，产生了不好的感受，再加上人生叙事的"近因效应"，导致其人生在落幕阶段暗淡无光，难以体面地离开、有尊严地谢幕。

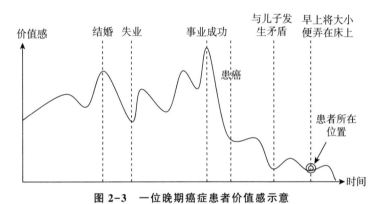

图 2-3　一位晚期癌症患者价值感示意

资料来源：笔者根据一位晚期癌症患者口述的生命历程绘制。

　　我这样活着真没有意思。像这样拉在床上，跟个废人一样。你去告诉医生，让他给我打一针吧，让我死了算了。（P21，男，70 岁，肠道癌，2017 年 5 月 16 日）

此外，随着时代变迁，如今的丧葬方式发生了很大变化，对于丧葬文化的重视程度降低。很多人从理性的角度出发，否认丧葬仪式的作用，认为丧葬仪式是"无所谓"的，是"可有可无"的。从神圣到世俗，丧葬仪式式微，生命的神圣性有所消解。无论丧葬方式如何变化，晚期癌症患者本人对于丧葬仪式的看法都应得到尊重。在后事处理与丧葬方式中应充分

---

① 〔美〕阿瑟·克莱曼：《疾痛的故事——苦难、治愈与人的境况》，方筱丽译，上海译文出版社，2010。

听取晚期癌症患者的意见。然而，某些家属将大办丧事作为"孝"的表达和财力的展示，过于追求丧事的隆重，而忽视患者本人的意愿，让患者离世时有所遗憾。

> 我想捐赠器官和遗体的，小儿子是同意的，但是大儿子不同意。我们老家的风俗是后事办得越好表示越孝顺。大儿子好面子，说丧礼要办得风风光光的，身体缺了一块怎么可以，会被人骂不孝顺的。我最不喜欢老家的风俗了，不但劳民伤财，还很虚假，不如捐献了为社会做点贡献。在活着的时候好好照顾才是孝顺，不需要搞这些旧风俗。（P2，女，62岁，胰腺癌，2016年5月23日）

小结　理想与现实的差距：患者难以善终的叙事根源

善终作为一种主观评价，并没有一个不变的标准。晚期癌症患者能否善终并不是完全被客观现实决定的。基于客观现实，结合自身的经历和感受，晚期癌症患者进行着创造性的叙事，在身体与心灵之间、他人与自我之间进行着互动和博弈，逐渐形成了对于善终的认识。晚期癌症患者从"身心社灵"的不同维度描述了理想中的善终叙事，即身体维度的没有痛苦与干干净净、心理维度的不添麻烦与没有遗憾、社会关系维度的阖家团圆与关心陪伴、灵性维度的人生价值与体面离开。

然而，晚期癌症患者的善终叙事毕竟不是任意编织的故事。在现实世界中，晚期癌症患者的善终叙事必然受到多重因素的影响和限制。由于疼痛管理未跟上加之专业护理的缺乏，晚期癌症患者产生了对身体的负面评价；由于患癌，患者家庭承受着巨大的经济负担和照顾负担，有的患者认为自己是家庭的拖累；生命历程的断裂，让不同年龄段的患者及其家庭留下了人生遗憾；有的患者由于社会隔离和家庭关系的淡漠而感受到更多的孤独；无意义感的蔓延和黯然落幕，让患者的人生价值难以体现。晚期癌症患者关于善终的理想叙事与其对自身处境的评价之间存在较大的差距，导致晚期癌症患者面临难以善终的困境。

第三章　叙事的他者竞争：叙事场域中的
结构性张力

这个世界是一个自行其是的世界，它既非井井有条，又非混乱不堪，既不洁净也不肮脏。[①] 只有当叙事者出现，开始对这个世界讲述故事，世界才开始呈现不同面貌。在漫长的时间中，叙事主体用语言编织着自己的故事，他们出于不同的立场，基于不同的知识，为着不同的目的，对着一样的世界讲述出不一样的故事。故事正如探照灯和聚光灯，它们只照亮舞台的一部分而将剩下的部分留在黑暗中。讲述故事的任务就是挑选，本质是通过排除来纳入，通过投下阴影来突出照亮某些部分。[②] 不同叙事在对同一事物做出解释的时候，就存在一定的竞争关系。在竞争中成功的叙事将获得更强的生命力，影响的范围更广，竞争失败的叙事则被驱逐至边缘地位，失去影响力甚至逐渐消失。关于善终，也存在着不同的叙事主体。晚期癌症患者本人、患者家属、医护人员等对于善终都有自己的认识。多种叙事之间存在着竞争关系，谁的叙事能够令人信服、哪一种叙事更有影响力，与权力密切相关。一方面，叙事主体的权力大小决定着其叙事能否在竞争中取得胜利；另一方面，在叙事竞争中获胜的叙事的主体将获得更多的权力去实践其叙事主张。

---

① 〔英〕齐格蒙特·鲍曼：《废弃的生命》，谷蕾、胡欣译，江苏人民出版社，2006。
② 〔英〕齐格蒙特·鲍曼：《废弃的生命》，谷蕾、胡欣译，江苏人民出版社，2006。

第一节　家庭叙事对患者权利的影响

一　文化禁忌与患者知情权的丧失

（一）晚期癌症患者知情权的丧失

疾病知情权是患者的基本权利，但关于是否应该将病情如实告知癌症患者有很大的争议。在确诊癌症后，医生往往不会将病情直接告诉患者，而是优先告知家属，至于是否告诉患者要看家属的决定。2004 年的一项调查发现，79% 的患者希望知道患病详情，82% 的患者想知道预后，但只有 28% 的家属愿意将真实病情告诉患者。① 患者希望知道病情与家属不愿意将病情告诉患者是两种对立的叙事，前一种叙事基于自身需求，后一种叙事则受到文化禁忌的影响。在下面的案例中，65 岁的患者被诊断为肾癌晚期，按照习惯，医生将病情告诉了家属，是否将病情告知患者，由家属商议决定。

> 爸爸现在的情况，医生也跟我讲了，最后的时间可能就半年左右，我们都不敢告诉我爸。但是还有很多事情是需要提前去处理的，我也希望能让他自己去做决定。比如他的一些心愿啊，还有家里的一些重要事件要交代啊，这些都是需要提前去做的。我其实有考虑过把情况告诉我爸爸，但是我妈就跟我说，现在我爸的食欲刚刚好转一点，万一告诉了他他又吃不下东西，怕到时候身体会更不好。那有些事情我妈也不敢去问他，怕一问他就让他怀疑。而且我爸爸也不是那种喜欢交流的人，有什么事情也都喜欢藏在心里不说出来。其实刚进来住院的时候他就有问过我病情，但是我们都没说，后来又见到好几个病人去世了，其实我估计他心里也应该是很怀疑了，有可能都已经知道了，只是现在双方都不想捅破那层纸，都装作不知道。（F3，男，35 岁，患者儿子，2017 年 3 月 20 日）

---

① 陈丽容、陈岱佳、谢德荣等：《癌症患者疾病知情权需求调查分析》，《南方护理学报》2004 年第 12 期。

家属认为告知患者真实病情会给患者造成心理压力，损害患者的身体健康，向患者隐瞒病情是为了保护患者。虽然患者要求家属告知真实病情，但家属还是选择了隐瞒与欺骗。尽管这种欺骗是善意的，但其导致家庭的叙事遮蔽了个体的叙事，晚期癌症患者对于自身病情的知情权受到损害。

在传统文化中，围绕对疾病、死亡的谈论存在一定的禁忌。当患者与家属谈论疾病和死亡时，必然受到文化禁忌的影响。有一次，当一位晚期癌症患者谈论起死亡时，一位家属立即回应道："呸呸呸，不要胡思乱想了，说这些不吉利的话，你一定会好起来的，我们还都等着你出院呢！"

禁忌话语的使用与情境有关，并受到语言使用双方身份地位的影响。在身份地位有差距时，这种禁忌被更加严格地遵守，一旦越界就被认为是一种冒犯。比如，关于性的玩笑，同辈之间可以随便开，但与长辈开这种玩笑就被视作无礼的行为。关于死亡禁忌同样存在这种情况。"父母在，不言老"，否则就是对长辈的冒犯。言老尚且不可，更不用说当面谈论死亡了。

（二）知情同意对善终的影响

虽然向晚期癌症患者隐瞒病情有其合理性，但其负面作用也是显而易见的。在"骗"和"瞒"的策略下，一般会出现三种结果：第一，患者胡乱猜测，过于担忧自己的病情，整日胡思乱想，对于治疗并无益处；第二，患者低估自己的病情，在没有准备的情况下骤然离世，没有足够的时间与亲人告别并处理未竟的事务，留下了人生遗憾；第三，患者通过感受自己的身体状况以及观察周围人的反应，准确猜到了自己的病情，在这种情况下，是否告知患者病情没有太大差别。患癌之后，患者非常敏感，总是在猜测自己的病情，自己对病情的认识也会随着身心状况的变动而发生变化。帮助晚期癌症患者正确地认识自己的病情，无论是对疾病治疗还是对于患者善终都是有益处的。

正是因为如此，知情权的行使成为善终的重要指标之一。晚期癌症患者知情权的丧失本身就是导致患者无法善终的因素之一，不仅如此，知情权的丧失还导致患者未能充分地与家人告别、未能安排自己的身后事。综上所述，文化禁忌导致晚期癌症患者知情权的丧失，对患者善终产生了一定的负面影响。

二　家庭本位下患者医疗决策的家庭化

家庭本位思想是中华文化的核心。[①] 在传统社会，个人存在的首要意义并不在于个体价值的实现，而在于个人对家庭具有价值和意义。个人的生死是家庭生活中的重大事件，与家庭利益直接相关。首先，个人的生病或死亡涉及家庭的经济利益。罹患癌症之后，患者的治疗需要巨额费用，其本人也需要更多照顾。家庭是经济压力和照顾压力的首要承担者。其次，个体在家庭中扮演着一定的角色，发挥着一定的功能。个人的生病或死亡直接导致家庭结构受损。在核心家庭中，个人的生死对家庭的影响更大。从家庭本位视角来看，生病和死亡是家庭事件，面对家庭成员罹患癌症的事实，首要的目标是尽量保持家庭的完整。下面的案例呈现了在面对癌症时以家庭为本进行的医疗决策。

> 有一次我们医院来了一位4岁的小男孩，白血病。瘦瘦的一个人躺在病床上，只有一点点大。小男孩这个情况，治疗顺利的话应该是可以活下来的，但费用是比较高的。孩子的爸爸过来求我们说："医生帮帮忙，一定要救救我的孩子，要治好他呀！"入院3天之后，小男孩的病情稳定下来了，但是意外的是，小男孩爸爸突然来找我，要求出院回家。小男孩现在出院还是有危险的，我劝他再住一段日子。他说："我们才住了3天，就已经花了这么多钱，我们没有钱，要是这样治下去我们这一家就毁了。家里还有个老大，老大还要上学，钱都用来看病了，老大怎么办……这个孩子，就是多活几年，又有什么用……"（D2，男，46岁，医生，2017年7月16日）

在刚开始的时候，父亲要求"救救我的孩子"，是从家庭的角度，试图挽救孩子的生命，保持家庭的完整。家庭成员的缺失将会破坏家庭的稳定，为家庭带来创伤。然而，当父亲意识到治疗花费如此高昂，远远超出了家庭的负担能力，甚至会影响整个家庭的稳定时，他便选择让孩子出院。从家庭的角度来看，父亲做出这一选择后虽然可能会付出失去小儿子的代价，

---

① 文贤庆：《儒家家庭本位伦理与代际正义》，《南京社会科学》2014年第11期。

但可以最大限度地保全家庭。大儿子的存在，削弱了小儿子的离去对家庭结构造成的冲击。

按照上述逻辑，如果癌症患者处于家庭的核心位置，患者的去世将会对家庭结构造成剧烈冲击。作为家庭顶梁柱的中间一代，上有需要赡养的父母，下有需要抚养的儿女，他们一旦患病，整个家庭几乎面临着灭顶之灾。对于患病的子女，尤其是幼年的子女，父母更难以接受其离去。在此情况下，家庭会更倾向于全力救治，以维护家庭的完整。还有另外一种情况，即虽然癌症患者是共同生活的家庭成员，但并不属于核心家庭成员，而是处于家庭的边缘位置，其离去不会对家庭结构造成巨大冲击，这种情况下有的家庭会放弃治疗。笔者在医院的观察以及与医生的访谈也印证了这一点。

那么，家庭为本的叙事是如何遮蔽个体叙事并转化为社会实践的呢？

首先，家庭本位的思想影响深远，晚期癌症患者本人也会从家庭的角度思考问题。当不能为家庭提供价值时，晚期癌症患者会觉得自己的生存失去意义，变成家庭的拖累和负担。因此，患者会主动要求停止治疗，以节省家庭在自己身上的花费，特别是老年人更是如此。晚期癌症患者的接受与配合，是家庭本位叙事能得到践行的重要原因。

> 我这么大年纪了，死了就死了。可是儿女们都有自己的家庭，为我一个快死的人花这么多钱，让他们的家里也过不安生，实在不值得。我是不愿意治这个病的，死了挺好的，解脱了，一了百了。（P38，女，76 岁，肾癌，2017 年 9 月 17 日）

其次，在我国，患者家属在医疗决策中发挥重要作用。受本土文化的影响，在确诊癌症时，医护人员一般不直接将病情告诉患者，而是与家属进行沟通，听取家属意见，甚至以患者家属的意见为主。在医疗决策的过程中，如果要采取某项有风险的治疗，也需要患者家属同意并签字。对于癌症患者来说，由于缺乏知情权，其医疗决策很多是由医生与家属协商做出的。家属在医疗决策中的重要作用，促成了家庭本位的叙事实践。

最后，坚持治疗也是家属表达亲情的一种方式。当医生明确表示无治愈希望时，家属依然会坚持治疗。中国人性情含蓄，不善于用言语表露爱意，更倾向于用行动表达对亲人的关心。当挚爱的亲人被诊断为癌症时，人们往往陷入慌乱，不知所措，更不知道如何表达对于亲人的不舍。强烈的爱意和不舍无从表达，只能通过不顾一切的治疗表现出来。

> 我们就这么一个女儿，没有了她，我们活着还有什么意思。为了给她治病，我们不惜一切代价。我现在什么都顾不上了，欠债就欠债吧，房子卖就卖吧，没有了女儿，我们要房子还有什么用。能不能治好，是医生的事情，要不要治，是我们的事情，我们一定要治下去的。能多活一天是一天。我们这两年来就一直围着治病打转，你要说不治，我都不知道自己能干什么了。（F2，女，31岁，患者母亲，2017年3月18日）

上述案例中的患者母亲无法理性思考，突如其来的巨大打击打乱了家庭的原有节奏，工作中断，生活停摆，病房成为战场，"治病"成为家庭中的核心事件，也成为父母唯一的目标和指望。许多家属虽然明知坚持治疗无法挽救亲人的生命但仍然坚持治疗，以求内心没有愧疚，不留下人生遗憾。坚持治疗成为家属表达亲情的唯一手段，恰恰反映出患者家属感情表达方式的单一和表达能力的欠缺。在家庭叙事下坚持无谓的过度治疗，增加了晚期癌症患者身体的疼痛，降低了他们的生活质量，消磨了患者生命的尊严。

病房里的故事时时让我们感受到家庭的温暖与真情的可贵，家人之间的亲情和责任是中国人体现生命价值的重要领域。然而，对于责任和伦理的过度强调，使得家庭叙事优先于个人叙事，一定程度上导致晚期癌症患者的需求被忽视。

三 "都是为了你好"叙事下对患者自主生活权的剥夺

病痛的发生可能导致权力的丧失。①由于患病，晚期癌症患者身体机能退化，行动能力降低，生活自理能力下降，处于弱势地位。病人身份作为一种刻板印象，进一步强化了患者的弱势地位。癌症患者躺在床上之后，他的行动范围、饮食习惯、作息时间受到严格限制。患者家属和医生"都

---

① 〔美〕凯博文：《苦痛和疾病的社会根源——现代中国的抑郁、神经衰弱和病痛》，郭金华译，上海三联书店，2008。

是为了你好"的话语形成了对患者自主生活权的"习惯性剥夺"。"我说的话都没人听了"，反映了其他叙事主体对晚期癌症患者叙事的忽略以及患者自主生活权的丧失。

> 有一个病人得胰腺癌，在医院住了四个月，每个周末还回家洗澡，还去看看孙子。其实她的状态很好，说到医院来是躲清静的。因为在家的时候，她的老公啊，她的儿子啊，都会跟她说"你吃这个啊""你吃那个啊"，她其实不想吃，闻到就觉得恶心想吐。（N1，女，27岁，护士，2017年4月17日）

> 我生病之后躺在床上已经8个月了，从来没有下床出去转过。我跟我女儿说，我想出去看看，女儿说，不行的，你身子弱，到外面吹不了风。我说我不怕吹风，我就嫌在床上闷得慌，就想出去看看。说了好几次女儿都不同意，女儿还生气了，说都是为了我好。我就不跟女儿说了，我跟医生和护士说，能不能把我放在轮椅上，推我出去看看，医生也不同意，护士也不同意。我呀，快烂在床上喽。（P46，女，65岁，胃癌，2017年11月12日）

> 我对自己的病情是了解的，癌症是治不好的，而且我也老了，活了一把年纪，治不治没有关系，只希望能够按照自己的想法过完最后这一段，不过办不到呀，真是白活了。现在啊，家里人管得太严了，很多喜欢的吃的不让我吃，想出去和老伙伴聊聊天他们也不同意，我说的话都没人听了。……原来蛮好的，我之前是一个老师，家里的人还是比较尊重我的，生病了之后就感觉到自己的人身自由被限制了，也没人尊重我了。我觉得我自己的日子不多了，想回老家，但是被他们拒绝了，现在我都不想跟他们说话。（P4，男，81岁，肺癌，2016年6月16日）

晚期癌症患者作为疾病的直接承受者，是最重要的叙事主体，其叙事是最值得认真聆听的。然而，晚期癌症患者的声音实际上被边缘化了。权力决定着叙事的影响力，叙事又形塑着新的权力。对于晚期癌症患者来说，由于身体机能、社会资本方面的弱势地位，患者的话语权变弱，导致其叙事容易被他人忽略。当患者叙事被忽略后，患者的权益受到进一步的损害。患者个体的叙事被医生、护士、家属的叙事遮蔽了。

王阿姨（化名）由于癌症晚期住进了临终病房。王阿姨向社会工作者描述了自己的幻觉。王阿姨说："晚上听到小孩子哭的声音，看到自己的外孙被抓起来。"社会工作者向护士反映了这个情况，护士说："她现在是会出现幻觉的，也比较正常。她这个幻觉一直在和别人讲。"在一次活动中，社会工作者询问晚期癌症患者的愿望。王阿姨表达了自己的愿望："我啊，想在病房里办一场简单的婚礼就好了，穿一穿婚纱。年轻的时候条件有限，结婚的时候只是简单地拍了一张照片就算是结婚了，婚纱都没有穿过。"社会工作者把王阿姨的愿望向其丈夫讲述并征求其意见，却被其丈夫果断地拒绝。丈夫说："你们不要理她了，她就那样，想到一出是一出，天天围着她转，要忙死的。都到了最后了，就不要瞎折腾了。她生病之后脑子就坏掉了，你们不要理她。"

由于晚期癌症患者的身份，王阿姨的临终愿望也被认为是"瞎折腾"。其实，王阿姨与丈夫的关系还是不错的，丈夫每天都会到病床前陪着，丈夫拒绝的理由并不是感情不好，而是王阿姨之前"出现幻觉"而"胡说八道"，让丈夫以为她生病之后"脑子就坏掉了"，因此对其要求并未当真，对其话语也不予理睬。

第二节　医学叙事对患者叙事的影响

一　知识即权力：医学的叙事权威

叙事包含着人们的立场，也就是叙事的立场。不同叙事的背后隐藏着叙事主体的不同目的，也暗含着不同的知识和价值观。既然叙事主体的目的、知识和价值观有所不同，那么其对于同一事物的叙事必然存在差异。叙事竞争最关键的因素就是权力。知识即权力，[1] 不同叙事背后的知识的不

---

[1]　〔法〕米歇尔·福柯：《规训与惩罚：监狱的诞生》，刘北成、杨远婴译，生活·读书·新知三联书店，2003。

同，决定着叙事权力的差异。能否成功获得知识权力关系到知识提供的叙事是否有说服力，并与知识生产的方式和体系密切相关。

在我国的传统医学中，医生的权力并不突出。医学知识的传授往往依靠父子或师徒关系进行，具有私密性和非制度性。由于缺乏相关资格认证，做医生的门槛并不高，甚至有些人可以通过研读医书自学成医。医生独立而分散执业，主要形式为坐堂开店、上门施诊，或者游乡串户、看病卖药。虽然历史上曾经出现过类似现代"医院"的机构，如政府开办的服务于皇家和官僚的太医院，以及为救治穷人、治疗瘟疫而开设的救济机构，但其覆盖范围和机构规模十分有限。医生的诊疗过程和病人的治疗过程多在家中完成，家庭依然是主要的医疗单位和护理空间。在这种情况下，病人在医疗活动中处于主导地位，病人可以自由地择医而求治，医生只是被动地提供医疗服务。病人的家属也会参与医疗活动，而且握有最终决定权，医生对病人的整个诊治过程也是在病人家属或朋友的目光监控下连续性完成的。①

西医东渐以后，现代医学逐渐在医疗领域中占据重要地位。福柯在《临床医学的诞生》中指出，现代医疗诊断不再是医生个人主观意识的产物，而是受制于一套现代医疗话语结构和规则，它们是一切现代诊断得以可能的条件。② 医学通过长时间的正规教育和复杂的医疗体系传授知识，以相通的专业术语、行业规范和专业伦理进行专业知识的生产。标准化和规范化的知识积累使得医学超越了医生的个体叙事，生产出群体化、标准化的医学叙事。一般情况下，患者的症状在任何一个医生那里得到的解释应该都是相同的。知识区隔和专业门槛有效防止了"门外汉"的进入，建立起毋庸置疑的专业权威。在当今时代，以制度化、专业化、学科化方式生产的医学叙事，几乎具有垄断性的权力。

知识即权力，权威的知识意味着强大的权力。医学关于健康、疾病、身体和死亡的解释成为绝对的权威叙事，旁人则无从置喙。晚期癌症患者和家属也只能通过医生了解自己的身体，根据诊断书和医嘱处理自己的身体，在医生提供的叙事蓝本上进行叙事。患者只要置身于医院、病房、病

---

① 雷祥麟：《负责任的医生与有信仰的病人——中西医论争与医病关系在民国时期的转变》，《新史学》第 14 卷第 1 期，2003，第 45~96 页。

② 〔法〕米歇尔·福柯：《临床医学的诞生》，刘北成译，译林出版社，2001。

床上，便会将对自己身体的控制权和处置权转交给医生。

> 他（老公）在苏州，我在上海，出了事也没有人照看，上次我生病，他从苏州回来把我送到医院，签了字又走了。我只有一个女儿，得了癌症，走得比我还早。外孙女在国外读书。我自己一个人在这，没个人商量，真的感觉很无助。今天早上医生又让我做 CT，可是我前几天已经做过一次 CT 了，为什么还要做？（P47，女，74 岁，肝癌，2017 年 11 月 21 日）

> 后来她（指女儿）是在 ICU（重症监护室）走的。最后的时候有一次手术，说可以切除肿瘤，切除得彻底就可能治愈，但孩子的身体比较弱，一旦感染的话也很危险。我女儿拉着我的手，说："妈妈，我不想治了，我想回家。"我女儿之前治疗都很配合的，这次说不治了，现在回想起来，她一定是预感到了什么，她有直觉的。但是我和他爸没听，最后决定要手术。后来手术之后伤口真的就感染了，结果一下子就不行了。孩子走了之后，他爸在病房外面不停地扇自己耳光，如果当初听女儿的话就好了。（F5，女，34 岁，患者母亲，2017 年 5 月 30 日）

患者对于自己身体的感受是最直接的，但是"预感""直觉"等具有神秘色彩的叙事，早就被排除在医学决策之外。患者的感受在专业知识面前不具有说服力，容易被科学和理性所否定。笔者提及此案例并非意在说明依据"预感"和"直觉"做出医疗决策更加可靠，而是试图指出：患者作为疾病和治疗直接的承受者，其感受和意见值得尊重。他们对于自己的身体的判断并不一定准确，但作为最直接的感受者，他们的"预感"和"直觉"也许是其身体状况和精神状态的表征。在做出医疗决策之前，他们的意见应该被充分听取。

二 拒斥死亡与贬低死亡：死亡的医学化对患者的影响

（一）死亡的医学化

"死亡的医学化"是菲利普·阿里耶斯（Philippe Ariès）提出的概念。

从 20 世纪初开始，欧洲人就开始将死亡从社会中剥离。在消除死亡的仪式性和公共性之后，人们对死亡的处理变成私人的行为。久而久之，医院的重症监护室取代家庭，成为主要的死亡地点。死亡地点从家庭转移到医院，拉大了患者与其家属的空间距离和社会距离，因而家庭本身也从死亡中被剥离，其标志包括社会空间中人们不再穿戴丧服以及法定服丧期的取消。①

　　"死亡的医学化"与现代医学的发展紧密相连。在医院的场域中，死亡已经被整合成一种技术性和观念性的整体，它不再是单纯的事件，而隐含着医疗霸权的独特性质和根本价值。② 福柯认为，通过对生物身体的控制，医学被纳入政治实践中。对于国家而言，医学是保障国家力量和安全的科学技术。对于个体而言，医学提供了关于其自身的真理，提供了关于健康的科学知识。对于城市而言，医学是塑造卫生环境的规划师。医学由此深入社会机体的每个角落中。福柯对疾病进行了空间上的分析。疾病的第一次空间化是将疾病划分进不同的"科、属、种"，从身体中抽象出来，第二次空间化是使疾病再次与患者躯体发生联系，第三次空间化是将患者封闭在特定的区域内，排斥在正常的社会之外。③

（二）拒斥死亡

现代医学一度将死亡当作最大的敌人，治疗疾病、挽救生命、拒斥死亡，是医学的崇高使命。因此，医生们一度认为无法治愈患者晚期疾病是他们医疗工作的失败。"对于医生来说，活着就是善，不管这个生命是谁的。"④ 救死扶伤是医生的天职，与死亡作斗争是医学的重要使命，对于医学来说，维持患者的生命最为重要，使用医疗技术来对抗死亡、延长生命，成为新的道德理性与道德规范。⑤ 呼吸机、监测仪、插管技术以及新药的出现，使病危的患者也能被抢救过来，这是医学的胜利。

（三）贬低死亡

在现代社会，医学权威无处不在，自然也延伸至死亡领域。阿里耶斯

---

① 〔法〕菲利普·阿里耶斯：《面对死亡的人》（下卷），王振亚译，商务印书馆，2015。
② 富晓星、张有春：《人类学视野中的临终关怀》，《社会科学》2007 年第 9 期。
③ 〔法〕米歇尔·福柯：《临床医学的诞生》，刘北成译，译林出版社，2001。
④ 〔法〕菲利普·阿里耶斯：《面对死亡的人》（下卷），王振亚译，商务印书馆，2015。
⑤ 方洪鑫：《现代死亡的道德形构：社会想象与日常实践》，《社会》2021 年第 4 期。

区分了"驯服的死亡"和"野蛮的死亡"，他认为，欧洲人在很长时间内能够坦然接受死亡，死者在家中床榻上离世，临终时刻有亲人陪伴，所在社区的居民参加其丧礼，用宗教仪式安慰其亡灵，因而整个过程可以被称为"驯服的死亡"。直到 20 世纪，不断进步的现代医学开始拒斥死亡，医院隔断了患者与家庭的联系，妨碍了人类悲悯情怀的表达，因此这种情况下的死亡是"野蛮的死亡"。① 死亡逐渐从自然事件和社会事件演变为医学事件。

医院建起围墙，死亡被控制在医院之中，被控制在重症监护室或临终关怀室内。在除此之外的空间偶尔见到死亡，人们就要大吃一惊了，仿佛死亡是多么异常的现象。正如福柯所说，正常社会一直在对异常人群行使一种权力，将他们视为异端，将他们隔离。② 而鲍德里亚则认为，比驱逐疯子更根本的是对死人的驱逐。③ 死亡作为正常的自然事件，是人类命运的一部分，需要人类去勇敢面对，需要人类给予尊重。而如今，死亡被医学有意地隔离，被社会无意地忽视，变得越来越非正常化。死亡已经被贬低得好比从屋顶射下的一发子弹或是落下的一块砖。④

近年来随着人文医学的发展，善终逐渐引起更多人的重视，但尽量延长患者生命依然是医生奋斗的目标。医学拒斥死亡，并将死亡变得隐秘，让死亡成为消极的存在。然而，死亡依然是所有人不可避免的终点，对终点的忽视并不能让人们更好地走向终点。

三 "以治疗疾病为中心"与去生活化：医学叙事对生活世界的入侵

（一）医学的"以治疗疾病为中心"

尽管"生物-心理-社会"医学模式已被提出多年，但在医院中生物医

---

① 〔法〕菲利普·阿里耶斯：《面对死亡的人》（上卷），吴泓缈、冯悦译，商务印书馆，2015。
② 〔法〕米歇尔·福柯：《疯癫与文明：理性时代的疯癫史》，刘北成、杨远婴译，生活·读书·新知三联书店，2003。
③ 王晓升：《死亡控制与权力诞生——评鲍德里亚对权力产生根源的分析》，《苏州大学学报》（哲学社会科学版）2013 年第 4 期。
④ 〔英〕齐格蒙特·鲍曼：《废弃的生命》，谷蕾、胡欣译，江苏人民出版社，2006。

学模式依然占据主导地位。在医院中，患者在很大程度上处在"去主体化"的状态，患者远离自己的正常生活，接受着"标准化"的科学治疗，其个性化需求被忽视了。

医院将晚期癌症患者按照科室划分到不同空间，让他们穿上统一的病号服，他们的名字被床号取代，生活状况被记录为标准化的数据和病历。这种标准化的病历书写是去主体化的，与病人的生活世界相去甚远。不少医生认为，患者的"健康"便是疾病的治愈，导致他们"以治疗疾病为中心"而不是"以患者为中心"。按照疾病的分类，患者被划分到各个科室，每个科室只负责治疗其擅长治疗的疾病，而患者全方面的需求难以得到兼顾。

> 我舅舅是肺癌，就到肺科医院治疗，在治疗过程中发生了胃穿孔，可是肺科医院只看肺，没有办法看胃穿孔，然后就让转院到三甲综合医院，医院让做手术，不做手术的话，胃内的液体会流入腹腔引起感染，会死。对一个肺癌患者来说，做胃穿孔手术是一个非常危险的事情，但是不做手术风险也很高。最后他们决定还是做了。做了之后就在重症监护室里一直没有出来，后来肾衰竭了，要做血液透析。其实我知道他是不行了，一系列的并发症都出来了，后来他就死在ICU。我妈说，感觉这样死真的没有尊严。（F6，女，34岁，患者家属，2017年6月23日）

> 今年的5月31号，我这个病突然严重了，就住院。后来医院让出院，我就转到另一个医院。住了一段时间，医生又让出院。这样折腾了好几个医院，现在住到这里。这里也说，最多只让住两个月，时间到了又得转院。我很气愤，为什么非要折腾我们？累。身体累，心里也累。（P29，男，71岁，肺癌，2017年8月2日）

医院为了提高病床的周转率，有时候会劝病情稳定的患者出院。上述案例中的患者（P29）对于医院有一种复杂的心理：从感情方面考虑，患者更愿意生活在自己的家中，不愿意一直住在医院。从理性上考虑，患者又希望能够住在医院，以便享受更好的医疗和护理服务。于是，患者对医院的态度开始出现矛盾：一方面期盼着回家养病，另一方面又希望医院能够让自己继续住下去。患者看似矛盾的叙事，实际上包含着患者的无奈。

（二）医学的去生活化

除了"去主体化"，医学的话语也是"去生活化"的。列斐伏尔（Henri Lefebvre）认为，古代社会的日常生活与文化观念中最高等和最伟大的方面是融为一体的，在日常生活中，人性化得以实现。然而，这个理想化的日常生活平衡形式在高度分化的现代社会中被破坏了，日常生活的异化成为现代社会的一个重要特征。现代社会的日常生活与诸如哲学、艺术、宗教、科学、政治等领域中高等的文化活动日益分化开来，它们构成了社会总体中的不同层次。① 现代日常生活与高等文化观念分离，分化出来的高等文化本身成为日常生活的异化形式，而日常生活成为基础层面。日常生活的异化是无法避免的，甚至是文明进步的重要条件，问题的关键在于现代社会高等文化的专业化和技术化使之日益远离日常生活。②

虽然日常生活并没有消失，但它已经丧失了那弥漫于整体之中的丰富性，它的非人性化和单调乏味暗示了它不再是富有潜在主体性的主体，而是已经成为社会组织的一个"客体"。③ 同时，日常生活虽然受到贬低，但依旧是遍布整个社会的具有生成力和活动力的基础层次。④ 在丰富的日常生活中，人才是具有人性的人，人才能成为人。

胡塞尔（Edmund Gustav Albrecht Husserl）强调生活世界的概念，对生活世界和科学世界做出区分。生活世界是唯一现实的世界，是被体验到的和可以体验到的世界，也是所有理论生活和实践生活的原初基础。⑤ 哈贝马斯进一步发展了生活世界理论，认为系统世界的话语对生活世界发号施令，

① 〔法〕亨利·列斐伏尔：《日常生活批判》，叶齐茂、倪晓辉译，社会科学文献出版社，2018。
② 〔法〕亨利·列斐伏尔：《日常生活批判》，叶齐茂、倪晓辉译，社会科学文献出版社，2018。
③ 〔法〕亨利·列斐伏尔：《日常生活批判》，叶齐茂、倪晓辉译，社会科学文献出版社，2018。
④ 郑震：《列斐伏尔日常生活批判理论的社会学意义——迈向一种日常生活的社会学》，《社会学研究》2011年第3期。
⑤ 〔德〕胡塞尔：《欧洲科学的危机与超越论的现象学》，王炳文译，商务印书馆，2001。

侵蚀了生活世界。①

　　上述学者的理论观点虽然有所不同，但都指出了当今世界的一种分离，即列斐伏尔所说的日常生活与高等文化的分离，胡塞尔所说的生活世界与科学世界的分离，哈贝马斯所说的生活世界与系统世界的分离。这种分离导致原先统一于日常生活的叙事被分裂了，出现了不同的层级和体系。不同的层级和体系采用不同的叙事方式，对于世界的理解并不相同，相互之间的沟通也存在问题。

　　患者生活于生活世界之中，医学则是科学化和系统化的。病人和医生有两套不同的诠释系统，其各自叙事的基础是在不同条件和意义下形成的。即使处于同样的机制中，参与共同的活动，双方也会形成不同的论述。② 医患互动是"医学的声音"与"生活世界的声音"两种不同叙事之间的对话。③ "医学的声音"依据技术导向和科学态度而形成，其规则逻辑是"去情境化"的，而"生活世界的声音"则突出了情境，患者在描述和解释病症时会带入生活的种种因素。医学人类学家阿瑟·克莱曼（Arthur Kleinman，又译为"凯博文"）将病历书写称为医学的转化行为，这种转化行为超越了单个医生的诊治活动而成为医学界的惯习，而标准化的病历书写往往是异于患者生活世界中的叙事的。医患之间的互动是不对称的，医生主导着整个过程，医学的声音往往会掩盖生活世界的声音。④

　　一边是晚期癌症患者基于自身体验和感受在生活世界中形成的叙事，另一边是不同的专业的医生基于专业知识的抽象化表达。医学作为一门成熟的专业，具有独特的话语体系，形成了系统的知识基础和价值观，而随之形成的专业群体和医学制度进一步强化了这种叙事方式。医学的高门槛和相对封闭的话语体系，与生活世界中使用的话语体系不是一个层级。一些医学术语开始在生活世界中被经常使用，这也许并不是专业术语与生活世界的融通，反而恰恰反映了医学话语对生活世界叙事的渗透和入侵。

---

① 〔德〕尤尔根·哈贝马斯：《交往行为理论》（第一卷），曹卫东译，上海人民出版社，2004。

② 萧易忻：《抑郁症在中国产生的社会学分析》，华东理工大学出版社，2016。

③ E. G. Mishler, *The Discourse of Medicine: Dialectics of Medical Interviews* (New Jersey: Ablex Publishing Corporation, 1984), pp. 103-104.

④ 〔美〕阿瑟·克莱曼：《疾痛的故事——苦难、治愈与人的境况》，方筱丽译，上海译文出版社，2010。

第三节 社会叙事对患者的影响

一 不治则不孝：舆论压力下的治疗选择

孝顺是中华民族的传统美德。在很多人看来，父母患病之后子女应尽力救治，父母去世之后要举办隆重的丧礼，这是孝道的具体表现。孝道不仅是父母与子女之间的道德约束，也是对个人进行道德评判的重要尺度，尽孝的情况会影响一个人的社会形象。一个人一旦被贴上不孝的标签，在社会交往中将处于十分不利的地位。因此，孝道方面的良好评价成为子女的重要追求。

> 我们也知道，继续治疗对老人没什么好处，老人也受罪。但是也不能不治，不治的话你让外人怎么说，说我们舍不得花钱，说不孝顺，老人生病了孩子都舍不得治。老人会不会也这么想？（F3，男，35岁，患者儿子，2017年3月20日）

在上述访谈中，儿子明明知道继续治疗没有什么好处，但依然选择治疗，这就是孝道观念下形成的社会舆论在发挥作用。在现实生活中，上述案例所展示的情况是比较常见的。这种情况下，家属将治疗当作一种道德展演，通过治疗行为向患者和外界释放没有放弃患者的信号。这样做的原因有三方面。其一，通过治疗向患者表达支持和关爱，防止患者产生被家庭放弃的想法。此前，有患者家属向社会工作者咨询临终关怀的事情，他提到"我也觉得临终关怀好，但我不敢送他来，怕他觉得我们是不是嫌弃他，不给他治了"。很多家属有这种想法，他们怕病人胡思乱想，坚持治疗是在向患者表达无条件的支持。其二，子女通过坚持治疗避免自己产生内疚与不安。一位女士曾说："我要不给我妈治，我怕自己将来会后悔。"其三，通过坚持治疗，获得亲友、社会舆论在孝道方面的良好评价或者避免"不孝"的批评。有些人担心放弃治疗会被别人说是"为了省钱"，[①] 进而

---

① 方洪鑫：《现代死亡的道德形构：社会想象与日常实践》，《社会》2021年第4期。

背上"不孝"的骂名，所以治与不治也是"面子问题"。

> 大儿子在老家人前人后地说自己很是孝顺，但是实际上并没有做到，不愿意伺候我，一点耐心都没有，每次来都和我顶嘴，动不动就跟我发脾气。所以我也不喜欢大儿子的作风。还是小儿子孝顺，过来陪我的时候照顾得很周到。人啊，心里都是有一杆秤的，谁是真的孝顺，谁是假的孝顺，我心里清清楚楚。（P2，女，62 岁，胰腺癌，2016年5月23日）

在《论语》中，孔子就说过："今之孝者，是谓能养。至于犬马，皆能有养；不敬，何以别乎？"[1] 仅仅养活父母并不能算孝，真正的孝是对父母有敬爱之心。在上面的案例中，大儿子不愿意伺候母亲，没有耐心、动不动就发脾气的行为让母亲很不满，大儿子在日常生活中也未给予老人应有的照料，不能算真正意义上的孝。但为了获得孝顺的社会评价，大儿子一直坚持治疗，并表示会为患者举办风风光光的丧礼。坚持治疗、大操大办的丧礼是可见的，细微的日常照料是他人看不到的，因此大儿子将精力投放在坚持治疗和丧礼上，以便于获得社会在孝道方面的良好评价。

二　安乐死的相关论争

法律在人们的日常生活中具有重要地位。法律保护人的自主权，但并不鼓励人自主结束自己的生命，这涉及人类历史上长期存在争议的自杀与安乐死的问题。在中世纪的欧洲，基督教认为自杀违反了教义，因此深受基督教影响的西方国家曾颁布了多种法律禁止自杀。英国爱德加国王于967年颁布法令，规定自杀者与盗贼、谋杀犯同罪，尸体鞭尸示众，还须用木桩穿心后方可埋葬，且不能入公墓，只许埋入大道路口之下，令万人踩踏。[2]

文艺复兴后，宗教受到极大冲击，蒙田、伏尔泰等主张自杀是人的合法权利。20世纪末期，英国开展了一场名为"Exit"的社会运动，Exit意为

---

① 《论语》，刘强编著，蓝天出版社，2006，第22页。
② 〔法〕乔治·米诺瓦：《自杀的历史》，李佶、林泉喜等译，经济日报出版社，2003。

"出口"，指的是摆脱人生苦难的出口，包括自主选择自杀、安乐死等。① 这场运动引发了对生命自主决定权的讨论，讨论的主题即人是否有权处置自己的生命。如今，患者的自主决定权在一些国家已经得到承认，病人的自主意愿得到优先考虑和最大限度的尊重。② 自主决定权已经成为患者在医疗卫生领域的一项基本权利。③ 一些国家和地区制定了相关法律，如 1991 年美国联邦政府制定了《患者自决法案》，英国、加拿大、荷兰、丹麦等国家也以立法的形式承认了患者的自决权利。

患者的自主决定权在一些国家获得了认可，但医助自杀情况更为复杂，引起了更多争议。医助自杀一般情况下指的是身体难以再恢复健康的特殊个体，为了避免继续忍受痛苦而产生主动自杀的意愿，在患者和家属协商一致后，患者在医生帮助下采用无痛苦手段自杀。在荷兰，1971 年就开始对医助自杀去犯罪化，④ 2002 年 9 月 23 日，荷兰取消了对有条件安乐死实施者的刑罚，成为世界上第一个将积极安乐死合法化的国家。

美国关于安乐死的立法在不同的州有所差异。1990~1991 年，美国密歇根州一位名为克沃基恩的医生因帮助 3 个病人自杀而遭到指控，但当时没有相关的法律规定，导致事情不了了之。1993 年，密歇根州签署了一项规定医助自杀非法的法案，规定帮助他人自杀可判处 4 年监禁和 2000 美元的罚款。但在法案生效前，克沃基恩又帮助 7 个病人自杀，迫使州议会将法案生效时间提前。⑤ 1994 年，克沃基恩被判无罪。此后他又帮助多位患者自杀，克沃基恩因此也被称为"死亡大夫"。1999 年，克沃基恩因在电视节目中展示了他协助安乐死的过程而被判二级谋杀罪入狱，2007 年才被释放。目前，在美国的俄勒冈州、华盛顿州和蒙大拿州安乐死已经被合法化，但在美国大多数州安乐死依然是非法的。

日本是有条件地承认安乐死的国家之一，但在 1991 年，日本的一位医

---

① 〔加〕布施丰正：《自杀与文化》，马利联译，文化艺术出版社，1992。
② 孙也龙：《预约善终的法律机制——台湾地区"病人自主权利法"评析及启示》，《华中科技大学学报》（社会科学版）2017 年第 5 期。
③ 杨自根：《患者自主决定权与医生执业诊疗权的冲突分析——基于知情不同意的思考》，《中国卫生事业管理》2013 年第 6 期。
④ 〔美〕格雷戈里·E. 彭斯：《医学伦理学经典案例》（第四版），聂精保、胡林英译，湖南科学技术出版社，2010。
⑤ 韩昕：《美国的"死亡大夫"》，《世界知识》1993 年第 8 期。

生德永雅仁因遵从患者家属的意愿为一位晚期癌症患者实施安乐死而被判刑。德永雅仁被判刑的原因是实施安乐死是患者家属的意愿，而非患者本人的意愿，他因此被判故意杀人罪名成立，刑期两年。

虽然医助自杀在一些国家或地区获得了合法性，但在执行过程中也面临诸多困境。例如，医助自杀面临道德上的风险。患者自己死亡是可以接受的，但采用积极措施将患者直接杀死存在道德上的争议。有人认为，如果医助自杀被接受，就突破了人类基本的道德底线，可能导致可杀之人的范围扩展到有认知障碍的老人、发育不良的儿童等。[1]

当然，推行安乐死会导致一系列的负面效应，也可能使安乐死成为谋杀的借口，但通过有效的制度设计可以对其加以避免。日本横滨地方法院明确了"合法自愿安乐死"的四个必要条件：（1）痛苦难以忍受；（2）生命无法延续，死期临近；（3）没有缓解痛苦的有效手段；（4）患者本人有明确求死的愿望并留下充分的证据。四者缺一不可。[2]

> 从医几十年，见过了太多生死。当你看到一些无法治愈的患者躺在床上忍受痛苦的时候，作为医生，心里也是很难受的。有的患者到了最后瘦得皮包骨头；有的痛得半夜里叫个不停，打了止痛药也不管用；有的说不了话，意识也有点乱，见了人就伸出手来乱抓。有的患者主动要求死亡，但是，我是无能为力的。（D1，男，38 岁，医生，2017 年 5 月 30 日）

当癌症患者躺在床上，失去了治愈的希望，浑身插满了管子，大小便不能自理，其不仅承受着巨大的痛苦，还在慢慢失去生命的尊严。有些癌症患者为了维护自己的尊严、结束身体的痛苦，主动要求结束自己的生命。目前，我国尚无关于安乐死的立法。虽然不少晚期癌症患者提出想要"安乐死"，但目前其不具备现实可能性。

---

[1]　陈默：《关于医助自杀合法性的争论及其伦理分析》，《医学与哲学》（A）2014 年第 12 期。

[2]　李建军：《自杀：是"犯罪"还是"权利"？——自杀行为在西方法律史上的演变述评》，《云南大学学报》（法学版）2009 年第 1 期。

小结　他者叙事竞合与个体叙事被淹没

多元主体基于不同的知识、目的与价值观产生了不同的叙事，形成了叙事竞争的场域，也形成了外在于个体的结构性约束。首先，家庭为本的叙事对患者的知情权、医疗决策权和日常生活产生了细微、全面且深刻的影响。其次，医学叙事凭借其知识权力获得影响力，形成了关于疾病与死亡的标准化的叙事框架。但医学叙事排斥死亡与贬低死亡，且是"以治疗疾病为中心"和去生活化的，这对善终产生了一定影响。最后，社会叙事对患者是否应该继续接受治疗、是否可以安乐死产生了重大影响。家庭叙事、医学叙事、社会叙事作为在外部对晚期癌症患者施加影响的"他者"叙事，不仅彼此之间相互竞争，也相互渗透。

多元主体的叙事最终必然交汇于个体。由于身体机能下降以及社会的刻板印象，晚期癌症患者在叙事竞争的场域中处于弱势地位。在他者叙事的影响下，患者个体的叙事被淹没了。值得强调的是，晚期癌症患者在日常生活中亲身体验病痛并面对死亡，其善终叙事理应占据中心位置，他者叙事不应凌驾于患者本人的叙事之上。

第四章　叙事的文化语境：多元文化的
变迁与失调

死亡，是活着的人无法体验到的彼岸。在此岸，人们尽可能地想象、描述和言说，从而围绕死亡形成不同的叙事和文本。

第一节　历时性嬗变：善终相关的社会变迁与文化转型

一　从传统到现代：现代化进程中传统善终文化的断裂

在传统社会，宗教一度通过各种方式延伸至政治、社会领域，也延伸至私人生活领域，宗教对世界的理解影响着人们对世界的解释。西方文艺复兴之后，宗教支配一切的局面一去不复返，理性化、世俗化开始主导人们的生活。韦伯将这个过程称为世界的祛魅（Die Entzauberung der Welt），[①] 世界开始从神圣化走向世俗化、从神秘主义走向理性主义。[②] 死亡，作为宗教的核心议题之一，也逐渐在理性的冲击下褪去其神秘的外衣。死亡越来越多地被置于科学、理性的视野下进行考察，医学对于死亡的解释逐渐替代了神学的解释。

在传统文化中，关于死亡与善终有一套逻辑自洽的解释框架和理论体

---

① 〔德〕马克斯·韦伯：《新教伦理与资本主义精神》，于晓、陈维纲等译，生活·读书·新知三联书店，1987。

② 王泽应：《祛魅的意义与危机——马克斯·韦伯祛魅观及其影响探论》，《湖南社会科学》2009年第4期。

系，为不同阶层的人提供了追求善终的文化路径。儒家士大夫可以在"舍生取义"的理想中找到人生的价值，百姓可以在"来世"中寻找安慰。当科学、理性的解释剥去了笼罩在死亡之上的面纱，死亡也变得更加冰冷，人们无所依靠地面对死亡。就个体的死亡问题而言，现代人比古人或者传统社会的人感到更加孤独无依。① 当死亡失去其神秘性和神圣性，关于生命的归属和意义的问题需要寻找新的答案。

在当今时代，传统善终文化虽然出现了断层，但依然以各种方式在发挥作用。古今中西的叙事混杂，由于时空压缩而处于同一时空。与人类社会各个具体领域和具体方面的进步与发展相比，文化转型的速度较慢，但是对于人类社会和人类历史的影响最为深刻，它代表着人类社会和人类历史在较大时间尺度上的飞跃和革命。② 然而，文化转型过程中必然产生阵痛。当旧的善终文化已经被动摇或摧毁，新的善终文化尚未稳固，新旧文化在同一时空交织，古今中西的多元叙事交织混杂时，如何在多元的甚至相互冲突的文化中寻求解释和意义，形成自己的善终叙事，成为个体面临的巨大挑战。

二 西医的引入：科学化对善终的影响

（一）西医的引入

在与疾病的抗争中，世界各族人民积累了丰富的经验，在生存环境和文化观念的影响下形成了各具特色的医学形式和医学观念。虽然各民族的医学体系在哲学基础和理论旨趣上大相径庭，但它们大多经历了长期的考验，能够适应当地环境，贴近居民生活，具有一定的合理性，都是世界医学的组成部分。然而，在全球化背景下，西医随着西方的文化传播被带到全世界，对当地原有的医疗系统产生巨大冲击。

李约瑟提出，西医超越中医的时间点出现在 19 世纪下半叶。③ 西医之所以能取代中医的地位，主要是因为西医的治疗效果显著。随着西方科学技术的进步，生理学、病理学、病因学及治疗学出现理论突破，医疗器械

---

① 傅伟勋：《死亡的尊严与生命的尊严》，北京大学出版社，2006。
② 衣俊卿：《论文化转型的机制和途径》，《云南社会科学》2002 年第 5 期。
③ 潘吉星主编《李约瑟文集》，辽宁科学技术出版社，1986。

不断革新进步，西医无论是在理论研究上还是在临床技术上都超过了中医。19 世纪末到 20 世纪初，西方医学更是突飞猛进，在方法论上彻底完成了转变，原子论使西医学成为实验医学，临床疗效极大提升，技术优势不断凸显。

（二） 西医的引入对善终的影响

在关于身体和疾病的解释中，西医话语成为权威。西医采用的是典型的生物医学模式，与中医的整体论不同，西医更加倾向于将患者看作生物体，从生物功能角度探究其身体器官的病变，而不关心患者的情绪状态、社会关系等。在西医的影响下，患者的身体、疾病与其所处的社会文化环境分离开来。出生、疾病、死亡等在之前被认为是自然事件和社会事件，如今越来越成为医学事件。疾病被认为是身体的病变和异常状态，死亡被认为是生物的生命体征的消失，属于医学术语的生命质量、死亡质量等成为衡量善终的科学标准。

在西医占据主导地位的背景下，中医哲学及中医的医学话语在民间依然具有广泛的影响。在西医宣告治疗无望时，中医使患者不至于陷入彻底的绝望。中医哲学的整体论，将人置于天地自然中、置于人情伦理中，为对于善终问题的思考提供了有益启发。中医与西医拥有不同的话语体系，采用何种话语体系对于我们如何理解自己的身体与疾病、死亡与善终有着深远的影响。

三 从社会事件到商业事件：市场化带来的改变

（一） 传统的社会保障：善终的社会属性及其意涵

当罹患重大疾病时，个体的劳动能力和自理能力下降，有效的社会保障对于患者的生存至关重要。在传统社会，家庭和宗族在社会保障中发挥主要作用，患者的生活照料基本上是由家庭负担，患者的医疗费用也主要由家庭负责支付。除此之外，乡邻互助、国家救济、民间慈善起到了补充作用。

1. 以家庭与宗族为主的社会保障

家庭是构成社会的基本单元。在传统社会，以血缘关系为基础的家庭和宗族为个人提供了重要的社会保障。配偶之间、各代之间的相互保障是最重要的保障。配偶之间相互扶持，患难与共，当一方生病时，另一方可以提供支持和照顾。父母将子女养育成人，帮助子女结婚生子，子女成年后担负起赡养父母的责任，承担老人的医疗费用，照顾老人生活，为老人送终。兄弟姐妹之间也有相互帮助的责任，当父母故去后，"长兄为父"，兄长承担起照顾未成年弟、妹的责任。当兄弟中的一人年老无后时，其他兄弟也有照顾他的责任，甚至可以将自己的子女过继给兄弟，为兄弟养老送终。此外，宗族成员同样有相互扶持的责任。三服之内、五服之内甚至同姓之间都有义务在亲戚落难时提供帮助。在家族中，每个人都承担着一定的责任，享受着一定的福利。家庭、宗族内的相互保障能够顺利运行，一方面是因为道德伦理的要求，另一方面也是家族成员共同的理性选择的结果，因为如果没有家族的保障，个体难以依靠个人力量在传统社会生存下去。

在传统社会，当家中的老人生病时，治疗负担和照顾负担可以分散到子女身上，由于子女较多，老人可以获得较为充分的照料，而不至于给家庭带来太过沉重的照顾负担。老人在病榻上，子孙绕床，这为老人带来精神慰藉。不过，家庭保障并不总是有效的。当没有后代、子代夭折或子女不孝时，家庭提供的保障就会失效；当治疗与照顾的周期变长、负担增加，孝道的约束力将受到挑战。

2. 基于地缘的乡邻互助

乡邻互助在传统社会中发挥了重要作用。基于地缘关系，因生产、生活的需要，乡邻之间守望相助、互通有无。乡邻之间的互助以互惠互利为基本原则，以人情和关系为文化基础进行社会交换。① 乡邻之间通过"人情"来往，实现了劳动、物品、货币的互换，形成一种非正式的社会福利体系，保障了生产和生活的顺利进行。

在村民突发疾病时，邻近的村民可以快速高效地提供帮助。乡邻在请医送医、通知家属、筹钱筹物中可以发挥重要作用。不过，无论是在治疗费用还是生活照顾方面，乡邻都只能起到补充作用，不能替代家庭的作用。在丧葬事宜中，乡邻帮忙通知亲戚、抬棺、送葬、下葬，还通过送出吊丧

① 李全生：《农村中社会互助现象初探》，《山东农业大学学报》（社会科学版）2003 年第 2 期。

的帛金帮助置办后事的家庭渡过经济上的难关。

3. 国家救济的重要作用

在封建社会，国家也提供了一定的医疗保障服务。据记载，周朝就已经有医疗保障制度，"凡民之有疾病者，分而治之。死终，则各书其所以，而入于医师"①，这就是说，人民有疾病的，要根据情况进行治疗，患病死了的，要记载清楚因何而死，上报给医师。此后，政府开设医馆，救治贫困百姓，如南齐设"六疾馆"，北魏设"别坊"。唐宋时期，我国的医疗保障制度有了较大发展。概括来说，当时的医疗保障制度可以分为四类。其一，疾病预防。唐朝时政府就已经注重疾病的预防，"岁给药以防民疾"②。其二，官方开办药店。如宋代惠民局、和剂局、安济坊等是当时著名的药店和诊疗机构，这些机构低价甚至免费为患者看诊送药，以减轻民众看病的负担。其三，埋葬尸体。宋代战火连绵，对于因贫困而不能下葬的百姓，政府建设"漏泽园"，将他们葬于其中。这对预防瘟疫暴发起到了一定作用。其四，抗击瘟疫。古代卫生条件较差，一般来说，大灾之后必有大疫。在暴发瘟疫时，国家组织各种活动来对抗瘟疫，保护人民的生命安全。

传统社会中国家提供的医疗保障至今仍有启发性，对于完善现代医疗保障制度有重要的借鉴意义。然而，从整体上来说，传统社会中由国家建立的医疗保障制度保障水平不高，覆盖范围非常有限。

4. 作为补充的民间慈善

古代提倡积德行善，民间慈善非常活跃，在保障人们的基本生活中发挥补充作用。民间慈善对患者的救助大体分为三类。其一，医生和医馆的救济。古代医生强调医德，所谓"医者仁心"。古人所称的"神医"，不仅医术高明，往往还具备很高的医德。秉持悬壶济世的医德，医生和医馆以免除贫困百姓的诊金和药费的方式提供救济。清代著名医生徐大椿声誉极高，对没钱就诊的患者他不仅免费诊治，而且经常无偿送药，深受人们的敬重。③ 其二，士绅的救济。富贵人家会在饥荒、瘟疫时期向贫苦百姓提供粮食和药品。汉朝的赵典在家乡遭到饥荒时，"散家粮以振穷饿，所活万余

---

① 《周礼》，邓启铜、诸华注释，北京师范大学出版社，2019，第 45 页。
② 《新唐书》卷四八《百官志三》，中华书局，1975，第 1244 页。
③ 张飞天：《论我国古代医家之医德》，《医学教育》1986 年第 10 期。

人"①。其三，寺庙开展的各式慈善活动。如唐朝时官府与寺庙合作开设半官半民的"悲田养病坊"，其是对贫困者、孤独者、疾病者进行免费诊视、收容、救助的慈善机构。②

（二）殡葬仪式的社会意蕴

马林诺夫斯基认为，仪式不仅使个人精神得到完整，也使整个社会得到完整。③ 丧葬仪式对死者的亲属起到情感安慰的作用。当亲人去世后，亲属往往陷入悲伤，并对死亡感到恐惧。因此，每逢有人死去，关系密切的亲属、朋友会聚在一起，在感情上彼此安慰，克服对死亡的恐惧。我国丧礼中的"哭丧"鼓励亲人放声大哭，使失去亲人的悲伤情绪得以充分宣泄，有利于家属的身心健康。④ 通过程序复杂、耗时耗力的"通过仪式"，死者家属在具体的后事操办中逐渐接受死者的离去，为新的生活做好准备。

丧葬仪式还具有重要的社会意义。丧葬仪式的举行，使社会秩序得以维持，促进了社会整合与社会团结。涂尔干认为仪式可以增强个体对集体的归属感，促进社会团结、强化集体力量。⑤ 在儒家倡导的丧葬仪式中，对等级秩序和孝道观念非常重视。通过丧葬仪式，儒家的伦理道德得到灌输与宣传，社会秩序得到维护与延续。丧葬仪式表达了对死者的追思和纪念，也有助于群体精神的延续。通过丧葬仪式，后代可以追忆家族的共同祖先，强化家族内的血缘联系，保持家族传统和社会记忆，维持道德信仰，促进家族内的团结。⑥ 在当今时代，社会流动日益频繁，亲缘关系日益松散，亲戚间的互动减少，人际关系疏离。丧葬仪式成为人们重要的聚会场合，为亲属提供了互通信息、联络感情的机会。

死者的去世对原先的家庭结构和群体结构产生了一定的冲击。死者扮演的社会角色出现空位，影响了群体功能的正常发挥，甚至造成群体结构的崩塌和瓦解。通过丧葬仪式，群体得以重新调整群体结构，实现权力和

---

① 《后汉书》，张道勤校点，浙江古籍出版社，2002，第269页。
② 张志云：《唐代悲田养病坊初探》，《青海社会科学》2005年第2期。
③ 〔英〕布罗尼斯拉夫·马林诺夫斯基：《巫术科学宗教与神话》，李安宅译，上海社会科学院出版社，2016。
④ 王杰、叶雄、汪颖霞：《社会工作技术与人的改变：仪式治疗的理论梳理与实务探索》，《社会工作与管理》2021年第3期。
⑤ 〔法〕爱弥尔·涂尔干：《宗教生活的基本形式》，渠东、汲喆译，商务印书馆，2011。
⑥ 杨庆堃：《中国社会中的宗教》，范丽珠译，四川人民出版社，2016。

财产的交接，建立新的群体结构，促进社会秩序的形成。据《民事习惯调查报告录》记载，晚清至民国初年的山东东阿县，父母死了之后长子要"摔漏盆"，摔了之后就可以合法地继承父辈的财产。如果没有子嗣，可以由侄子、外甥等亲戚代摔，代摔之人也可以获得财产继承权。[①]丧葬仪式作为公共事务，带有表演的特征，因而也吸收了中国人的"面子"观念。"面子"观念使得丧葬仪式中铺张浪费现象严重，且体现了村庄社会阶层的划分。[②] 大操大办的丧葬仪式成为体现家庭财力的重要方式和家庭有"面子"的象征。

（三）市场化对善终的影响

从改革开放至今的 40 多年里，我国经历了广泛而深刻的市场化转型。一方面，市场化加快了生产要素的流通速度，促进了经济发展；另一方面，市场化的影响也延伸到经济领域之外，对人们的社会生活产生了潜移默化的影响。

首先，市场化加速了传统社会保障的衰落。在市场化的影响下，社会流动的速度加快，大量农民进城务工，产生了留守儿童、留守老人、留守妇女等问题。家庭作为最重要的社会保障，在市场化的影响下作用被削弱。其一，由于频繁的社会流动，家庭成员生活空间之间的距离增大。当留守于家中的老人、妇女、儿童生病时，进城务工人员不能及时返乡给予照顾，而进城务工人员生病时同样缺乏家庭的照顾。其二，由于进城务工人员的工作、生活场所与乡村分离，乡村中原有的伦理约束力降低了。当农民在乡村生活时，必须按照乡村中公认的伦理道德行事，否则就会受到乡邻的谴责，难以在乡村立足。当进城务工人员长期离开乡村时，这种约束力下降。孝道是传统乡村非常重视的伦理道德，子女如果不孝，将会受到乡邻的道德谴责。然而对于进城务工人员来说，这种谴责似乎并不会影响其工作和生活。

家庭的社会保障功能被削弱，宗族、乡邻提供的社会保障也发生了变

---

① 前南京国民政府司法行政部编《民事习惯调查报告录》，胡旭晟、夏新华、李交发点校，中国政法大学出版社，2000。

② 肖娟：《农村丧葬中的面子意识——以湖南某农村的一次丧葬为例》，《高等教育与学术研究》2009 年第 5 期。

化。一方面，随着社会流动的加快和空间距离的增大，家族内部互动减少，乡邻亦失去了其互助基础。另一方面，在进城务工的过程中，宗族、乡邻又发挥着新的作用，进城务工的工作多是由亲戚或者乡邻介绍的，务工者在外务工时也经常与亲戚或乡邻共同工作、相互照应，原来在乡村中起作用的血缘关系和地缘关系，越来越多地转化为业缘关系。

邻里之间的互助关系实际上也可以被看作一种交换关系。在乡邻关系中，人们以帮助换取受助。由于交换往往是延时的，而且相互之间很难换算，为了使交换有序进行，人们以道德、伦理进行约束，保证交换的顺利进行。而市场将所有的东西都换算成货币，货币交换计算清楚、即时有效，使得交换更加快速、便捷。由此，以人情为中介的互助行为被削弱了。

其次，市场化改变了丧葬仪式。市场化在一定程度上削弱了丧葬仪式的社会意蕴。对于丧葬仪式，很多家属并没有过多准备，认为只要打个电话，殡仪馆都会安排和解决。以往的丧葬仪式之所以要大操大办，是因为要向当地居民传达死者去世的消息，这折射了丧葬仪式的社会属性。随着熟人社会向陌生人社会转变，这种消息传达变得不再必要，丧葬仪式从社会事件转变为家庭事件和商业事件。

第二节 共时性抵牾：善终相关的多元文化冲突

文化是被人建构的，因而文化不仅会随时代变迁，而且经常包含着矛盾与冲突。即使在同一种文化与同一个世界内，人们所追求的目标、生活的最终目的也是多种多样的。[①] 每个时代都有相互冲突的故事，每件事情都有不同的解释版本。在社会变迁与文化转型的过程中，这种矛盾和冲突日益凸显。

一 癌症认知的差异："恶疾"或者自然疾病

（一）"恶疾"的社会建构与癌症污名

"恶疾"是人们根据病状表现结合个体主观感受赋予某些疾病的名称和

---

① 〔英〕以赛亚·伯林：《自由论》，胡传胜译，译林出版社，2003。

划分出的一种疾病类型，① 具有明显的社会建构性。古人认为，"恶疾，谓暗、聋、盲、疠、秃、跛、伛、不逮人伦之属也"②。有学者总结出恶疾的五个特点：其一，隐匿性，早期难以发现；其二，复杂性，病情较为复杂；其三，长期性，病程旷日持久；其四，欺骗性，在早期常被误认为是其他疾病；其五，凶险性，常常难以治愈，危及人的生命。这些学者认为"恶疾"包括各种癌症及不治之症等。③

"癌"最早出自宋代《卫济宝书》，症状是肿块凹凸不平，边缘不齐，坚硬难移，状如岩石，故名癌（"癌"通"岩"，为岩石之意）。④ 英文中表示癌症的单词 cancer 原意为螃蟹，这一比喻形象地展现出某些癌症病灶的状态。将癌症比喻为岩石，突出了癌症的"坚不可摧"；将癌症比喻为螃蟹，突出了癌肿的"张牙舞爪"的状态。这种比喻在一定程度上塑造了对于癌症的负面印象，将癌症拉向了"恶疾"的范畴。

癌症不是一种疾病，而是多种疾病的总称。既然可以得到一个总称，不同的癌症之间应该存在一定的共性。癌症是恶性肿瘤，其医学上的共性是细胞不受控制的异常增殖。在一般人的印象中，癌症的共性恐怕在于都是"不治之症"。对于癌症的刻板印象可以归结为以下三点。其一，癌症是无法治愈的。实际上，随着医疗技术的进步，一部分癌症是可以治疗和预防的，但"谈癌色变"的现象一直存在。其二，癌症以及癌症的治疗是痛苦的。癌症通常与化疗等联系在一起，往往让人联想到痛苦的治疗过程。其三，癌症治疗需要巨额的费用。正是以上刻板印象的存在，导致一旦得了癌症，患者将面临巨大的心理压力。"不是病死的，而是吓死的"，描述了癌症患者面临的心理压力。其中的"吓"，指向的不只是对死亡和疼痛的恐惧，还有对治疗及治疗带来的经济负担的恐惧。苏珊·桑塔格（Susan Sontag）曾指出，围绕癌症等特定"恶疾"所滋生的一系列社会想象不仅使患者的痛苦增加，还成为阻止患者选择正确疗法的重要因素。⑤

---

① 王洪车：《儒学与传染病隔离的互动发展》，《甘肃理论学刊》2013 年第 2 期。

② （清）王聘珍：《大戴礼记解诂》，王文锦点校，中华书局，1983，第 258 页。

③ 姚杰良、黎忠民：《小议久病有恶疾》，《中国民族民间医药》2013 年第 18 期。

④ （宋）东轩居士：《卫济宝书》，人民卫生出版社，1956 年影印本。

⑤ 〔美〕苏珊·桑塔格：《疾病的隐喻》，程巍译，上海译文出版社，2020。

那是十年前了，突然发病送到医院，我想看看是什么病，如果是小病，就治一治，如果是癌症，我就不治了，反正也治不好。后来一看，果然是癌症。我就说不治了。医生说，癌症也是可以治得好的，我就跟他说，你不要骗我了，癌症我是知道的，癌症怎么可能治得好。后来医生把我的胃切了一半下来。我就只剩下半个胃了。半个胃这样，我又活了十年，我没想到自己还可以活这么久，这才发现，原来癌症也不是治不好的呀。（P42，女，75岁，胃癌，2017年10月19日）

"stigma"一词源于希腊语，原意为烙印，古希腊时期奴隶或叛徒身上被烙上印记，以标明身份。社会学家戈夫曼将stigma概念化，中文一般将其翻译为"污名"，医学研究中常将其翻译为"病耻感"，指的是让个体异于常人的"不名誉"的特征，这些特征毁坏了主体身份，把完整意义上的人降为不完整意义上的人。① 污名化可以分成很多类别，但概括来说主要有两种：外在的污名化与内在的污名化。② 外在的污名化是公众对于特殊群体形成负面的刻板印象，内在的污名化则是特殊群体感受到外界对自身的污名化之后，将外在污名化与自身身份认同融合的内化过程。

美国民俗学家舒曼曾经说道："在美国，1980年代以前，人们是不讨论癌症的，身患癌症是一个秘密。你甚至都不能说'癌症'这两个字，如果你说'癌症'这两个字，你必须很小声地说，因为它被污名化处理了，这个词语被认为是恶的，是带有诅咒性质的，是容易让人恐惧的。"③ 一位67岁的受访患者认为：

不知道我上辈子犯了什么错，这辈子才会这么惩罚我……我怕人家也会说，这个老太婆肯定是做了什么坏事，才会得这么坏的病……（P33，女，67岁，胆囊癌，2017年8月23日）

---

① 〔美〕欧文·戈夫曼：《污名——受损身份管理札记》，宋立宏译，商务印书馆，2009。

② 杨生勇、杨洪芹：《"污名"和"去污"：农村艾滋孤儿受损身份的生成和消解——基于J镇艾滋孤儿社会化过程的历史性考察》，《中国青年研究》2013年第7期。

③ 〔美〕艾米·舒曼、李向振、赵洪娟：《"污名化"与残疾人及残疾人叙事研究——美国民俗学家艾米·舒曼教授访谈录》，《民俗研究》2016年第1期。

如今，对癌症患者公然表达歧视的情况并不多见，但晚期癌症患者内在的污名化较为严重。癌症患者的内在的污名化主要表现在如下方面。其一，癌症患者由于病情恶化或化疗等的影响，外表和精神状态不佳，担心受到他人歧视，或担心引起他人不愉悦的情绪。其二，有的人信奉善恶有报，当罹患癌症时，有的患者会据此做出解释，认为患癌是自己的某种"报应"。有的老年人还会担心因此招致不好的社会评价。上述案例中的患者认为善有善报、恶有恶报，将患癌归因于自己做了坏事。

（二）癌症污名的转变

从 2006 年起，世界卫生组织等国际权威机构把原来被认为是不治之症的癌症重新定义为可以治疗、控制，甚至可以治愈的慢性病。中国医学科学院肿瘤医院资深肿瘤内科专家孙燕院士曾指出，未来会有越来越多的癌症患者，癌症也许会变成像糖尿病一样的慢性病。[①] 只要加强预防，及早发现，及早治疗，癌症并没有那么可怕。癌症是世界上继心血管疾病之后的第二大杀手，但又是预防效果最好的慢性非传染病之一。癌症并不一定导致死亡，很多癌症是可以预防和治愈的。通过减少烟草使用，改善膳食，增加体力劳动，降低酒精摄入量，消除工作场所中的致癌物以及接种乙肝疫苗，可以避免40%的癌症死亡。[②] 世界卫生组织专家理查德·莱萨德博士表示，虽然目前全球癌症防治形势相当严峻，但如果及时发现和治疗，至少 1/3 的癌症可以治愈，1/3 的患者可以带癌生存、减少痛苦，1/3 的癌症患者可以延长生命。[③] 从客观数据来看，癌症并没有人们想象的那么可怕，"不治之症"的说法未免言过其实。肺癌、胃癌等癌症发病率较高，死亡率也较高，不过这类癌症与生存环境和生活习惯有关，如果注意改善生存环境和生活习惯，就可以有效地降低癌症的发病率与死亡率。此外，癌症的发病率与死亡率随着年龄的增长而上升，老年人患癌症的比例更高。如果将癌症看作慢性病或者老年病，人们就可以更加理性地看待癌症，癌症也就不再那么可怕。

---

① 康静波：《癌症是一种可控可治的慢性病》，《慢性病学杂志》2015 年第 4 期。
② 中国疾病预防控制中心慢性非传染性疾病预防控制中心编译《世界卫生组织抗击癌症：预防、治疗和康护策略》，人民卫生出版社，2011。
③ 陈朝钢：《浅论癌症是可治愈和预防的》，第二届中华名中医论坛暨中西医优势互补治疗肿瘤学术会议论文，福建福州，2011 年 9 月。

相关研究指出，在美国，关于是否应该告诉病人他得了癌症的看法在 1961~1979 年发生了较大的变化。在 1961 年之前，美国人将癌症看作死亡、恐怖、苦难、诅咒和耻辱，癌症是文化上的忌讳，是不能谈论的话题。大多数医生不把癌症诊断告诉患者，认为这样可以保护患者免受巨大的心理压力，是一种善意的欺骗。到了 1979 年，大部分医生会告诉患者病情。主要的原因有：其一，告知患者病情的负面影响之前被夸大了；其二，人们发现不愿意告知患者病情的根源在于医生对于癌症的负面看法，医生害怕将坏消息告诉患者会损害医生"父母般的形象"；其三，由于相关技术的进步，以及美国政界、娱乐界名人公开讨论自己的癌症，美国社会对癌症的恐惧减轻了；其四，美国的"死亡和垂危"运动对癌症进行了公开的讨论；其五，"病人的权利"受到重视；其六，关于癌症的研究数量大幅增长，在研究中的知情同意原则促进了医生告知患者病情。① 由此可见，从最初对癌症的恐惧和忌讳，到后来对癌症的接受和公开谈论，美国社会对癌症的认识和态度发生了转变。

在我国的文化语境中，癌症依然是令人闻之色变的疾病，关于癌症的认识尚未发生根本的转变。相关研究指出，居民之所以"谈癌色变"，主要是因为认为癌症是"绝症"，一旦被诊断为癌症，就意味着接近死亡。② 很多癌症患者希望了解真实病情，但一般无法获得真实的信息。优先将病情告知患者家属几乎是必须做的，如果医生跳过家属直接将病情告诉患者，可能会被认为是"不通情理""自作主张"。大多数医生尽管认为理论上应该告知患者病情，但在实践中往往说着"善意的谎言"，与家属一起向患者隐瞒病情，这反映了社会文化强大的影响力。

二 生命价值的追问：功利主义还是人本主义

生命的价值是什么，是人类永恒的诘问。评估生命价值常见的两种方法为人力资本法和支付意愿法。③ 人力资本法以一个人未来的生产能力来计

---

① Harold Y. Vanderpool：《应不应该告诉病人他得了癌症——来自美国医学界的最新报告》，周惠民译，《医学与哲学》1997 年第 12 期。

② 王紫怡、严楠、刘莉、王仲：《直面癌症——不同角色的叙事思维》，《中国医学人文》2022 年第 2 期。

③ 梅强、陆玉梅：《人的生命价值评估方法述评》，《中国安全科学学报》2007 年第 3 期。

量生命价值，支付意愿法以一个人为降低死亡风险而愿意支付的金额计算生命价值。保险学家侯百纳认为，人的生命价值是指用个人未来实际收入或个人服务减去自我维持成本得到的未来净收入的资本化价值。[①] 威廉·配第提出了人的经济价值思想，计算出当时英国人口的平均货币价值为 80 英镑。[②] 生命价值的人力资本理论强调人创造经济价值的能力，将个人的伤残或者死亡看作家庭、企业、国家在经济增长方面的损失，反映了集体主义的价值观。

我们可以将以上理论总结为生命价值的功利主义。在功利主义的算计下，人的生命价值在于其对外部世界的价值，生命的价值可以换算为其他价值，并且可以被量化和比较。不过，功利主义并非单纯计算经济收益，也涉及对情感价值、社会价值等相关价值的考量。个体在亲情、友情、爱情等亲密关系中具有的情感价值也是生命价值的重要方面。在一个案例中，当一位老年患者生病时，女儿倾尽全力救治。老人明显已经失去了创造经济收益的能力，女儿的全力救治是出于感情上的需要，是一种情感表达。正如女儿所说："她走了，我就没有妈妈了，这个家就散了。"母亲的存在，具有情感价值和维持家庭结构的价值，在社会关系、情感生活中具有重要意义。除此之外，个体生命还具有其他方面的社会价值。例如，传统社会的"家有一老，如有一宝"，实际上强调了老年人经验传递方面的价值。有些人虽然不创造什么具体的价值，但扮演着某种角色，发挥着作为某种符号的功能。然而，无论是经济价值，还是情感价值和社会价值，其中都带有理性的判断。在这种认知里，其他价值成为生命价值的前提。

李本森指出，不同语境下生命价值含义不同，可以划分为"抽象的生命价值"和"具体的生命价值"。[③] 抽象的生命价值认为生命是无价和不可计量的，具体的生命价值则是可以被货币化计算的。前者体现出对生命的尊重，后者的计算往往是基于生命赔偿等现实考虑，以保护生命和促进安全为目的。然而，在现代社会，具体的生命价值开始逐渐侵蚀抽象的生命价值，这对社会大众的生命观念产生了影响。

---

① 〔美〕S. S. 侯百纳：《人寿保险经济学》，孟朝霞、王翠芳等译，中国金融出版社，1997。
② 参见程启智《人的生命价值理论比较研究》，《中南财经政法大学学报》2005 年第 6 期。
③ 李本森：《生命价值的法律与经济分析——中国生命赔偿法律的改革路径》，《中国社会科学》2011 年第 6 期。

受到功利主义的影响，临终者的生命价值受到质疑。癌症患者因不能创造价值而被认为是无价值的，这种价值观也内化到晚期癌症患者的自我认知中。从功利主义的角度看待生命，将人的生命价值货币化和功利化，实际上是生命价值的异化。

与此相对的一种取向可以被称为生命价值的人本主义，其认为无论在何种情况下，生命都具有其独特价值，不因任何条件而改变。生命价值具有终极性，每个生命都是世界上独一无二的存在，与财产、利益等有着本质的区别。生命的权利至高无上，在任何情况下，都不应该由于经济、政治等其他方面的考量而牺牲他人的生命。人是自己生命的主人，具有自我决定的权利，不应该受到其他人的干涉。

在患癌之后，有的患者想要结束自己的生命。如果晚期癌症患者本人由于担心拖累家人而想结束自己的生命，患者貌似是自愿的，但实际上是受到了功利主义价值观的影响。在这种情况下，我们应该帮助患者缓解现实压力。如果癌症患者因为疼痛想结束自己的生命，我们应该思考如何减轻患者的疼痛，让患者更舒适更有尊严地生活下去。

三　对待死亡的态度：拒斥死亡还是接受死亡

（一）死亡恐惧与拒斥死亡

由于语言的存在，我们可以通过想象描绘我们未曾经历过的事情。然而，由于我们能够描述和想象未来，人类也受到恐惧的折磨，这些恐惧可能是对于尚未发生事情的恐惧、对于无形之物的恐惧、对于死亡的恐惧。死亡恐惧是人类共同的本能。出于对死亡的恐惧，不同文化发展出不同的死亡禁忌。对于死亡，人们"不敢直呼其名，唯恐闻风而至"，于是发明了各种代替死亡的委婉用词。[①] 我国文化中关于死亡有许多种说法，它们被用来代替"死"在社会生活中的使用。古代君王之死称"驾崩"，诸侯之死称"薨"，大夫之死为"卒"，一般官员之死为"不禄"，只有庶人之死才被称为"死"。[②] 现代对死亡书面化的表达有"仙逝""安息""归

---

① 袁秀凤：《人向着死亡的存在与语言——委婉禁忌语的最根本心理机制初探》，《外国语言文学》2006 年第 3 期。
② 《礼记》，王学典编译，蓝天出版社，2007，第 32 页。

西"，日常交流中有"走了""去世""不在了""到那边去了"，各种说法不胜枚举。各地风土人情不同，关于死亡也有很多本土化的叫法。比如上海人称死亡为"要到铁板新村去了"，北京人则说"要到八宝山报到了"。鲍延毅编著的《死雅》①收录了关于"死亡"的表达，总数竟达万余条。

在日常生活中，与死亡有关的词语或事物也有各种约定俗成的使用忌讳。农村小孩子玩闹时将白布绑到头上，免不了要挨一顿打。小商贩由于大意收到了冥币，怕是要直呼倒霉并破口大骂了。在过年、过节、结婚等喜庆的日子里，不能提到"死"字，否则就是犯了忌讳。安徽农村在过年时为了防止小孩子不听话说到"死"字，提前用煮熟的鸡蛋剥了皮在小孩嘴唇上涂抹。这种习俗的含义是：鸡蛋抹过的嘴，说了"死"字也不算的。

与之相比，另一种情况则恰好相反："高兴死了""撑死了"等用法在生活中很常见，其中的"死"为"很、极"之意，并非实指死亡。由此呈现出关于"死"字用法的吊诡之处：表达真实死亡之意的时候，我们极力避免"死"字的出现，与此同时，我们又在另一种非死亡的意义上使用"死"字。其中的区别在于与死亡距离的远近，在距离死亡较远的地方，人们尽可以无所顾忌地谈论死亡；而死亡近在咫尺时，关于死亡的词语都消失不见了。

在日常生活中，我们可能遇到过类似下面这样的对话。

A："您的父亲呢？"

B："他已经去世了。"

A："啊……非常不好意思，我不知道……"

谈话暂停，双方陷入沉默，与此同时，气氛变得尴尬。对话中，A之所以道歉，变得局促，是因为他意识到自己无意中触犯了死亡禁忌。

临终病房也可能是关于死亡的词语出现得最少的地方之一。除了晚期癌症患者本人，医护人员和家属都有意识地屏蔽了与死亡有关的一切词语。当晚期癌症患者谈论起死亡时，家属立刻制止，并安慰患者很快会好起来，似乎这样的言语真的能够将死亡从晚期癌症患者的身上驱走。

---

① 鲍延毅编著《死雅》，中国大百科全书出版社，2007。

（二）意识觉醒：死亡与善终重回大众视野

"死生亦大矣"，死亡与善终是我们不得不面对的重要问题。然而，在很长的一段时间内，人们很少在公共领域中谈论死亡，也忽视了善终。不过，令人欣慰的是，近年来死亡与善终的议题逐渐回归到人们的视野之中。随着人口老龄化加剧以及癌症患者的增多，死亡与善终的问题日益受到人们的关注。

关于临终与善终的故事在新媒体时代获得了大量转发和评论。如《关于死亡，这可能是一篇颠覆你认知的文章》①，发表于"瞭望智库"的微信订阅号，内容中有巴金、陈毅以及其他临终患者的故事，通过案例强调了死亡的尊严。文章阅读量突破10万次，获得"点赞"5000次以上，很多读者发表了关于死亡的评论。类似的文章与讨论增进了大众对于死亡的关注和思考，也反映出人们对于善终的需求。当基本的生理需求、安全需求等被满足了之后，更高层次的需求就会出现。对于尊严死、生命质量、善终的需求，是社会进步的体现，也是现代文明的表征。

第三节　选择性困境：患者叙事建构中的价值冲突

一　创造与形塑：个体叙事与社会文化的互构

（一）个体叙事对社会文化的建构

马克斯·韦伯曾指出，人是悬挂在由他自己编织的意义之网上的动物。② 格尔茨（Clifford Geertz）认为，这个"意义之网"就是文化。格尔茨强调文化的公共性，认为文化并非源于个人心智或心灵深处的东西，文化不存在于个人之内，而是存在于个人之间。③ 文化并不是从人的头脑中独立地生长出来的，而是在人与人之间的互动中形成的。人与人之间的互动是通过叙事实现的，可以说，是人通过叙事建构了文化。

---

① 《关于死亡，这可能是一篇颠覆你认知的文章》，"瞭望智库"微信公众号，http://mp.weixin.qq.com/s/KNoc_PsYqKPm3P9FjJm9PQ，最后访问日期：2024年4月23日。
② 〔德〕马克斯·韦伯：《新教伦理与资本主义精神》，于晓、陈维纲等译，生活·读书·新知三联书店，1987。
③ 〔美〕克利福德·格尔茨：《文化的解释》，韩莉译，译林出版社，2014。

每个人在面对疾病与死亡的时候都会产生个人的理解，无数个人叙事的历史沉淀形成了善终文化。在社会变迁中，人的理念在不断发生变化，善终文化也随之发生改变。近些年来，癌症患者的增多以及医疗费用的增加成为新的问题，对原有的善终文化形成了巨大的挑战。晚期癌症患者面临的困境虽然是个体性的，但也存在一定的共性。通过无数个体的反复讲述，晚期癌症患者的善终困境从个人问题转变为社会问题和公共议题，患者的私人故事则转化为社会文化中的公共故事。晚期癌症患者的善终困境具有典型性，能使人对生死有更多的思考。

（二）社会文化对个体叙事的渗透

社会文化一旦形成就具有了相对的独立性，它以叙事的形式被保存起来，形成个人叙事的文化背景，并潜移默化地对个人叙事产生影响。在文化与个体之间起到连接作用的正是叙事，个体以叙事的方式创造了文化，文化以叙事的形式影响个体。美国教育心理学家杰罗姆·布鲁纳（Jerome Bruner）认为，叙事是个体意义与公共意义双向转化的渠道。[1] 一方面，文化意义是个体意义建构的历史沉淀，个体意义的外化、合法化、制度化形成了文化；另一方面，个体意义的建构又在文化提供的框架下进行，文化中的库存故事内化为个体的叙事框架，成为个体叙事的基础。

晚期癌症患者关于善终的叙事，必然受到社会文化的影响。社会文化中存在既定的脚本，患者通过持续的社会化习得了这些脚本，结合自身的经历与理解，形成了各具特色的善终叙事。个体的善终观念是在社会文化影响下形成的，不仅如此，晚期癌症患者的身体叙事、心理叙事、社会关系叙事与灵性叙事，无一不受到文化的影响。社会文化既依存于个体，又不断以各种方式渗透至个人的观念中。个体社会化的过程，就是不断被文化影响和形塑的过程；个体生活的过程，就是不断被文化影响并创造文化的过程。社会文化对个人叙事有塑造作用，人也会主动适应文化。个体具有主观能动性，可以选择相信或者拒斥某种叙事，在文化中采编素材，编织关于自身的叙事。

在当今时代，传统叙事受到现代叙事的冲击。然而，传统叙事并未完

---

[1]　〔美〕杰罗姆·布鲁纳：《有意义的行为》，魏志敏译，吉林人民出版社，2008。

全消失，而是与现代叙事处于同一时空。我们所处的是一个传统与现代交织的世界，现代化的制度安排和生活方式不断变化，一些传统观念也在以不同的方式发挥作用，中西文化价值观念也在碰撞与融合，为个体的善终叙事提供了更多选择，也在某些情况下引发了善终叙事的困境。

二　失调与冲突：社会文化对个体叙事的约束

（一）善终叙事协调状态的打破

在早期基督教医学中，医学作为学问的一个分支，和所有其他非宗教学问一样，被认为是低于和从属于神学的，[①] 宗教与医学合一，形成宗教医学。宗教医学不仅医治患者的身体，还关注患者的灵魂。当时神职人员扮演着医生的角色，使用圣水、十字架等物品以及祈祷和各项仪式为患者治疗疾病。虽然当时的医疗技术并不高，但由于患者一般笃信基督教，在神父的陪伴和祈祷中，患者能够减轻痛苦，减少对死亡的恐惧。

魏晋南北朝时期，不少僧人学习医道，成为僧医。除了中医常用的针灸等治疗技术外，僧医还使用具有宗教色彩的"神水""咒禁"等治疗方式。用"神水""咒禁"等治病虽然有一定的迷信色彩，但对安抚病人心理起到了一定的作用。[②] 在病人无法救治时，僧医会念经超度。当时的人认为，宗教与医疗的结合能让临终病人更为安详地离世。

需要强调的是，医疗技术不是影响晚期癌症患者能否善终的唯一因素，晚期癌症患者能否善终，关键在于患者所处的社会中医疗技术与社会支持、文化观念是否协调。

在传统社会，医疗技术与社会支持、文化观念经过了长期的互动，彼此相互适应。在医疗技术较为落后的条件下，晚期癌症患者生存期较短，医疗费用与照护的负担不会特别沉重。以传统家庭伦理和孝道观念为支撑，患者的照护得以实现。通过香火延续或"三立三不朽"，患者的生命价值得以彰显。虽然在这种条件下患者并不一定能够善终，但总体上关于善终的叙事较为协调，处于较为和谐自洽的状态。即使医疗技术水平不高，患者依然有善终的可能。

---

① 〔美〕洛伊斯·N. 玛格纳：《医学史》，刘学礼主译，上海人民出版社，2009。

② 付爽：《魏晋南北朝隋唐时期佛教医僧研究概述》，《亚太传统医药》2015 年第 24 期。

现在，医疗技术水平快速提升，使晚期癌症患者的生存期得以延长。有的癌症患者可能长期卧床或需要长期治疗，给社会支持带来了新的挑战。高昂的医疗费超出一些家庭的承受能力，社会流动的加速让一些患者的子女更难在患者身边提供照顾。传统文化中关于人生意义的观念受到冲击，患者在临终阶段回顾人生、自我评价时需要进行更主动的思索。

（二）个体叙事与社会文化的冲突

在传统社会，个体依附于社会，个体的思想与社会保持高度一致，个体的一言一行都要符合社会整体的要求，个人没有价值选择的自由，[①] 在这种情况下价值冲突发生的机会较少。义利冲突、忠孝难两全等是传统社会常见的价值冲突，[②] 不过，即使存在价值冲突，文化中也有相应的存量资源帮助患者化解价值冲突，如舍生取义、大义灭亲等就为价值冲突提供了解决方案。在现代化的冲击下，原有的社会价值体系或道德体系发生动摇，社会异质性增强，价值日益多元化，个体叙事与社会文化的一致状态被打破，导致价值冲突。

个体叙事与社会文化的生成逻辑和特征存在较大差异。个体基于现实情况，结合自身的经历、感受和知识形成个体叙事。个体叙事不仅非常多样，还可以对不同的情境做出反应，非常灵活多变。与个体叙事不同，社会文化更为稳定，变化的速度较为缓慢。当个体叙事基于现实发生剧烈变动时，社会文化难以及时做出反应，个体叙事与社会文化之间就会产生冲突。

例如，如果医护人员主动建议患者接受临终关怀，患者或患者家属可能会觉得这代表着医护人员的推诿、冒犯或不负责任；当患者本人提出想接受临终关怀时，患者家属可能会觉得这是患者在"说傻话"而拒绝患者的要求；当患者家属提出让患者接受临终关怀时，公众可能认为家属太过冷漠和无情，患者本人也可能产生被抛弃的负面感受。

当谈论死亡本就是一种禁忌时，医护人员、患者、家属之间的沟通更加隐晦，在对彼此的猜测、隐瞒、试探中，发生误解甚至矛盾的概率会较大。

---

① 陈章龙：《论社会转型时期的价值冲突》，《南京师大学报》（社会科学版）2004 年第 5 期。
② 江畅：《论价值冲突》，《人文杂志》1994 年第 2 期。

由此可知，文化的转型是缓慢的，但文化转型的载体就是具体的人，当具体的个体叙事已经发生转变时，社会文化如果还未能跟上步伐，就会成为个体叙事发展的阻碍。

三　外显与内化：文化冲突与价值冲突

（一）个体自主的价值选择

随着社会的发展，个人权利越来越受到重视。一方面，个体从传统中脱离出来，摆脱旧文化的束缚，获得了更多的叙事自由；另一方面，个体从承受者转换为责任者，独立地在生活政治中实现自我身份重构。① 这两个过程必须结合起来，其中的关键在于文化抉择。② 在传统社会，个体除了遵从传统外无须选择，也没有其他选择，个体因置身于集体中而感觉到安全。在现代社会，个体必须独立做出选择，同时也必须为自己的选择承担后果。在多元价值中，没有任何人有权利代替他人做出选择，剥夺其自我选择的权利。英国哲学家以赛亚·伯林认为，人的荣耀与尊严就在于人是自主选择的，而不是被选择的，人能够做自己的主人，尽管有时候这种自主选择会让人充满恐惧或是倍感孤独。③ 他认为选择是人之所以为人的本质，如果失去选择的能力，也就失去了作为人的尊严。

个体必须在多元价值中进行选择，编织自身的叙事，形成自我认同和自我评价。随着对个体权利的强调，晚期癌症患者在兼顾家庭利益之外，对于自身的福祉有了更多的考虑，开始从自身的角度思考善终问题，思考生命的价值和死亡的尊严。旧的善终文化已经动摇，晚期癌症患者获得了更多叙事自由。对于晚期癌症患者来说，如何发挥个体的主观能动性，在多元善终文化中进行采编，形成自己的善终叙事，是其面临的重要挑战。

（二）主体性危机与外部冲突的内部化

晚期癌症患者的价值冲突有两方面的表现。一方面，关于生死抉择的

① 王斌：《个体化社会的困局、整合与本土启示——对齐格蒙特·鲍曼个体化理论的再评判》，《学习与实践》2014 年第 6 期。

② 宣朝庆、陈强：《个体化时代的文化抉择和社会治理——以孔子为中心的分析》，《南开学报》（哲学社会科学版）2015 年第 5 期。

③ 〔英〕以赛亚·伯林著，〔英〕亨利·哈代编《扭曲的人性之材》，岳秀坤译，译林出版社，2021。

价值冲突。出于人类的求生本能，患者想继续活下去；出于对拖累家人的内疚，患者又想结束自己的生命。无论选择"生"还是"死"，都可以找到大量论据和叙事来支持这种选择，因此，很多晚期癌症患者对死亡的态度具有多变性和反复性。另一方面，关于医疗决策的价值冲突。医疗决策是非常具体而又十分复杂的过程，患者不仅要考量身体承受能力、预期治疗效果、治疗副作用及相关风险，还要考虑家庭经济负担、社会支持等多重因素。其中不仅有成本与收益方面的考量，也有道德和责任方面的考虑。生死抉择与医疗决策背后隐藏着复杂的价值抉择，往往让患者无所适从。

面对多元善终价值，需要个人发挥其主体性。然而，在叙事竞争的场域中，家庭叙事、医学叙事、社会叙事等遮蔽了个体叙事，晚期癌症患者的声音被"习惯性忽略"，本应处于中心的患者叙事处于边缘位置。晚期癌症患者的主体性危机导致其处理多重复杂信息的能力降低，难以对多元善终文化进行处理和采编。由于缺乏在多元善终文化中进行采编的能力和勇气，晚期癌症患者的善终叙事经常被其他主体的叙事左右。多样化的选择让个体面临更多的焦虑，也让个体产生了更多的不安全感。为了避免不安全感的产生，个体或许会放弃做出选择。正如弗洛姆所说的，古代社会安全而不自由，现代社会自由而不安全。为了寻求安全感，个体形成了"逃避自由"的心理需求。[①] 在对自由的逃避中，个体放弃了叙事的自由。患者身处于多元叙事的河流中，却失去了掌舵的能力。由此导致的后果是，多元善终文化的外部冲突，有可能转化为患者内心的价值冲突。

小结 社会文化与个体叙事的互构

在社会变迁与文化转型的过程中，现代化、全球化、市场化对传统文化形成了巨大的冲击，社会文化与社会心理发生了变迁，从传统向现代转变是这一变迁的基本趋势。由于文化与价值变迁的缓慢性，在一定时期内，兼有传统取向和现代取向是文化观念的一个突出特征，价值观念中潜在的矛盾难以避免。传统文化和现代文化出现在同一时空，中西文化价值发生碰撞与融合。在时空压缩的背景下，不同场域中的惯习得以相遇并产生冲

---

① 〔美〕艾里希·弗洛姆：《逃避自由》，刘林海译，上海译文出版社，2015。

突。纵向来看，惯习有一定的滞后性，社会结构变迁过于迅猛，那些以往的心智结构与新的环境不相适应。横向来看，不同主体的惯习不同，对于同一事物也秉持不同的认识和态度，形成了价值冲突。

晚期癌症患者的善终叙事就处于这样一种价值多元的文化语境之中。晚期癌症患者是自己人生故事的作者，面对交错混杂的素材和主张各异的他者叙事，患者要自主采编和重新创作，形成自己的善终叙事。然而，由于在叙事竞争中的弱势地位，晚期癌症患者的叙事处于边缘位置，出现了主体性危机。在主体性缺失的情况下，外在于患者的文化冲突可能内化为患者内心的价值冲突，导致患者叙事面临困境。

第五章 医务社会工作、临终关怀与叙事重构

第一节 医务社会工作的介入契机

社会工作是现代化社会福利体系的组成部分。近年来，在政府的大力支持下，社会工作得以快速发展。2009 年，中共中央、国务院《关于深化医药卫生体制改革的意见》明确提出要"开展医务社会工作，完善医疗纠纷处理机制，增进医患沟通"。各地响应中央号召，积极开展医务社会工作实践。根据"十三五"规划要求的每个医疗卫生机构聘用一位社会工作者估算，"十三五"期间至少要新增 10 万名专业医务社会工作者。[①]

高校开设社会工作专业，培养了大量的社会工作人才。政府购买社会工作服务的政策为社会工作提供了资金，开辟了实践空间。在政策、人才和资金的支持下，社会工作参与到临终关怀中，社会工作者成为临终关怀团队的重要一员。从事临终关怀的社会工作者秉持专业价值观，以临终患者的福祉为中心，凭借专业知识和介入技巧，提供有温度的关怀和服务，将在重构晚期癌症患者的善终叙事、促进晚期癌症患者善终中发挥重要作用。目前，医务社会工作有两种常见模式。[②]

[①] 中华人民共和国国家卫生和计划生育委员会：《2012 年我国卫生和计划生育事业发展统计公报》，《中国实用乡村医生杂志》2013 年第 21 期。

[②] 王杰、谢佳洁、张梅：《内部嵌入抑或外部合作：医务社会工作发展模式比较与前瞻》，《中国卫生事业管理》2019 年第 10 期。

一 内部嵌入与外部合作：医务社会工作的两种模式

（一）医务社会工作的运作模式

笔者通过实地调研，结合相关的政策文件，将医务社会工作模式归纳为"内部嵌入"与"外部合作"两种（见表5-1）。内部嵌入模式是指，医务社会工作者是医院招聘的正式员工，隶属于医院体制，一般穿着与医护人员类似的白大褂。这种模式一般采用岗位制的运作方式，由医院给付社会工作者工资。上海市徐汇区中心医院、复旦大学附属儿科医院等采取的是内部嵌入模式。

外部合作模式是指，医务社会工作者并不是医院的员工，而是社会工作机构派驻到医院提供服务的社会工作者，多穿着绿马甲。这种模式一般采取项目制的运作方式，由政府或医院出资购买服务。深圳市龙岗中心医院与深圳市龙岗区春暖社工服务中心合作的医务社工部采取的是外部合作模式。

表 5-1 医务社会工作模式比较

模式	外在表征	医务社会工作者与医院关系	运作方式	出资方	代表地区
内部嵌入	白大褂	隶属关系	岗位制	医院	上海
外部合作	绿马甲	合作关系	项目制	政府、医院	深圳

注：此表为简化的理想模型，用以说明大部分情况。实际上不同模式之间可能存在交叉，如上海地区也有少数机构采取外部合作的模式，其中社会工作者亦穿着绿马甲。

威廉姆森曾系统阐述交易成本的思想，认为企业合并或合作是出于交易成本的考虑。[1] 交易成本在经济领域有较强的解释力，然而，医务社会工作中所涉及的医院、社会工作机构都并非单纯的营利机构。医院是"具有一定公益性的社会福利事业单位"[2]，社会工作是促进社会和谐的社会福利传递系统。[3] 在对内部嵌入和外部合作模式的选择中，很大程度上并不是交

---

[1] 〔美〕奥利弗·E.威廉姆森：《资本主义经济制度：论企业签约与市场签约》，段毅才、王伟译，商务印书馆，2020。

[2] 刘继同：《中国医务社会工作十年发展成就、主要挑战与制度建设路径》，《社会政策研究》2017年第3期。

[3] 王思斌、阮曾媛琪：《和谐社会建设背景下中国社会工作的发展》，《中国社会科学》2009年第5期。

易成本在起作用，关键在于政府的推动和引导。在医务社会工作发展初期，政府对医务社会工作的推动作用十分显著，政府的推动是医务社会工作得以发展最重要的原因。内部嵌入与外部合作两种模式的发展都明显受到了政府影响。

在上海，政府对医务社会工作的推动主要采取了政策引导的方式。2012年，上海市卫生局以"三好一满意"行风建设为契机，把开展医务社会工作纳入"三好一满意"的评比指标中，分值设置为15分。2013年，开展医务社会工作的指标分值改为30分。相比其他评估项，开展医务社会工作更容易提升总体分值。此后，在医院等级评审中，是否开展医务社会工作也被纳入评价标准中，提升了医院开展医务社会工作的积极性。① 政府的指挥棒起到了明显的效果，2013年，全市103家医院申报开展医务社会工作，占上海市医院总数的1/4。

在深圳，政府对医务社会工作的推动主要采取了政府资助的手段。2008年，深圳市民政局和深圳市卫生局以政府购买服务的形式，聘请第三方机构的社会工作者到医院驻点开展医务社会工作。由社会工作机构制订项目方案，由政府出资购买，医院仅是项目落地单位。对于医院来说，只需要提供实践场地和做好相关配合，并不需要付出较高的用工成本。2011年起，深圳市部分民营医院出现了"政府资助一半、自行出资一半"的运作方式，医院的用工成本依然较低。广东省在2015年对医务社会工作的开展情况进行了统计，发现有30多家社会服务组织、100多个项目、200多名医务社会工作者分布于公立医院、社区医院、民营医院等医疗卫生机构中。② 截至2019年，深圳市共有300余名医务社会工作者在全市58家医疗单位开展专业的医务社会工作服务。③

（二）内部嵌入与外部合作的比较

1. 外在表征：白大褂与绿马甲之别

在医院中，白大褂是专业和权威的象征。由于信息和知识的不对称性，

---

① 上海市卫生计生委医务社工课题组：《医务社会工作发展的政策思考与建议——基于上海市的探索与经验》，《中国社会工作》2017年第9期。

② 马凤芝：《社会治理创新与中国医务社会工作的发展》（下），《中国社会工作》2017年第18期。

③ 《300余名医务社工服务 已覆盖深圳58家医院》，深圳新闻网，http://health.sznews.com/content/mb/2019-10/31/content_22588293.htm，最后访问日期：2024年9月28日。

患者往往对医生十分信任，这种对医生的信任也会拓展为对穿着白大褂的人的信任。医务社会工作者穿着白大褂在医院开展工作能够获得患者的尊重和配合。当医务社会工作者向患者或家属询问情况时，他们几乎知无不言，患者也更愿意向身着白大褂的社会工作者寻求帮助。白大褂展现了医院的认可，承认了社会工作者是医院的内部人员，由此社会工作者也获得了患者的信任。在患者看来，社会工作者即使不是医生，也代表着来自院方的关怀。不过，白大褂使得社会工作者难以与医护人员区分，模糊了社会工作者的职业形象。

相比之下，绿马甲社工在医院开展工作困难重重。一般患者对穿着绿马甲的社工并不了解，在很多时候，社会工作者的关心会引起患者及其家属的警觉。在某医院，穿着绿马甲的社会工作者发现患者家属在楼道里哭，于是上前询问是否需要帮助。患者家属躲避开了，后来向医院投诉了社工，以为社工是什么"居心不良的可疑人员"。另外，由于绿马甲与红马甲相似，有的患者将社工当成义工，也不会期望从社工处得到专业服务。

2. 与医院的关系：隶属与合作的差异

在内部嵌入模式下，医务社会工作的开展有诸多便利。医院是医务社会工作的实施地点，医院的配合和支持是项目顺利实施的关键。作为医院的员工，医务社会工作者能够与其他部门更好地交流合作，在医院体制中占有一席之地，在资源调动、沟通协作、信息共享、活动开展等方面具有极大优势。然而，在医院中，社会工作部仅仅是很小的一部分。在动辄有上百名员工的医院里，社会工作者面临医护人员接受程度不高、信任度较低等困境，无法获得医院系统的有效支持。[①] 此外，社会工作还存在被医院行政化的风险。

在外部合作模式下，社会工作机构与医院是两个独立的组织，两者的合作是跨越组织边界的合作。在医院与社会工作机构之间，存在多重边界，影响了合作的顺畅进行。[②] 医院禁止闲杂人等进入病房的规定，将社会工作者排除在病房之外。医院的管理规范和业务流程，将社会工作者排除在医

---

① 李妍斐：《医务社工和医院志愿者如何融入医院系统》，《中国卫生事业管理》2011 年第 S1 期。

② 王杰、缪冬敏、张梅等：《重塑组织边界：深圳医务社会工作的经验与反思》，《中国医院管理》2018 年第 2 期。

院的日常工作之外。一些医护人员不了解社会工作者能够在医院中发挥什么作用，甚至觉得社会工作者是来添乱的，把社会工作者当作医院的"外人"。由于认同困境和合作共识缺失，社会工作者在开展服务时经常会受到制约。[①] 医院严格的组织边界成为社会工作开展的障碍，导致医务社会工作的开展受到限制。不过，作为社会工作机构的一部分，身处医院的社会工作者能够得到社会工作机构的督导与支持，不至于"孤立无援"。

3. 运作方式：项目制与岗位制的优劣

医院患者具有高流动性，入院、出院的时间随机性强，病情减轻可能会出院，病情恶化可能延长住院时间，其需求的出现也经常是临时性的、较为突然的。这就要求医务社会工作者能够及时、有效地提供服务。在项目制中，社会工作服务周期性明显，通常每周或者每月开展几次活动。然而，当下次开展活动的时候，原先的服务对象可能已经出院或者去世了。举例来说，某地区开展的医务社会工作项目中，社会工作者每周 2 次到医院里提供服务。在次数有限的见面中，社会工作者还要面对众多的患者，在每一位患者身上花费的时间并不多。由于患者的更迭速度快，几乎每次服务都有服务对象流失，每次探访都有新面孔出现。而且，患者转院、出院或者死亡，社会工作者往往不被告知；患者是否已经成为社会工作机构的服务对象，医院也并不知情。由此可能导致社会工作者刚与患者建立专业关系，患者就出院了。在深圳开展的一项为患者家属提供支持的小组工作中，第一次小组活动有 10 人参与，第三次小组活动只剩 3 名家属参与，小组活动的成效受到影响。

相比之下，岗位制更有可能保证社会工作者的在场，消除项目制周期性导致的弊端。不过，岗位制的问题在于，如果缺乏明确的目标和较为完善的实施计划，社会工作者容易模糊自己的目标和角色，日常服务容易形式化和表面化。如果没有考核指标和评估要求，社会工作者会缺乏创新和执行的动力。由于医务社会工作是新事物，在服务中总会遇到这样那样的问题，在问题面前，如果没有足够的动力和勇气，社会工作者很容易留在舒适区，躲在办公室，斗志不断被消磨，医务社会工作将成为无用的摆设。

[①]　王杰、童敏：《从嵌入共生：社会工作的组织场域探析——基于深圳医务社会工作的考察》，《福建论坛》（人文社会科学版）2021 年第 3 期。

相比之下，项目制中的项目一般有固定的目标，响应一定的需求，要求在一定的周期内完成既定的工作任务，并对目标达成的情况和工作效果进行考核。项目制目标明确、计划完善、容易评估的特点，对于克服岗位制的缺点有重要意义。

（三）内部嵌入与外部合作模式的融合

内部嵌入与外部合作固然各有利弊，但医院有其特殊性，在医务社会工作领域，究竟哪一种运作模式更具合理性的问题，应该引起研究者和实务者的重视。笔者认为，医务社会工作应结合两种发展模式的优点，迈向融合发展。

1. 白大褂与绿马甲的结合

制服是职业的外在表征，一身特色鲜明的制服能快速让人了解穿着者的职业身份。社会工作者并没有统一规定的制服，但对于医务社会工作者来说，穿着统一的制服有一定的必要性。医院内部人员身份单一，一般只有医护人员与患者及其家属等有限的身份。医护人员穿着白大褂，患者穿着病号服。如果不是医护人员，也非患者或者家属，不明身份的人员主动关心只会引起患者及其家属的怀疑和警惕。社会工作者在医院中开展工作需要身份标识，否则很容易被当作骗子、推销员或者多管闲事的人。在医院中，穿着白大褂显示出社会工作者是医院的重要一员，而非身份不明的"外人"。白大褂是医院承认的标志，是患者信任的来源。不过，白大褂也会引发患者对于社会工作者角色认知的偏差，导致患者对社工服务期望的偏离。在白大褂的基础上进行适当修改，凸显社工身份，是进一步明确社会工作者职业身份的必然要求。在中国台湾地区，医务社会工作者也穿着白大褂，但以粉领与医护人员区分。上海某些医院通过挂胸牌、绣标识、换领口等方式区别出社工身份，甚至有医院的医务社会工作者里面穿白大褂，外面再套一个绿马甲。不同医院各自做出了有益的尝试，但各院、各地制服并不统一，增加了患者的识别成本。在各个市、各个省份甚至全国医院中统一社会工作者制服，对于树立社工形象、方便患者求助具有重要意义。

2. 医院与社会工作关系的重塑

医务社会工作的开展离不开医院的支持和配合。医院与社会工作应该做到既合作又保持一定的独立性。一方面，医院应该为社会工作的开展提供必要的条件，重塑二者的组织边界。医院的病房应允许社会工作者进入，患者的病历可以授权社会工作者查看。社会工作者应该参与查房、列席会议，与医院分享患者信息，被纳入医院常规流程之中，成为患者服务团队的一部分，而不是医院的"外人"。没有打破组织边界的合作，社会工作就无从开展。另一方面，社会工作也要保持一定的独立性，坚守专业使命，明确社会工作者岗位职责，防止被医院行政化，沦为医院的附属品。此外，长期驻扎在医院的社会工作者需要外界提供的督导支持。在外部合作模式下，社会工作机构要给予医务社工足够的指导和支持，定期开展技能培训和督导服务，帮助医务社会工作者减轻压力、解决困惑、提升能力。在内部嵌入模式下，相关行业协会可以提供外部督导服务。

3. 岗位制与项目制的互补

内部嵌入与外部合作两种模式应该融合发展，在不同的情况下交替采用或者共同采用两种模式，发挥其各自的优点，能更好地促进医务社会工作的开展。患者入院、出院的时候，社会工作者不在现场，就无法妥善处理预估和结案工作。患者有需求的时候找不到社会工作者，就难以对社会工作者形成职业信任。如果社会工作者只是询问和发现问题，在后续无法及时跟进和妥善处理，重复性的询问就会成为患者的困扰和负担。医务社会工作者应该是医院常态化运行的一部分，岗位制能够保证社会工作者的在场，方便与医院的合作。项目制目标明确、计划详细、成果容易评估，因此既可以帮助医务社会工作者明确工作目标，实施专业计划，保持专业属性，又能够将服务成效较为清晰地展示给院方，取得院方的认可和支持。另外，项目制还容易获得外部提供的资金等资源，为社会工作提供有力的支持。在岗位制的基础上以项目制的方式开展专业服务，既可以保障社会工作者的经常在场，又可以促进医务社会工作的专业化发展。在运作过程中可以探索"日常业务+专业项目"的运作模式，将岗位制和项目制的优势结合起来。

二　从嵌入到共生：医务社会工作的发展路径

（一）从嵌入理论到组织场域

在社会工作嵌入理论的解释下，社会工作进入医院被看作"嵌入"的过程。然而，嵌入视角也存在一定的局限。其一，嵌入理论将社会工作与嵌入对象看作主体与客体，探讨主客二元关系。社会工作是嵌入主体，居于视角中心，而嵌入对象被当作被嵌入的事物或体制，其主体能动性被忽视了。实际上，嵌入对象自有其主观偏好与行动逻辑，对待社会工作的态度也不尽相同。其二，嵌入理论预设了存在嵌入主体与嵌入对象两方力量，但在很多情况下，社会工作的实务领域中并不只有两方关系，而是存在多方关系，这让嵌入视角的解释遇到问题。例如，在医务社会工作领域，至少存在政府部门、医院与社会工作机构的三方关系。仅从社会工作视角出发探讨嵌入问题有失全面，而且会造成一定的视野局限。

在大多数情况下，社会工作进入具体的实践场域时所直接面对的并不是整体的、静态的对象、体制或者文化，而是具有自身诉求、会审时度势、能在动态中权衡利弊并采取行动的组织。社会工作的开展一般以社会工作机构为载体，其进入的实务领域中也存在各种组织。从组织社会学的角度出发，将医务社会工作看作政府部门、医院、社会工作机构组织合作的过程，能够突破嵌入理论的视角局限，为医务社会工作提供有益启发。

近年来，组织社会学超越了对单个组织的研究，将组织研究提升到更高的层面，其中组织场域（organizational field）是具有启发性的重要概念。组织场域借鉴了布迪厄关于"场域"①的阐述，同时融合了组织社会学的相关理论。迪马乔（DiMaggio）和鲍威尔（Powell）最先提出了组织场域的概念，其指的是处于竞争与合作关系下的一组不同类型的组织聚合在一起构成的制度生活领域，其中有关键的供应者、资源和产品消费者、监管机构以及其他提供类似服务或产品的组织。②斯科特（Scott）指出，组织场域可以围绕市场交易、公共政策或者重要问题而形成，是参与同一意义系统的组织社区。通过组织场域分析，组织与制度得以联结起来。③围绕医务社会工作这一领域和议题，政府部门、医院、社会工作机构等组织构成了相互

---

① 〔法〕皮埃尔·布迪厄、〔美〕华康德：《实践与反思：反思社会学导引》，李猛、李康译，中央编译出版社，2004。

② P. J. DiMaggio and W. W. Powell, "The Iron Cage Revisited: Institutional Isomorphism and Collective Rationality in Organizational Fields," *American Sociological Review* 48 (1983): 147-160.

③ 〔美〕W. 理查德·斯科特：《制度与组织——思想观念与物质利益》（第 3 版），姚伟、王黎芳译，中国人民大学出版社，2010。

关联的组织场域。

从迪马乔和鲍威尔的定义中可以提炼出组织场域的要素：利益相关的组织、组织间的相互影响与相互作用、制度环境的影响。[①] 斯科特指出组织场域的核心要素有关系系统、文化-认知系统、组织原型、集体行动。[②] 吴特、史曲平提出，组织场域有三个结构性维度：范围、成员力量对比、成员间交往关系。[③] 在医务社会工作组织场域中，场域中的利益相关组织、组织间互动关系与认同、资源与权力是不可回避的研究维度。

（二）组织场域中医务社会工作面临的困境

在医院动力不足的背景下，政府的激励措施让医院接受了社会工作服务，形成了医务社会工作的组织场域。然而，医务社会工作的组织场域尚不完善，组织间权力失衡，利益关联缺失，彼此之间缺乏认同，导致过度依赖、缺乏合作共识以及医社互动不足的困境，阻碍了医务社会工作的发展。

一是权力失衡与过度依赖。在组织场域中，不同组织拥有的权力不同，当一个组织更依赖另一个组织时，其独立性下降，两者的权力就变得失衡。医院为社会工作提供实践空间，院方的许可和支持是社会工作得以进入医院并提供服务的前提和保障。相比之下，社会工作机构既需要政府给予的政策支持，又需要医院给予的实践空间，对其他组织的依赖性过强，导致组织场域中的权力失衡。权力的悬殊往往导致社会工作机构妥协，成为社会工作被行政化的根源。在不少医院中，医务社会工作者实际上承担了一些医院的行政工作，也承担政府部门安排下来的行政任务。适当承担一些医院和政府部门交予的行政工作能够增进合作，促进彼此之间的融合，但过多承担与专业无关的行政事务，会让社会工作者偏离组织使命。

二是缺乏共识与认同困境。在医务社会工作中，组织间的合作共识还较为缺乏。医务社会工作的开展源于这样一种认识：患者的问题不仅是生

---

① 陈怀超、范建红：《组织场域研究脉络梳理与未来展望》，《现代财经（天津财经大学学报）》2016 年第 2 期。

② 〔美〕W. 理查德·斯科特：《制度与组织——思想观念与物质利益》（第 3 版），姚伟、王黎芳译，中国人民大学出版社，2010。

③ 吴特、史曲平：《组织场域、制度约束与银行业战略选择——立足于组织社会学的分析》，《经济经纬》2011 年第 2 期。

理上的，而且与社会相关，需要多元主体的共同服务，社会工作者与医生存在功能上的互补。在我国，尽管医学已经开始向"生物-心理-社会"模式转变，但目前医院中大多数医护人员还是认为患者来了医院就是要治病，这导致医院和社会工作机构之间缺乏理念上的共识。比理念上的分歧更严重的是，医护人员及公众对于医务社会工作缺乏足够的认知。深圳某医院很早就开展了医务社会工作，然而，当笔者在调研中向医生询问是否知道社会工作时，很多医生回答"不知道"。有的医生表示知道社会工作者，但当问及是否知道社会工作者具体做什么时，医生往往又将社工和义工混为一谈，以为社会工作者主要是提供导医服务的。医护人员对社会工作者缺乏了解，又秉持与社会工作者不同的知识和价值，造成了彼此认同的障碍。

三是利益关联弱与互动不足。在医务社会工作的初始阶段，社会工作虽然有进驻医院的动力，但医院对开展社会工作服务的积极性并不高。组织合作的前提在于对彼此存在需求，通过组织合作能够带来收益。社会工作是新兴职业，需要工作岗位和实践空间。为了拓展服务领域，社会工作机构有充足的动力与医院进行合作。不过，医院对社会工作服务的需求并不迫切，因为开展医务社会工作可能增加医院的人力成本。当然，社会工作服务具有提供人文关怀、缓解医患矛盾、提升医院美誉度的潜在功能，能够为医院带来社会效益，但医院开展社会工作服务的内生动力仍不足。社会工作服务并非医院的核心业务，在医院中处于边缘地位，医院对社会工作者开展的服务缺乏关心。社会工作服务需要多方参与，但医务人员很少参与到社会工作的过程中。总之，无论是在深度上还是在频次上，医社之间的互动都存在明显不足。医社之间互动的缺失，导致医务社会工作难以深入开展。

（三）构建共生发展的组织生态

组织场域视角将场域中的多元组织纳入分析框架，考察包括社会工作机构在内的组织的互动过程，有助于突破嵌入视角主客二元划分的视野局限，更有利于社会工作机构在复杂场域中的准确定位。在多个组织之间，社会工作机构顺利开展工作的关键不在于嵌入既有体制之中，而在于寻找一个合适的生态位，在与多元主体互动、互适的过程中构建共生发展的组织生态。从嵌入发展到共生发展，需要构建良性互动关系、增进彼此之间的认同与合作共识，建立多方共赢的互利关系。

一是构建良性互动关系。权力失衡导致组织合作出现问题，在医务社会工作中，社会工作机构权力较弱，对其他组织过度依赖，影响医务社会工作成效。相比政府部门和医院，社会工作机构更需要增强权力，以构建良性互动关系。社会工作机构不仅是权力的被动承受者，还是权力的生产者。增强社会工作机构权力的途径如下。其一，社会工作机构要把握时势，顺势而为，① 借助政府推动医务社会工作的契机，广泛链接高校、企业、志愿者等外部资源，提升组织影响力。其二，社会工作机构要提升专业技术水平，发挥专业作用，形成核心竞争力，增强在组织场域中的不可替代性。其三，患者的欢迎和公众的支持是社会工作机构权力的重要来源。患者和公众虽然不是有形的组织，却是组织场域中不可忽视的参与者。社会工作机构要切实发挥专业作用，促进患者和公众对社会工作的认同，这种自下而上的认同将成为社会工作机构顺利参与组织合作的重要基础，有助于社会工作机构与医院和政府部门构建良性互动的关系。

二是增进彼此之间的认同与合作共识。政府部门、医院、社会工作机构应增进彼此之间的认同，最大限度地达成共识。社会工作机构应积极作为，充分发挥专业作用，展示专业价值，通过切实的服务成效获得政府部门和医院的认同与尊重。此外，社会工作领域的相关专家可以采取话语策略，通过理论研究论证医务社会工作的作用，说服相关方接纳医务社会工作，增强其存在的合法性。近年来，关于医务社会工作的研究越来越多，为医务社会工作的开展提供了重要的理论基础。组织合作共识的达成对于组织合作的顺利进行具有重要意义。尽管不同组织存在不同的立场与目标，但构建超越单个组织的共同目标依然是有可能的。在医务社会工作领域，各方的共同目标应该是为患者提供更为人性化的服务，帮助患者解决问题，提升社会福利水平，增进人民福祉，促进社会稳定与社会和谐。医务社会工作与宏观的医疗体制改革相联系，是生物医学模式向"生物-心理-社会"医学模式转变的典型体现，医务社会工作应坚持以人为本，与多方主体合作，助力健康中国建设。

三是建立多方共赢的互利关系。医务社会工作的"制度创业"，是政府

---

① 何雪松、熊薇：《社会工作的"时势权力"》，《社会工作》2013 年第 5 期。

部门、医院与社会工作机构等相关主体在组织场域内互动并建构新制度的过程，政府部门、医院、社会工作机构应建立相互依赖、利益相关、功能互补的共生生态。在医务社会工作中，政府部门与社会工作机构是主动的"制度创业者"，医院则较为被动。促使医院成为主动的"制度创业者"对于医务社会工作发展至关重要，其中的关键在于让医院从开展医务社会工作中获得更多收益。首先，政府部门可以利用相关政策，引导医院更重视社会效益，激发医院发展社会工作的内生动力。其次，社会工作机构应寻找与其他主体互利共生的切入点，这对于打开医务社会工作的局面大有裨益。在深圳某医院，社工部不仅关注患者，还针对医护人员开展了诸如新入职人员角色适应培训、医患沟通能力培训、单身男女相亲会、庆新年联欢会等活动，准确把握了医护人员的需求，吸引了医护人员的注意力，增进了医社之间的互动。最后，要认真梳理相关主体在医务社会工作中的角色和功能，明确职责分工，让各类主体找准各自的生态位，实现功能互补，确保在创造社会效益的同时，各种组织都能从中获益。例如，某医院积极响应政府创建"儿童友好型城市"的号召，积极发展"儿童友善医疗"，致力于打造具有人文关怀的医院，社会工作者在其中发挥了重要作用。在此过程中，政府部门的目标得以实现，医院形象得以提升，社会工作机构发挥了专业特长，患者及其家属也从中受益。

三 临终关怀：医务社会工作的重要领域

社会工作者在医院为病人提供有温度的服务，其业务包括给予患者物质帮助及人文关怀、调解医患纠纷等。其中，临终关怀是医务社会工作的重要领域。一方面，临终关怀是医务社会工作中最能彰显人性光辉的领域，社会工作者服务于患者人生最后一个阶段，帮助患者有尊严地"谢幕"，彰显社会工作人文关怀的价值。另一方面，临终关怀是医务社会工作中最具特色、最有深度的领域，吸引着社会工作者的参与。

（一）临终关怀的理念与实践

临终关怀在英语中为 hospice care，原意是为朝圣途中的旅行者提供的庇护所。现代意义上的临终关怀是对无治愈希望病患的积极与整体性的照顾，其目的在于确保病患及其家属拥有最佳的生活品质。临终关怀的主要理念有如下几个。

其一，从最终目的来看，临终关怀并不拒斥死亡，而是接受死亡，将死亡当作自然发生的结果，既不主张刻意延长患者寿命，也不主张刻意缩短患者寿命。在临终关怀中，一般采用舒缓治疗减轻患者的疼痛，帮助患者安静地走完最后一程。其二，从价值理念来看，临终关怀肯定临终者的生命价值，重视患者的尊严与生命质量。现代临终关怀的创始人桑德斯指出临终关怀的价值理念是："你是重要的，因为你是你，你一直活到最后一刻，仍然是那么重要，我们会尽一切努力，帮助你安详逝去，但也尽一切努力，令你活到最后一刻。"[1] 其三，从服务内容来看，临终关怀提出"四全"照顾模式，即全人、全家、全程、全队的照顾。全人，即采用从身体、心理、社会关系以及灵性的多重维度提供完整的护理照顾，强调全人健康的护理模式，尊重生命，提高癌症患者的生活质量，使其平静度过人生的最后旅程。[2] 全家，即癌症患者及其家属都是临终关怀的服务对象，向患者家属提供支持系统与哀伤辅导也是临终关怀的重要内容。全程，即从患者进入临终期到患者去世之后的全程都应该有相关的支持。全队，即临终关怀的服务团队是多元主体组成的，包括医护人员、社会工作者、心理咨询师、志愿者、营养师等。多元主体共同配合，为晚期癌症患者及其家属提供多样化和个性化的服务。

我国的临终关怀始于 20 世纪 80 年代。1988 年 7 月，由中国社会科学院哲学研究所、中华医学会、中国自然辩证法研究会、中国法学会、上海医科大学人文社科部等单位发起的"安乐死的社会、伦理和法律学术研讨会"在上海举行。1988 年 7 月，天津医学院在国内率先创立了临终关怀研究中心。10 月，上海成立了上海南汇护理医院，主要从事临终关怀工作。由此，1988 年被称为中国姑息医学与临终关怀元年，标志着中国特色姑息医学与临终关怀时代的来临。[3] 此后，北京、无锡、西安、宁波和武

---

① 郑晓江：《宗教之生死智慧与人类的灵性关怀》，《南京师范大学文学院学报》2005 年第 4 期。

② 彭翠娥、谌永毅、王卫红：《身心社灵全人护理模式在肿瘤患者护理中的应用现状》，《中国护理管理》2014 年第 7 期。

③ 刘继同、袁敏：《中国大陆临终关怀服务体系的历史、现状、问题与前瞻》，《社会工作》2016 年第 2 期。

汉相继成立了临终关怀机构，截至 2022 年，我国设临终关怀科的医卫机构超过 1000 家。①

我国的临终关怀虽然起步并不晚，但发展速度较为缓慢。从 1988 年至今，经过 30 多年的发展，我国的临终关怀发展水平依然较低。总体上，我国临终关怀政策支持不足，专业机构较少，覆盖范围不大，临终关怀理念尚未被广泛接受。② 目前，中国临终关怀事业发展慢，临终关怀服务体系建设刻不容缓。此外，我国临终关怀发展还表现出地区发展的不平衡性，上海、北京、天津、广州等地临终关怀发展较早，机构数量较多，而在广大的中西部地区和农村地区，临终关怀服务较为落后，很多地区尚未开展。

不过，近年来，临终关怀取得了较为明显的进步。2017 年 2 月，国家卫计委发布了《安宁疗护中心基本标准（试行）》，从床位、科室、人员设置方面对安宁疗护中心提出相关要求。2017 年 3 月，北京市卫计委遴选了 15 家医疗机构作为临终关怀试点单位。上海临终关怀的发展则更早一些，2012 年就在 18 个社区卫生服务中心开展临终关怀试点。截至 2023 年，上海已有 261 家临终关怀机构，涵盖了从儿童到老人的全年龄人群。③

值得特别注意的是，近年来社会工作的大力发展对临终关怀具有重要意义。临终关怀需要多元主体的合作，社会工作者是提供临终关怀服务的重要主体之一。大量的医务社会工作者充实到临终关怀的队伍中来，对推进临终关怀发展起到了重要作用。在我国，社会工作与临终关怀都属于新鲜事物，在一定程度上，两者可以相互结合、相互促进，实现共同发展。

（二）临终关怀的社会工作介入

现代医学模式的转变以及对临终关怀病人心理照顾的缺失，都在呼唤社会工作的参与。2006 年党的十六届六中全会提出了"建设宏大的社会工

① 《我国设临终关怀科的医卫机构超 1000 家》，光明网，https://m.gmw.cn/baijia/2022 - 09/ 20/1303147805.html，最后访问日期：2024 年 9 月 28 日。

② 参见曹继军、颜维琦《我国享受姑息治疗人口不足 1%》，《光明日报》2015 年 11 月 30 日，第 6 版。

③ 《如何有尊严地走好人生的最后一程？安宁疗护有一种"上海模式"》，上观新闻 https:// export. shobserver. com/baijiahao/html/692692.html，最后访问日期：2024 年 4 月 23 日。

作人才队伍"的目标，社会工作开始蓬勃发展。随着人才队伍不断壮大，社会工作各个实务领域都得到一定的发展。医务社会工作是社会工作实务的基本领域之一，随着人们对健康医疗服务要求的不断提升，医务社会工作的重要性也日益凸显。

社会工作既是专业学科，又是强大的实践力量。在对晚期癌症患者的临终关怀中，社会工作发挥着重要作用。相对于其他主体，社会工作有其独特优势。与哲学、伦理学、社会学等学科相比，社会工作具有更强的实践性。社会工作不仅注重理论研究，更注重理论在实务中的应用。作为一种职业，社会工作具有实践导向的特征。受过教育的社会工作者投入临终关怀的实践中，运用理论知识开展服务实践。

医学和护理学学科越来越关注人文关怀，但是在实际工作中，医生、护士往往非常繁忙，难以兼顾患者的社会心理状况。尤其是在公立二甲、三甲医院中，接待患者数量巨大，医护人员完成本职工作已属不易，难以为患者提供人文关怀。相比之下，社会工作者更多地关注患者的社会心理需求，与患者接触更加频繁和深入。相比心理学，社会工作不仅关注患者微观层面的心理健康，也关注患者的社会关系，还注重宏观方面的结构改变。通过专业的方法和技术，社会工作者对患者善终发挥积极作用。

在临终关怀中，社会工作者扮演多重角色。作为服务提供者，社会工作者为晚期癌症患者提供心理上的支持和帮助，为患者和家属提供减压和情绪疏导等服务；作为资源提供者，社会工作者链接多方资源，为患者及其家属提供照顾支持和经济支持；作为协调者，社会工作者可以促进临终关怀服务团队内部的沟通合作，并成为医护人员、患者、家属之间的桥梁和纽带；作为倡导者，社会工作者通过提供意见和建议，推动相关政策的制定；作为宣传教育者，社会工作者可以通过多种方式宣传临终关怀，对大众进行生命教育。

在笔者开展调研的医院，医务社会工作者与医护人员、志愿者配合，为晚期癌症患者提供了形式多样的临终关怀服务，相关的实践探索成为本书资料的主要来源。不过，社会工作的服务在一定程度上是探索性和实验性的，尚未形成完整、系统的介入策略。因此，本书只能通过观察和访谈呈现社会工作介入的部分活动及其效果。

第二节 从叙事治疗到叙事重构

一 叙事治疗的局限性

作为助人的专业和职业，社会工作有着多元的助人理念和助人手法。从助人的取向来看，社会工作介入大致可以分为两类：一类认为服务对象的问题源自客观因素，因此要解决服务对象客观的问题、具体的困难，可称之为问题解决取向；另一类则认为服务对象的问题源自主观因素，因此其发挥作用的方式不在于客观问题的解决，而在于主观意义的建构，可称之为意义建构取向。社会工作中的任务中心、危机介入等模式属于问题解决取向，而赋权增能、意义疗法、叙事疗法等介入模式更多地强调主观意义的建构。

问题解决与意义建构两种取向背后反映出实证主义与建构主义两种范式的论争。在社会工作实践中，两种取向并没有被严格区分开来，在很多情境下，社会工作者都要兼顾客观因素与主观因素。不过，在后现代主义影响下，建构主义被越来越多的社会工作者所认可。社会工作者开始认识到仅从客观的问题解决取向入手已经无法满足时代需要，于是更加重视服务对象的能动性、生命故事和主观意义的建构。[1] 而叙事正是建构意义必不可少的途径，叙事是深入了解个体生命的最佳方法，[2] 是呈现"弱者声音"的重要方式。

在叙事理论的影响下，叙事治疗得以产生，并开始被应用到针对晚期癌症患者的服务实践中。叙事理论具有多学科背景，叙事治疗也应用于多个学科。在心理学、社会工作等学科中，叙事治疗具有重要地位。叙事治疗是社会工作重构叙事的重要方法，其目标是将案主从有问题的生活模式中唤起，并将其从外在的限制中解放出来，重新书写有尊严的、体现能力和智慧的故事。[3] 叙事治疗认为语言是建构现实的核心力量，其介入主要通

---

[1] 何雪松：《社会工作的理论追求及发展趋势》，《西北师大学报》（社会科学版）2017 年第 4 期。

[2] 何芸、卫小将：《后现代主义与社会工作研究——基于三种另类研究方法的叙述分析》，《华东理工大学学报》（社会科学版）2014 年第 4 期。

[3] 何雪松：《叙事治疗：社会工作实践的新范式》，《华东理工大学学报》（社会科学版）2006 年第 3 期。

过会谈、描述、提问等语言的方式进行。①

　　然而，叙事治疗并不是完美的，传统的叙事治疗存在过度强调相对主义、浪漫主义等问题，② 过于重视语言的叙述。叙事治疗正在变得越来越心理学化，具体表现在叙事治疗越来越聚焦于个体层面的叙事，希冀以倾听、问题外化、治疗文件等技巧重构患者叙事，实现个人改变，但对服务对象生活中的现实问题回应不足。叙事有超越于现实的成分，但如果完全脱离了现实，成了任意捏造，叙事也就失去意义了。因此，叙事治疗如果仅关注主观维度的故事改写，而不顾患者的现实境遇，就是"掩耳盗铃"。此外，叙事是有目的的交流行为，由于叙事主体的目的不同，多种叙事之间会相互竞争。③ 围绕患者善终的问题，存在医护人员、家属等多元主体，不同主体基于各自立场会产生不同的叙事主张，进而产生叙事竞争。传统的叙事治疗忽视了影响患者叙事的现实因素、结构因素和文化语境。现实因素是叙事产生的基础，结构因素带来对叙事形成的制约，文化语境是患者叙事生长的土壤。仅从患者叙事着手改善患者叙事，不顾叙事者所处背景框架中的结构制约，无异于自欺欺人，改变的程度是有限的。

　　社会工作与心理学重要的区别就在于社会工作不仅关注个体本身，而且将个体放置于环境之中，注重个体与环境之间的关系。然而，叙事治疗中个体叙事形成的环境因素还未得到应有的重视。将叙事治疗从个体层面的叙事拓展开来，考察个体叙事与其所处环境的关系，揭示个体叙事与环境的互动机制，从个体和环境多重层面介入，对于凸显叙事治疗的社会工作特色具有重要意义。

二　从叙事治疗到叙事重构

　　传统的叙事治疗专注于纯粹主观维度的叙事，具有一定局限性。本书使用叙事重构的概念，兼顾叙事的主观建构和客观制约，综合了问题解决

---

① 〔英〕Martin Payne：《叙事疗法》，曾立芳译，中国轻工业出版社，2012。
② 同雪莉：《抗逆力叙事：本土个案工作新模式》，《首都师范大学学报》（社会科学版）2015年第1期。
③ 〔美〕詹姆斯·费伦：《竞争中的叙事：叙事转向中的又一转向》，王安译，《江西社会科学》2008年第8期。

与意义建构两种取向。一方面，从主观维度入手，探索如何帮助服务对象构建积极叙事；另一方面，从结构入手，排除个体叙事的现实障碍、叙事压迫和文化制约因素。叙事重构不囿于纯粹主观方面的叙事治疗，而是试图建立一个超越传统叙事治疗的分析框架，同时兼顾叙事的主观建构、现实基础、叙事竞争与文化语境。

如前文所述，晚期癌症患者的临终叙事虽然是主观建构的，但也有其身体、医疗、社会保障方面的现实基础，受到医学、家属等相关他者叙事以及社会文化的影响。因此，本书用叙事重构代替叙事治疗，不仅强调主观维度的叙事治疗，还关注如何改善叙事的现实基础，帮助个体减轻叙事竞争中他者叙事的影响，协调个体叙事与社会文化的关系。叙事重构拓宽了传统叙事治疗的范畴，是对传统叙事治疗的理论拓展。其分析框架如图5-1所示。

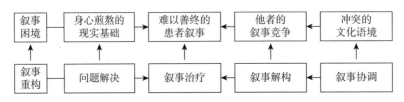

图 5-1 晚期癌症患者叙事重构的分析框架

需要指出的是，社会工作不是万能的，促进晚期癌症患者善终仅仅依靠社会工作的力量是远远不够的。临终关怀服务需要医护人员、慈善组织、志愿者等多元主体组成的服务团队协同提供。因此，在下文所述的叙事重构中，除了社会工作者，也会涉及其他群体提供的服务。

小结　社会工作介入晚期癌症患者临终关怀的契机与思路

在政府支持下，医务社会工作快速发展，社会工作者开始有机会进入医院开展工作。其中，晚期癌症患者的临终关怀是医务社会工作的重要内容。临终关怀需要跨学科团队，社会工作者在其中扮演重要角色。如前文所述，本书从叙事的视角解释了为何晚期癌症患者难以善终。既然患者难以善终的关键在于其有问题的叙事，那么促进晚期癌症患者善终也可以从叙事的角度出发，重新建构积极的善终叙事。本书指出传统叙事治疗的不足，并构建了叙事重构的分析框架，为社会工作介入晚期癌症患者的临终关怀提供思路。

第六章　问题解决：优化叙事基础

叙事是对一定现实的反映，虽然叙事不一定完全反映现实，但其源于对现实的认识和感受。晚期癌症患者的叙事基于其罹患癌症的现实及其当下的生存状态。癌症给患者及其家庭带来的经济压力和照顾压力，成为患者叙事困境的现实根源。如果将全部关注点集中在重写患者故事上，忽视晚期癌症患者遭遇的现实困境，那么效果是有限的。

第一节　经济压力缓解：多元主体的经济支持

晚期癌症患者往往面临巨大的经济压力，导致患者的心理压力和自我感受负担加重。仅靠患者及其家属的努力很难克服困难、改变现状。因癌致贫是社会转型过程中出现的社会问题，需要依靠全社会的力量予以解决。

一　社会工作的政策倡导

在现代社会，社会福利制度是因癌致贫问题主要的解决方式之一，医疗保险制度改革是缓解晚期癌症患者经济压力的关键所在。目前，医疗保险制度的覆盖范围不断扩大、保障水平不断提高，为城乡居民提供了一定的保障，但因癌致贫的现象依然存在。推进医疗保险制度改革，减轻居民患癌后的经济压力，依然任重道远。政策倡导是社会工作的重要职责之一。笔者收集了其他国家关于晚期癌症患者的一些政策，提出以下对策，作为政策倡导的一种尝试。

第一，构建善终友好环境。建设善终友好环境需要多方主体共同行动：

医院应为临终患者提供恰当治疗，治疗不仅要考虑患者的生存期，也要考虑患者的生活质量；政府应支持医院发展临终关怀和舒缓治疗；医院与家属应尊重患者的意愿，不应剥夺患者对疾病的知情同意权和医疗决策权，代替患者做决定；家庭、社会、政府应合力为晚期癌症患者提供照护服务，使患者能够保持身体清洁，维护患者尊严。

围绕晚期癌症患者，应建立由医生、护士、营养师、药剂师、社会工作者、心理师、精神专家等专业人员组成的专业团队，为患者提供身、心、社、灵的全人照顾。社会工作者可以协助完成患者临终心愿，鼓励临终患者做生前告别，处理好生前事务，并交代身后事；尊重患者生命价值，帮助患者寻找生命意义。

第二，提升医疗保障水平，减轻患者经济压力。癌症作为一种大病、重病，导致家庭医疗支出增加，是一些家庭经济崩溃的重要原因。新特药技术含量高、价格高，且不在医疗保险报销范围内。但为了取得更好的治疗效果，患者往往会使用新特药。这也是尽管有医疗保险，但患者自费医疗负担依然十分沉重的重要原因。关于新特药的报销可借鉴国外经验，设置专项计划，如澳大利亚的"救命药项目"（Life Saving Drug Program, LS-DP）、加拿大的灾难性药物保险计划（Catastrophic Drug Coverage）。

第三，缩小医疗保障的城乡差距。农村地区收入低，医疗保障水平低，因病致贫特别是因癌致贫也主要发生在农村。长期以来，我国存在城乡二元结构，在医疗保障上也是如此。新型农村合作医疗从2003年开始试点，到2010年逐步覆盖全国农村居民。新农合对减轻农民的经济负担起到了一定作用，但城乡间差距依然存在，农村晚期癌症患者的经济负担较重。相关研究指出，农村医保体系有助于减轻居民患病的经济负担，但与高收入群体相比，低收入群体的医疗服务利用率较低，农村医保在促进卫生服务的使用公平方面仍需改进。[①] 此外，优质医疗资源向大城市集中，农村基层地区缺乏优质医疗资源，进一步拉大了城乡差距。

第四，加速推广长期护理保险。一般来讲，晚期癌症患者需要长期照

---

① 罗斯丹、闫珊珊：《新农合、灾难性医疗支出与贫困脆弱性》，《税务与经济》2022年第1期。

顾和护理。长期护理保险主要为长期失能人员提供基本服务保障和经济补偿，[①] 也被称为"五险"以外的第六大社会保险。[②] 长期护理保险能减轻失能家庭的医疗负担，促进医疗资源的合理配置。[③] 长期护理保险在多个国家实行，对缓解晚期癌症患者家庭的照护压力起到重要作用。目前，我国长期护理保险还处于试点阶段，覆盖范围有限。实际上，有一些失去自理能力的患者，需要的是照护而非治疗，但是患者更愿意到医院去，原因在于住院不仅能获得更好的医疗照护，而且能用医保支付方式付费。这挤占了有限的医疗资源，导致医院床位紧张。有学者建议，长期护理保险应该从医疗保险中独立出来，[④] 区分对医疗服务与照顾护理的需求，以减少对医疗资源的不合理占用。居家的癌症患者，由家庭成员提供照护，可以适当从长期护理保险基金中支取现金，给予其家属一定的劳动补偿，以降低家庭负担。

二 多元主体的支持和补充

尽管医疗保险为晚期癌症患者提供了基础的保障，但是不少患者及其家庭依然面临巨大的经济压力。为了缓解他们的经济压力，可以采取多种方式为患者提供临时性救助。随着我国社会组织的蓬勃发展，社会上出现了很多可以为患者提供帮助的社会组织。例如，中国癌症基金会通过募集资金、开展公益活动，促进中国癌症防治事业的发展。香港癌症基金会为癌症患者及其家属提供咨询及专业支援。李嘉诚基金会则开办宁养院，为救治无望的癌症患者提供临终关怀服务。

不过，由于信息接收渠道有限，不少患者对于如何申请救助资金并不了解。在这种情况下，医务社会工作者发挥了重要作用。对于经济困难的患者，社会工作者向其提供相关信息，告知申请资助的流程，协助患者一起准备相关文件，办理申请资助事宜。社会工作者协助患者申请资助的主

---

① 李林烨：《加快建立全国统一的长期护理保险制度》，《人民论坛》2024 年第 15 期。

② 戴卫东：《中国特色长期护理保险建制的前瞻性思考》，《社会政策研究》2024 年第 3 期。

③ 谢明明、杨洁、谢鑫：《长期护理保险对老年人灾难性卫生支出的影响研究》，《人口与发展长》2024 年第 4 期。

④ 张家玉、蓝丹红、陈永杰：《长期护理保险待遇的混合给付模式何以实现？——基于广州市的实证研究》，《东北师大学报》（哲学社会科学版）2023 年第 4 期。

要渠道有以下几种。第一，社会工作者可以协助患者申请政府部门的资助，如协助申请医疗保险的大病救助，还有民政部门提供的医疗救助金，符合条件的也可协助办理低保。第二，社会工作者也可以协助患者向社会组织申请救助。如李嘉诚基金会出资 100 万元筹建上海新华医院宁养院，专用于向贫困的晚期癌症患者提供免费的善终宁养服务。① 社会工作者可以协助患者申请这类公益慈善服务。第三，社会工作者还可以发起众筹捐款，帮助患者家庭渡过难关。近年来，"水滴筹""腾讯乐捐"等在线筹款平台涌现，为癌症患者的筹款提供了便利。

2015 年，40 岁的阿萍（化名）因癌细胞转移住进医院治疗，一年时间大概花费 12 万元。阿萍丈夫腿部有残疾，不能从事重体力劳动，平时靠收废品维持生计。阿萍生病后不能劳动，治病又花了不少钱，这次住院花费的 12 万元让阿萍的家庭负债累累。阿萍非常苦闷，觉得自己的病是个"无底洞"，经常在病房哭泣。社会工作者了解到这一情况，通过多种方式为患者筹集资金。首先，社会工作者帮忙联系到媒体记者，将求助信息刊登在报纸上，争取社会支持。其次，社会工作者联系到患者居住地的街道和妇联寻求帮助。妇联工作人员到医院慰问，并为患者送上了慰问物品和 1000元慰问金。再次，社会工作者协助患者发起网络众筹，众筹项目在"腾讯乐捐"平台上线，筹集到 9000 多元善款。最后，社会工作者帮助患者累计筹集到 2 万元左右的善款，缓解了患者家庭的经济压力。

不同地区为减轻患者的经济负担做出了一定探索，社会工作者参与其中，发挥了重要作用，笔者收集了三个相关案例。第一，社会工作者协助患者申请深圳经济特区建设者重疾救助金。"来了就是深圳人"，为了减轻深圳建设者的医疗负担，深圳设立了深圳经济特区建设者重疾救助金，83种疾病被列入重大疾病清单。在深圳医保定点医疗机构确诊后，在国内医保定点医疗机构诊疗的费用中，经基本医疗保险、大病保险、医疗救助等结算支付后，应当由个人在政策范围内负担的合规费用，合计超过 1 万元（含）的，项目按照40%的比例予以资助，最高资助额度为 5 万元。此项救助金不限户籍，近三年在深圳工作即可申请。疫情期间，救助金申请曾经

---

① 《上海市出现首家提供免费善终服务的机构》，新浪新闻，https://news.sina.com.cn/c/281 875.html，最后访问日期：2024 年 4 月 23 日。

暂停 1 年，2022 年重新启动。为方便患者申请，深圳市慈善会与社会工作机构合作，授权社会工作机构接收申请材料。例如，深圳市龙岗区春暖社工服务中心就是合作单位之一。深圳地域范围较大，且患者活动能力下降，救助金线下申请多有不便，于是 2024 年改成线上申请。然而，部分申请人文化程度不高，对于线上操作不熟悉，尤其是老年人通过手机申请存在困难。因此，患者的申请基本上都是社会工作者协助完成的。

第二，福建"宽疾计划"助推医务社会工作发展。2019 年，福建发起"宽疾计划"公益项目，由福建医科大学人文学院社会工作系、福建省社会工作联合会、福建省医务志愿者协会等牵头，联合福建省立医院等医疗机构、社会工作机构和慈善基金会，福建医科大学、福州大学、福建师范大学、福建江夏学院、闽江学院、闽江师范高等专科学校、福建幼儿师范高等专科学校、阳光学院等 8 所高校共同参与，推动医务社会工作发展。2019 年 3 月，"宽疾计划"发起筹款活动，"每折出一只千纸鹤，就能为无助病患带来一份希望"。参与者只要领取折纸，每折一只千纸鹤，便由爱心企业、基金会向"宽疾计划"捐赠 1 元。短短几天，活动就吸引了超过 3 万人参与，截至 3 月 7 日，线下筹款约 4 万元、线上筹款 3.2 万元，① 引起了广泛关注。

"宽疾计划"重点开展"病房教室""病床支持""脑卒中照顾者支持计划"三大项目。"病房教室"主要服务白血病儿童家庭，致力于把"病房"变成"教室"，为住院患儿提供教育支持，并提供从入院到出院全过程的舒缓疗护服务。"病床支持"围绕晚期癌症患者，提供入院关怀、知识讲座、兴趣小组、志愿者陪伴、特殊节日惊喜、出院计划等服务，并针对患者家属开展病情告知技巧培训、社会救助政策讲解、医患沟通等一系列服务，有利于减轻患者及其家庭的负担。

第三，社会工作者参与助医小家项目。河南省儿童希望救助基金会于 2000 年发起"儿童希望助医小家项目"，主要为到城市异地就医的贫困患儿家庭提供免费住宿。截至 2021 年底，在郑州开设了 8 个助医小家，在北京、上海、广州、福州、西安、南宁等地通过项目合作方式开设了 36 个助医小

① 《"宽疾计划"，给无助病患一片晴空》，搜狐网，https://www.sohu.com/a/299742715_100253941，最后访问日期：2024 年 4 月 23 日。

家，共开设 44 个助医小家。[①] 助医小家为符合条件的患儿家庭提供免费住宿，有的助医小家还帮助患儿筹集医疗费用，帮助患者家属在当地找工作，以减轻家庭的经济负担。助医小家广泛招募志愿者，为患者提供陪伴、清洁、美食制作、摄影摄像等服务。广州市小家公益服务中心发起"广州小家"项目，一位社会工作者担任了第二伟博小家的"大管家"，在 6 年时间里默默肩负起卫生清洁、分配物资、安全巡视、对接项目、接待访客等各项工作。[②] 社会工作者参与其中，发挥了重要作用。

三 预防性措施

相关研究指出，80% 以上的癌症是环境因素及生活方式所致，因此可以预防，只要措施得当，癌症对人民健康的危害是完全可以预防和减轻的。[③] 社会工作者可以从如下方面开展工作。

第一，癌症宣传教育。社会工作者可以通过宣传教育，让公众认识到癌症预防的可能性和重要性。为增强社区居民癌症防治的意识，深圳市龙岗区春暖社工服务中心联动医院肿瘤科，组织多学科团队进入社区，通过开展讲座、咨询、义诊、互动游戏等多种形式的活动，引导社区居民主动关注癌症，学习如何做好癌症的预防、筛查、治疗与康复。在社工开展的快问快答活动中，对于"听到肿瘤您害怕吗"这一问题，85% 以上的居民表示害怕，或认为肿瘤/癌症听起来很陌生。通过专家进社区，可以让居民在"家"门口获得优质的医疗资源，同时，帮助居民改变理念，让居民树立预防重于治疗的观念，倡导健康生活方式，普及健康知识，改变居民"谈癌色变"的态度。

第二，积极倡导每个人做自己健康的第一责任人，树立癌症三级预防理念。通过主题活动宣传，倡导社区居民正确认识癌症、积极防控癌症，践行健康文明的生活方式，主动参加防癌健康体检，做到早预防、早发现、

---

① 参见河南省儿童希望救助基金会网站，http://m. childrenshope. org. cn/project_pages. php? program=1，最后访问日期：2024 年 4 月 26 日。
② 《媒体报道 | 广州小家"寻光者"社工温凤琼：24 小时背后 6 年的坚守》，"广州小家公益"南方号，https://static. nfapp. southcn. com/content/202403/11/c8678367. html，最后访问日期：2024 年 4 月 26 日。
③ 《中国癌症预防与控制规划纲要（2004—2010）》，《中国肿瘤》2004 年第 2 期。

早诊断、早治疗，降低癌症发病率和死亡率，提高癌症早诊率和生存率，切实减轻癌症危害，提升群众健康水平。癌症三级预防理念中，一级预防指病因预防，即尽量避免或减少危险因素暴露，降低癌症发病风险；二级预防指对高危人群进行早期筛查、早期诊断和早期治疗，提高癌症治愈率和生存率，降低癌症死亡率；三级预防指通过合理治疗，缓解癌症患者症状，提高生存率和生存质量。

第三，劝导脆弱人群购买医疗保险，预防家庭经济危机。在实际工作中，社会工作者发现有些患者经济条件较差，为了省钱不参加任何医疗保险，或者参加了医疗保险却经常断缴。在没有医疗保险的情况下，患者的医疗支出不能报销，往往会超出家庭负担能力，个人和家庭抗风险能力较低。因此，社会工作者可以开展宣传教育活动，尤其是针对可能不参加医疗保险的人群，鼓励他们购买医疗保险，提升家庭对抗风险的意识与能力。

第二节 家庭照护压力分担：社会提供的
直接与间接照护

晚期癌症患者的家庭承担了沉重的照护压力和精神压力。为患者家庭提供社会支持，减轻患者家庭的照护负担，对于降低晚期癌症患者的自我感受负担、提高晚期癌症患者的生命质量具有重要意义。

一 社会力量的直接照护

晚期癌症患者的照护超出了家庭的承担能力，需要社会的支持和帮助。如今，社会照护的供给方日益多元，公益组织、志愿者等多元主体可以通过多种方式为癌症患者提供照护和支持。社会工作者可以与公益组织、志愿者合作，通过多元主体联合为患者提供照护服务，让患者家属从沉重的照护负担中暂时解脱出来。

第一，社会工作者与公益组织联合提供照护服务。深圳市生命关怀服务协会长期组织志愿者团队为居家癌症患者提供照护服务，其会员主要是志愿者、专业社会工作者、心理咨询师、安宁疗护指导师等。针对家庭困难、无人照顾的患者，协会可以安排志愿者上门服务。志愿者提供的服务以"喘息服务"为主，即间歇性的临时援助类服务，让患者家属在长期的照护中得到"喘息"。由于深圳外来务工者较多，有些患者独自一人在深圳，并没有家属的陪伴。在这种情况下，志愿者团队甚至承担起患者的主要照护责任。在志愿者团队的安排下，志愿者轮流值班，每天都有志愿者上门照护患者，极大地提高了患者的生活质量。在协会的具体业务中，专门有这样一条：加强社会服务工作研究、成果汇报，开展社会服务工作方面的交流与合作。可见，公益组织与专业社会工作已经深度结合，二者相互补充、相互促进。

2013 年，在苏州市首届公益创投活动中，苏州市阳光情抗癌俱乐部实施了"生命之光，以爱制癌"阳光情癌症病患关爱计划，向重症患者及其家属提供抗病信息咨询、情绪舒缓、心理支持建设、哀伤辅导、善别辅导、义工陪护、生命关怀课程教育等服务，帮助重症患者及其家属解决因病产生的心理问题和社交障碍、照护资源匮乏等问题。笔者当时是一名社会工作专业研究生，作为社会工作者参与其中。项目中有三项内容与社会工作相关：一是协助抗癌俱乐部筹资；二是在健康状况良好的癌症患者与病重的癌症患者之间搭建互助机制；三是链接资源，与苏州市姑苏区居家乐养老服务中心合作，为卧病在床的癌症患者提供居家照护服务。

在一些经济较为发达的城市，可探索政府出资为晚期癌症患者提供照护服务的模式。政府公布补助标准，符合政府标准的患者可以向政府申请，审批通过后即可享受服务。服务提供方可以是企业，也可以是社会组织，负责具体安排照护服务。政府作为出资方，对服务提供方进行监督和管理。政府购买的照护服务可以为癌症患者家庭提供有力的支持，有效缓解家属的照护压力。目前，有的老年患者能够享受上门照护服务，但政策依据是政府购买居家养老服务的政策，总体上覆盖范围有限。

第二，社会工作者组织志愿者为患者提供服务。深圳市龙岗区春暖社工服务中心以龙岗中心医院为平台，以"生命彩虹"临终关怀服务项目为纽带，凝聚了一支富有爱心和活力的志愿者队伍，为生命即将走到尽头的病人提供生理、心理和社会方面的全面支持与照顾，营造安宁舒适、充满温情的临终环境，提高病人临终阶段的生命质量。更加难能可贵的是，患者及其家属在接受了别人的帮助之后，也转变为志愿者。他们走到病友的床前，与病友聊天谈心，从受助者蜕变为助人者，共同的经历让病友们能够互相理解，相互搀扶。

志愿者管理是社会工作的重要工作任务，社会工作机构、社会工作者会建立志愿者服务队伍库，维系好与志愿者的关系。以往志愿者管理需要依靠纸质材料，随着微信的普及，志愿者微信群成为社会工作者联系志愿者的绝佳平台。

> 我们志愿者大群有500人，到上限了，还有几个小群。只要在微信群里发布需求，很多志愿者会主动联系我们，志愿者征集还是很方便的。（S1，女，27岁，社会工作者，2016年8月20日）

2016年夏，一位乳腺癌患者独自在深圳，身边没有亲人照顾，自身亦无负担医疗费用的能力。医院的社会工作者为其发起筹款，通过线下以及线上"水滴筹"筹资，共筹得3万余元，帮助患者解了燃眉之急。患者出院后无人照顾，社会工作者通过志愿者微信群发布需求，志愿者踊跃报名，在充分协商后，志愿者每两天一次到患者家中，为患者提供送饭、打扫卫生、简单照护等力所能及的服务，极大提升了患者的生活质量。

二 针对患者家属的间接服务

除了直接的照护服务，社会工作者还关注患者家属的困境，通过服务患者家属间接为患者提供服务。社会工作者组织患者家属开展小组活动，以实现以下目标。第一，提供心理支持。患者家属面对相似的问题，彼此之间更能够互相理解与认同，能够在心理上相互支持，实现抱团取暖。第二，缓解压力。在小组中，社会工作者提供减压的知识和方法，有助于缓解患者家属的压力。社会工作者通过开展形式多样的娱乐活动，让患者家属能够从繁重的照护工作和压抑的心情中暂时解脱出来，放松心情，增强面对生活的信心。第三，提升照护技能。社会工作者还为患者家属带来照护知识，并通过小组成员之间的交流分享照护经验，提升照护技能，以更好地为患者提供服务。

例如，2021年，湖南省衡阳市珠晖区北斗星社会工作服务中心组织了癌症患者家属减压支持小组，为患者家属提供了一个交流分享和互相帮助的平台。第一次小组活动中，社会工作者引导患者家属相互认识并逐渐熟悉，明确小组目标。第二次小组活动中，社会工作者引导患者家属认识不良情绪，并通过交流分享寻找处理不良情绪的方法，实现"情绪排毒"。第三次小组活动中，社会工作者引导患者家属通过减压放松，学会应对压力的技巧。第四次小组活动中，社会工作者通过分享护理知识，提升家属护理能力。第五次小组活动中，社会工作者引导患者家属讨论癌症，树立正确的生死观。第六次小组活动中，社会工作者与患者家属回顾小组活动过程，并引导家属互相送上离别寄语。通过小组活动，患者家属之间建立了互助关系，家属的心理压力得到缓解，照护能力得以提升。[1] 直接照护服务与间接照护服务各有优劣，适合于不同的情况，都在一定程度上降低了患者及其家庭的压力，有利于患者正向叙事的建构。

第三节　医院环境改善：空间意象的重构

个体生活在空间之中，而生活的空间并不是均质和空洞的，空间可能是亮丽的、清新的、明晰的，也可能是晦暗的、粗糙的、充满烦扰的，[2] 可能是孤独、隔离、社会控制、退缩、逃离、孤立、恐惧和精神疾病所存在的地方。[3] 医院被认为是病痛、苦难、孤独感、绝望情绪的集中地。[4] 对于住院患者来说，医院成为患者叙事的"故事场所"，[5] 不好的空间体验会带来负面感受。如今，较多的晚期癌症患者在医院里度过人生的最后一个阶段，病房开始逐渐取代家庭，成为越来越主要的临终场所。住在医院的晚期癌症患者，被医院的空间所限制，这种不同于家庭的空间也会影响患者的自我认同和生命质量。因此，优化医院空间、重构积极的空间感知有助于患者积极叙事的建构。诚如列斐伏尔所言，如果我们未曾生产一个合适

---

① 周理论：《社工相伴，生命尽头亦如秋叶之静美——癌症患者家属减压支持小组》，社工中国网，http://practice.swchina.org/case/2022/0510/41245.shtml，最后访问日期：2024 年 4 月 30 日。

② 〔法〕米歇尔·福柯：《不同空间的正文与上下文》，载包亚明主编《后现代性与地理学的政治》，上海教育出版社，2001。

③ T. F. Gieryn, "A Space for Place in Sociology," *Annual Review of Sociology* 26 （2000）: 463.

④ 孙杰娜：《异托邦中的异托邦：当代美国医生书写中的空间叙事》，《社会科学研究》2016 年第 1 期。

⑤ Cornelius J. P. Niemandt, "Rooted in Christ, Grounded in Neighborhoods — A Theology of Place Research," *Verbum et Ecclesia* 40 （2019）: 1-10.

的空间，那么"改变生活方式""改变社会"就都是空话。① 住院的晚期癌症患者很难离开医院，但这并不意味着空间是难以改变的。从重塑空间体验入手，是以社会工作服务晚期癌症患者的可行思路。

一 负面的空间意象

实体空间一般承载着某种精神文化意涵，二者的结合形成了空间意象。② "意"是精神内涵，"象"是物质要素，③ "意象"是物质与精神的结合，是头脑根据外部环境归纳出的图像，是直接感觉与过去经验记忆的共同产物。④ 例如，"蜗居"用来形容人们居住的窘况时，所展现出的不是纯粹物理空间层面的意涵，而是附带着丰富的空间意象。有学者从意象的角度分析了医院的规划和设计，⑤ 空间配色能传递情感与意象，医疗空间依据健康色彩配色，能营造正面空间意象，有利于患者身体复原。⑥ 空间意象受到外在的社会文化的影响，在一定程度上是结构性的。例如，摩天大楼是现代都市繁华的意象，⑦ 小桥流水是江南水乡恬静生活的意象。⑧ 这些意象是人们熟知的文化符号构成的，是由人们所共享的，而非个体独有的。

晚期癌症患者住在医院中，躺在病床上，失去了与外界接触的机会和能力。空间上的隔离和限制，让患者的叙事总是以医院中的事件为素材，局限于医院的空间之中。而关于医院的叙事，往往是沉重的。提起医院，人们往往联想到白色的床单、药水的味道和病人的倦容。

肿瘤科、临终关怀病房是晚期癌症患者的集聚地。在 LF 医院，当患者进入弥留之际，医护人员就会将患者转移至关怀室，让家人与其做最后的

① 〔法〕亨利·列斐伏尔：《空间：社会产物与使用价值》，载包亚明主编《现代性与空间的生产》，上海教育出版社，2002。
② 孔铎：《网络媒介：重塑城市空间意象的新途径》，《江西社会科学》2020 年第 9 期。
③ 丛昕、郭敏、陆婧等：《传统村落景观意象营造中空间形态的解析》，《南京艺术学院学报》（美术与设计）2018 年第 5 期。
④ 〔美〕凯文·林奇：《城市意象》，方益萍、何小军译，华夏出版社，2001。
⑤ 饶承东、杨凌聆：《医院建筑设计中的概念、模式与意象——廊坊中心医院中标方案设计理念解析》，《中国医院建筑与装备》2014 年第 9 期。
⑥ 刘欣妮、宋立民、宋文雯：《医疗空间色彩的疗愈作用》，《设计》2020 年第 24 期。
⑦ 原文泰：《空间的多重表达：当代中国都市电影中的摩天大楼意象》，《当代电影》2020 年第 3 期。
⑧ 杨庆峰：《江南文化记忆构成及现代实现》，《晋阳学刊》2020 年第 1 期。

告别。关怀室有两扇门，前门连接着走廊，生者从此门进出。如果患者去世，逝者就从后门被送上殡仪馆的车。关怀室成为医院里离死亡最近的地方。

> 你看，旁边病房今天又走了一个。我旁边的病床也已经走了好几个了。……都来这里了，怎么办呢？只能等死吧。（P36，男，64岁，前列腺癌，2017年9月10日）

由于临终关怀科的性质特殊，一些患者认为来到这里只能"等死"。医院的物理空间以及人们对医院的刻板印象形成了关于医院负面的空间意象，让患者的空间体验染上了消极和悲观的色彩。

二　医院空间意象的重构

改善医院负面的空间意象，可以从物质和非物质两方面入手。在物质方面，可以通过物理空间的装饰改变患者对医院的刻板印象。病房可以粉刷墙壁或者添加绿植、气球、彩带等符号，让医院变得更加温馨。在非物质方面，可以通过在医院中开展活动，增进互动并唤起积极情感，进而改善空间体验。物理空间是固定的，但空间体验是流动的。即使是同一主体，在不同的时间、氛围和情感状态下对同一空间的体验也不相同。在LF医院，社会工作者在病房为患者举办了集体生日会后，社会工作者的记录和患者的感受呈现了一种与以往不同的空间体验。

在LF医院中，一位护士用文字记述了一位儿童患者的故事。以下为护士写作的文字材料。

> 那天，年仅5岁的小豆丁住进了安宁疗护病房。午后温暖的阳光洒在病房里，小豆丁安静地躺在病床上，稚嫩的小脸透露着对这个世界的惧怕和不安。……为了能让孩子有一个舒适、温暖的环境，病区特意腾出了一间阳光最充沛的病房，买来了玩具、圣诞树、彩色墙纸，同时让孩子的父母从家中带来平素孩子最心爱的玩具，提前布置了温馨的儿童病房。……在那个晴天，阳光铺满了小豆丁的床，小豆丁的呼吸声就在这饱满的阳光中渐渐停止了。不管停留的时间多么短暂，

这世界总会留下他独一无二的印记。他，就是这个世界上独一无二的小豆丁。①

在护士的描述中，"阳光"一词出现了 4 次，病房中充满了温暖和阳光，这与普通人印象中的医院迥然不同。我们再来看一段同样在这家医院中的社会工作者的文字记录。以下文字摘录于其所在社会工作机构微信订阅号发表的文章。

28 日一大早，安宁病区的走道张灯结彩，挂满了红灯笼及各色彩球，来往走过的病人家属、医护人员、护工阿姨的脸上都洋溢着节日的笑容。"祝你生日快乐，祝你生日快乐……"伴随着暖暖的生日祝福歌，护工阿姨、全体医护人员、志愿者小朋友、社工推着点着蜡烛的蛋糕车缓缓走进了大病房。小志愿者们为病床上的阿姨和奶奶们戴上了粉粉的生日帽。②

在社会工作者的文字记录中，"笑容"成为关键词，病房里充满了欢声笑语。上述对于病房的描述，展现出同一病房可能具有的不同的空间意象。在同一空间中，不同主体基于各自的立场、知识与心态，对于空间的认识和叙事并不相同。即使是同一主体，在不同的时间、氛围和感情状态下对于同一空间的感受和叙事也不相同。原先态度消极的患者，也参与了社会工作者所描述的生日会，在活动中他一扫平时的抑郁情绪，心情非常愉悦，还主动高歌一曲，赢得了阵阵掌声。由此可见，影响患者叙事的不仅是物理上的空间，空间里的人物、事件、氛围、情感相互影响，构建了一种更为复杂的空间。与难以改变的物理空间相比，这种复杂空间的可塑性更强，为帮助患者建立更为积极的叙事提供了可能。③

---

① 本段文字选自护士写作的小故事，曾参加医院举办的"感人故事评选"活动，为公开材料。
② 《"祖国生日共度过，爱在中秋情义浓"临终患者的仪式治疗之生日大家会》，"CH 社工师事务所"微信公众号，https://mp.weixin.qq.com/s/7H4OPd_gRKXmpxRMMa6syQ? poc_to-ken=HGNzJ2ajPRcVBzKkcfn_nraiI1zQGnxZeKbwDT8r，最后访问日期：2024 年 4 月 23 日。
③ 王杰、张玮：《重构空间体验：社会工作服务住院晚期癌症患者的新探索》，《华东理工大学学报》（社会科学版）2024 年第 1 期。

小结 患者现实境况的改善是其叙事重构的基础

晚期癌症患者及其家属面临沉重的经济负担和照护负担，如果忽视这些现实问题，单纯从主观方面开展叙事治疗，很难起到真正的效果。建构积极叙事，首先要解决患者面临的现实问题。社会工作者联合医护人员、志愿者、公益组织等其他主体，通过政策倡导、社会支持等方式为患者减轻经济负担；通过组织志愿者开展直接照护为患者家庭提供"喘息服务"，并组建家属互助小组减轻患者家属心理压力，提升家属照护技能，进而提高患者生活质量。而医院作为患者叙事的故事背景，通过空间意象的重构能够为患者建构积极叙事打好基础、做好准备。

第七章 叙事治疗：故事改写与正向意义建构

叙事治疗是社会工作的专业技术，通过叙事治疗，社会工作者可以帮助患者改写有问题的叙事，建构积极叙事。下面，本书从身体叙事、心理叙事、社会关系叙事、灵性叙事四个维度对其进行探讨。

第一节 身体叙事重构：疼痛控制与身体感受

一 闸门理论与疼痛控制

人对于时间的感知，并非精确的时分秒与年月日，而往往是一片混沌或充满弹性的。关于时间感知，一般有两种模式的解释。其一，生物取向模式。生物取向模式认为大脑中存在内部时钟（生物钟）来感受时间，内部时钟参照外界环境的周期性变化保持相对稳定。内部时钟受到性别、年龄、疲劳、疼痛等生理状况的影响。[①] 其二，认知取向模式。认知取向模式认为外部环境会对主体的时间感知产生影响。对于时间的感知来源于外界刺激，受记忆和注意力的影响。[②] 时间感知也与情绪相关，"难过""快乐"中的"难"和"快"体现出情绪与时间的关系，快乐的时光似乎转瞬即逝，痛苦则令人度日如年。实际上，个体对于时间的感知，往往受到生理和认知两方面的影响。

---

① 凤四海、黄希庭：《时间知觉理论和实验范型》，《心理科学》2004 年第 5 期。
② 宋其争、黄希庭：《时间认知的理论模型探析》，《西南师范大学学报》（人文社会科学版）2004 年第 1 期。

在综合了生物取向模式与认知取向模式的基础上，心理学家梅尔扎克（Melzack）与神经生理学家帕特里克·瓦尔（Patrick Wall）提出了闸门理论。闸门理论认为，疼痛是心理感觉与生理感觉相互作用的产物。大脑对输入的全部信息进行过滤、选择和控制，非疼痛的信息输入可以阻止疼痛的感觉传递到中枢神经系统中。因此，通过无害的刺激是可以抑制疼痛的。[1] 闸门理论对疼痛治疗产生了重大影响，也让人们意识到心理干预对于患者疼痛控制的重要作用。相关研究指出，疼痛会破坏病人的时间感知，疼痛的病人"活在自己的时间中"，并不一定与客观世界中的时间保持一致。[2]在疼痛条件下，患者倾向于低估时间。[3] 也就是说，疼痛会让患者主观感受到的时间流逝变慢。从生理方面来看，疼痛使身体处于唤起状态，导致患者感受到的时间流逝更慢。从认知方面来看，疼痛使患者的注意力集中于疼痛本身，忽视了其他外界刺激，因而更能感受到时间的缓慢。

在对晚期癌症患者的服务中，社会工作者和志愿者通过在服务过程中与患者进行适当沟通和交流，使患者在一定时间内接收到更多的信息。当患者的注意力转移到聊天等活动上时，其感受疼痛的闸门会暂时关闭，进而减轻患者的疼痛感，促进患者的身心愉悦。与此同时，患者放在时间上的注意力被其他信息分散，这缓解了患者的时间难熬的感受。此外，社会工作者通过游戏、幽默治疗等方式，让患者处于愉悦的情绪中，从"难过"变成"快乐"，也会减轻患者难熬的感觉。

社会工作者还可以使用芳香疗法为癌症患者提供服务。芳香疗法使用从薰衣草、薄荷、柠檬等植物中提取的精油，通过按摩、熏香、沐浴等方式为患者提供治疗，有助于缓解患者的恶心、呕吐症状，还可以在一定程度上帮患者缓解疼痛、减轻心理压力、降低疲劳程度、提升睡眠质量。[4] 芳香疗法是否真的如此有效还有待验证，但好在芳香疗法较为安全，一般不会引起危险的并发症，可以在临床上探索使用。

---

[1]　R. Melzack, "From the Gate to the Neuromatrix," *Pain* 82（1999）：121-126.

[2]　C. Hellström, S. G. Carlsson, "Busy with Pain：Disorganization in Subjective Time in Experimental Pain," *European Journal of Pain* 1（1997）：133-139.

[3]　H. Isler et al., "Impaired Time Perception in Patients with Chronic Headache," *Headache: The Journal of Head and Face Pain* 27（1987）：261-265.

[4]　方婷、马红梅、王念等：《芳香疗法应用研究进展》，《护理研究》2019 年第 23 期。

二 意义疗法与疼痛解释

著名的心理学家维克多·弗兰克尔曾经在自己亲身经历的基础上提出意义疗法。弗兰克尔是犹太人，在第二次世界大战期间被纳粹关到集中营。弗兰克尔在集中营度过了三年痛苦的时光，他的父母、妻子都在集中营死去。虽然遭受了很多痛苦，但弗兰克尔认为，人生的很多意义是在苦难中体验到的。痛苦虽然不是我们所追求的，但痛苦可以让人反思。认识到苦难的意义，可以让我们在面对苦难和挫折时拥有更为积极的态度。作为心理咨询师，弗兰克尔曾经接待过一个因丧妻而陷入痛苦的老人。弗兰克尔让老人假设，如果是老人先于妻子去世，妻子会怎样。老人认为妻子会非常痛苦。弗兰克尔告诉老人，老人现在是在代替妻子受苦。这种解释让老人变得释然。[①]

在一些文化中，忍受疼痛是英雄气概、男子汉气概的体现，如关羽"刮骨疗毒"。"男子汉流血不流泪"。苦修主义在佛教、基督教中有重要位置。例如，佛教中的"苦行僧"通过忍受痛苦进行修炼，基督教中的禁欲、独身、斋戒等也可以被视为苦修。[②] 在苦修主义看来，通过让身体接受疼痛刺激，可以控制或消除生理欲望，有助于追求崇高和超凡脱俗的境界。威廉·詹姆斯认为"宗教的秘密"在于：宗教从来没有否认过有苦难的存在，但它有能力把苦难转变为一种幸福。[③]

对于疼痛意义的不同认识，导致对疼痛的不同叙事，也影响了人们对疼痛的感受。社会工作者可以尝试为疼痛赋予积极方面的意义，改变患者对于疼痛的理解，让患者从疼痛中寻找可能的意义。一旦痛苦有了意义，痛苦本身就变得不再那么难以忍受了。

三 正念干预与身体感受

晚期癌症患者的身体状况不断恶化，不适的身体感受常常带来负面情绪，影响患者的身心健康。正念干预对于改善晚期癌症患者的心理状态有

---

① 〔美〕维克多·弗兰克尔：《活出生命的意义》，吕娜译，华夏出版社，2010。
② 许列民、何光沪：《基督教〈圣经〉的苦修主义》，《学海》2005 年第 2 期。
③ 〔美〕威廉·詹姆斯：《宗教经验种种》，尚新建译，华夏出版社，2005。

积极意义。正念干预并不是要解决患者的现实问题，而是鼓励人们重视情绪和情感，拥抱改变与不确定性，重新温和地认识身体。[1] 卡尔森（Carlson）和加兰德（Garland）研究了 8 周正念减压疗法对睡眠质量的影响，发现与干预前相比，干预后患者总体睡眠波动显著减少，睡眠质量改善，压力、情绪波动、疲劳程度显著降低或减少。[2]

冥想是正念干预的重要方式之一，能够帮助患者减轻压力，舒缓身心。通过冥想引导患者进行积极的身体想象，能够改善患者的身体感受。在社会工作者声音的引导下，一位长期卧病在床的癌症患者闭上眼睛进行了冥想。患者在社会工作者声音的引导下感受、审视着自己的身体，并走向户外、走向草原，结束之后，患者表示"感觉很舒服""身体变得轻快了"。

四　改变对止痛药物的认知

使用止痛药物可以有效缓解患者疼痛，但有的晚期癌症患者对于吗啡等止痛药物有抗拒和排斥的心理。原因在于，有的患者将医用吗啡与毒品混同，担心止痛药产生上瘾等副作用。在下面的案例中，我们还发现，晚期癌症患者对生存期的判断会影响其对止痛药物的态度。

> 林叔叔（化名）进医院临终病房的时候就已经知道自己可能时间不久了，心态上非常坦然。他经常说，希望自己没有痛苦，安心地走完这最后一程。对于止痛药物，他是毫不抗拒的，感觉痛了就要用，还总是嫌药物的剂量不够大。根据医护人员的判断，林叔叔要求止痛药物的频率和剂量是过量的，所以有时候也会拒绝林叔叔的要求。有一次林叔叔对我说："实际上自己有时候也没那么疼，但是我觉得还是用药比较好，用了药舒服一点。你说我都这个样子了，活不了多久了，其他的什么都不重要，不疼就好，自己感觉舒服最重要。"（S4，女，

① 生媛媛、刘惠军、何欣嘏：《正念干预在癌症康复中的临床应用》，《心理科学进展》2017年第 12 期。

② Linda E. Carlson and Sheila N. Garland, "Impact of Mindfulness-based Stress Reduction（MBSR）on Sleep, Mood, Stress and Fatigue Symptoms in Cancer Outpatients," *International Journal of Behavioral Medicine* 12（2005）：278-285.

25 岁，社会工作者，2017 年 9 月 17 日）

同样面对吗啡，不同患者的态度可能截然相反，关键在于患者对自己病情的判断。假如患者认为自己的疾病经过治疗能够得到控制，患者就不愿意去使用吗啡等止痛药物，因为患者认为使用吗啡可能会有上瘾等副作用，进而影响以后的生活。如果患者认为自己的疾病已经无法治愈，可能就失去了对副作用的顾虑，当下身体的舒适成为患者的最高追求。死亡尚未到来，作为一种想象，并未真实地发生在此刻，却对当下的决策产生了深刻影响。

社会工作者可以向患者说明止痛药物的利弊，消除患者使用止痛药物的心理障碍。吗啡具有显著的镇痛作用，但确实也存在一定的成瘾风险。吗啡等止痛药物应适量使用，要尽量避免患者拒绝使用止痛药物导致生命质量下降，也要避免患者过度使用而出现成瘾问题。

第二节　心理叙事重构：从消极到积极的转变

一　问题外化减轻内疚感

人们在日常生活中经历各种事件时，总是试图探究事件发生的因果关系，获得一种确定性的解释，以此加强对世界的把握。善恶报应是一种朴素的解释方式。在人们的观念中，癌症是一种"恶疾"。恶与善相对应，是一种价值判断。既然是"恶疾"，有的癌症患者就会认为是"恶有恶报"，将患癌与自己曾经所犯的错误联系起来。有的患者认为是自己年轻时候不良的生活习惯，如抽烟、喝酒、过度劳累等导致自己身患癌症。难以归因的患者则会抱怨："我到底做错了什么？"癌症患者将患病归咎于自身，对于患病给家庭带来的负担也感到非常内疚。

社会工作者可以帮助患者辨识出叙事的问题所在。参考阿尔伯特·艾利斯（Albert Ellis）的理性情绪疗法，[①] 癌症患者具有的常见非理性信念有

---

① 段兴华、张星杰、侯再芳：《理性情绪疗法的理论及应用》，《内蒙古农业大学学报》（社会科学版）2003 年第 3 期。

以下几种。其一，癌症患者倾向于将错误归因于自己，认为患癌是由于自己的原因。其二，癌症患者认为自己拖累了家人，自己的存在没有价值，以偏概全，以患病事件否认自己全部的人生。其三，癌症患者倾向于过分夸大病情以及由此导致的严重后果。在很多癌症患者的认识中，癌症是不治之症，得了癌症就只能等死。

对此，社会工作者提供必要的知识和安慰，对于改善癌症患者的自我认同有积极意义。社会工作者提供的知识大概有如下几点。其一，无论是中国还是全球，癌症都是重大公共卫生问题之一。例如，2022 年，中国癌症新发病例为 482.5 万例，全球新发癌症病例为 1997.6 万例。① 罹患癌症并不是个别人身上发生的个别现象，而是一种社会现象。很多癌症的病因并不明确，没有必要将患癌的原因归于自身。癌症并不是道德败坏的报应，道德高尚的人也会得癌症。其二，每一个生命都有其独特价值，都应该受到尊重。一生的时间很长，不能因为患癌就否认自身的价值。其三，癌症并非不治之症。癌症可以预防和治疗，某些种类的癌症甚至可以完全治愈。医疗技术可以帮助患者减轻痛苦，提升生命质量。

有的患者认为是自己的错误导致家庭医疗负担沉重，家属被拖累，因此存在内疚感。在这种情况下，社会工作者应当向患者阐明，医疗负担沉重是多种因素共同作用的结果，是社会转型中出现的社会问题，并非患者本人的错误。在此情境下，亲情确实备受考验。当患者家属能够为患者提供积极支持时，应该对家属的支持给予肯定，并引导患者将家属的支持编织到积极的自我叙事中。当患者家属不能够为患者提供积极支持时，可以尝试让患者了解问题产生的原因，让患者有更豁达的态度和乐观的心态。

有人提出，根据问题外化的原则，在与患者谈论癌症时，可以引导患者将癌症与自己分离。例如，"我的癌症让我很痛"的表述，将癌症与人看作一体的，癌症的污名也会影响患者的自我认同。如果将表述调整为"癌症让我很痛"，可以让患者将癌症看作正在侵袭自己的外部威胁，认为自己正在与癌症做斗争。然而，这种方式依然有欠稳妥，将癌症与自己"分离"之后，患者很多时候依然不是癌症的对手，患者在与癌症的对阵中败下阵

① 姚一菲、孙可欣、郑荣寿：《〈2022 全球癌症统计报告〉解读：中国与全球对比》，《中国普外基础与临床杂志》2024 年第 7 期。

来，癌症不断带来疼痛，最后夺走患者的生命。这样的故事结局似乎很难美好，也许会给患者带来更多的绝望。相比之下，邀请患者描述自己的问题，再合理地将其外化更加可行。

二　完成未了心愿

在叙事治疗中，有一种问话叫"开启空间的问话"。通过这种问话，可以开启新的故事。① 前文曾提到，有些患者在确诊癌症之后，就认为自己是"等死之人"。如果将自己当作"等死之人"，临终阶段就被简化为一个等死的消极故事。在这种情况下，社会工作者可以向患者提出问题："既然您觉得剩下的时间不多了，那剩下的时间您想做点什么？有哪些未完成的心愿？"这一问话开启了新的空间，可以将原来消极的叙事转变为积极的叙事，患者不再被动等死，而是主动行动。

CH 社会工作服务中心社工举办了心愿征集活动，收集患者未了的心愿，并尽力帮助患者实现心愿。通过这种方式，社会工作者鼓励患者思考人生，及时处理身后事，以便从容地和世界告别。主动考虑并规划死亡问题，能增强患者的掌控感。② 正如一部小说写到了结尾，故事结局的好坏会影响整个故事的讲述，故事有没有令人满意的结局，对于晚期癌症患者的人生叙事有重大影响。

　　有一位老人，儿子读书的时候出国了，后来在国外结婚工作，很少回来，患者生病了之后也一直没有回来看过。这位患者的愿望就是想在临走之前见一见儿子。我们就商量，能不能先视频通话。他本子上记着儿子 Skype 的号，先用那个 Skype 搞了半天，结果没弄成，好像网络不行。后来用微信才能视频。在视频的时候，儿子嘘寒问暖，聊了很久。视频完之后，老人很开心，一直谢我们。后来我们才知道，这父子俩原先是有矛盾的，挺久没有来往了。所以，刚开始的时候，老人一直让我们联系，自己不直接打电话，什么都让我们转述，后来

---

① 〔美〕吉儿·佛瑞德门、金恩·康姆斯：《叙事治疗——解构并重写生命的故事》，易之新译，台北：张老师文化事业股份有限公司，2003。

② Miriam Levinger, Zehavit Spitzer and Shahar Michael, "In Life and in Death: The Story of People Living with Metastatic Cancer," *Journal of Social Work Practice* 33 (2019): 253-267.

一视频才放下架子。后来过了一个多月吧，他儿子突然从国外回来了，父子俩相见的时候我们都看见了，特别让人感动。（S5，女，32 岁，社会工作者，2017 年 10 月 11 日）

社会工作者并不一定能够帮助患者完成心愿，但是征集心愿的活动可以让患者进行人生回顾，对一生的故事做出梳理和总结，促进人生叙事走向完满。在另一个患者的案例中，患者通过对自己身后事的处理彰显了其生命的价值。当问及那位患者有什么心愿时，患者表示："我接受社工、志愿者的服务够多了，做人要知恩图报，不能太贪心。我的心愿就是再为社会做一点贡献。"患者决定在自己去世后捐赠出自己的眼角膜，在社工的帮助下，患者联系了红十字会并签订了协议。此外，患者还想捐出自己家用的一台健身器械，在社工的联系下也成功捐出。相关研究发现，帮助他人有助于增加患者生活的意义。[1]

健身器械捐赠成功后，社工组织了一次小型的捐赠仪式。这场小型的捐赠仪式虽然简单，但也经过了精心准备。首先，在捐赠仪式上，接受捐赠方代表提供了荣誉证书和感谢信，患者的捐赠行为得到回馈，也使得情境更加正式、更具仪式感。证书和感谢信中以正式文本表达了对患者捐赠行为的肯定，有助于患者建构积极正向的叙事。其次，多方人物的出场。一般而言，仪式场合中在场人数越多，人员身份越多元，仪式的效果越好。因为仪式展演需要观众，没有观众的仪式展演效果将大打折扣。仪式中受捐赠方、社工、医护人员、病友的在场，为仪式展演提供了观众。在场观众对患者的赞扬形成了正向反馈，促进了患者积极的自我认同的建构。

三 "课外活动"调节患者情绪

不同的空间内存在不同的时间制度。科恩（Cohen）和泰勒（Taylor）的研究表明，特定空间的时间表会对个体主观时间体验产生重要影响；[2] 罗

---

① Marty Pentz, "Resilience among Older Adults with Cancer and the Importance of Social Support and Spirituality-faith： 'I Don't Have Time to Die'," *Journal of Gerontological Social Work* 44 (2005)：3-22.

② Stanley Cohen and Laurie Taylor, *Psychological Survival: The Experience of Long-term Imprisonment* (Harmondsworth：Penguin, 1972).

斯（Roth）因肺结核住进疗养院时发现，住院患者会因为没有确定的出院日期而产生一种狂乱行为。① 戈夫曼（Goffman）曾指出医院是"全控机构"，在全控机构中生活的人往往被隔离于外界，他们的一切活动都在一个封闭的场所中进行，并需严格按照规章制度行事，有相对固定的时间表和安排。② 老年癌症患者居住在医院中，其原有的时间结构受到医院时间安排的影响。

在医院标准化的时间安排下，癌症患者按时用药、吃饭和休息。患者的日常活动以治疗为中心，似乎除了躺在床上盯着天花板便无事可做，这让患者感到无聊。社会工作者在医院开展种类多样的活动，如同学校的"课外时间"，是对医院时间的一种调剂，丰富了患者的时间感知。

第一，社会工作者定期的探访和服务丰富了患者的生活。如下文 P24 的案例，社会工作者定期来病房为患者播放电视剧，成为患者的期待，调剂了患者无聊的生活。P24 的案例是社会工作者拿电脑给患者看视频，还有的患者是自己学习使用网络打发时间和休闲娱乐，如 P22。在社会工作者、志愿者的帮助下，一些患者学会了使用智能手机，用手机聊天、看视频等。通过学习这些新技术，患者认为自己依然可以跟上时代的步伐，不仅可以享受科技带来的乐趣，也增强了患者的自尊和自信。

> 你们来啦！对啦，今天是周四啊，丹丹（社会工作者）呢？怎么没来啊？上次她说来看我的，她拿了电脑，给我看《新白娘子传奇》。……你们下次什么时候来呀，下次我该看第 27 集了，下次接着看呀。（P24，男，67 岁，前列腺癌，2017 年 5 月 20 日）

> 我啊，78 岁查出的这个癌症，80 岁开始学上网。从头学也没什么难的嘛。我是个主观能动性很强的人。要是想做什么事，就一定要做好，最后花了三个月时间学会了。现在家里电脑、平板、手机都有的，想玩什么就玩什么。（P22，男，84 岁，肠道癌，2017 年 5 月 16 日）

---

① Julius A. Roth, *Timetables: Structuring the Passage of Time in Hospital Treatment and Other Careers* (Indianapolis: Bobbs-Merrill, 1963).

② Erving Goffman, *Asylums: Essays on the Social Situation of Mental Patients and Other Inmates* (Harmondsworth: Penguin, 1968).

第二，社会工作者为患者过集体生日，节日时也举办活动。在医院，很多患者和家属由于压力较大，没有多少精力和兴趣过生日。即使有患者在病房里庆祝生日，由于空间限制和亲朋好友的缺席也显得较为冷清。社会工作者举办的集体生日庆祝活动并不是单独为某位病人庆祝生日，而是为当月过生日的病人过集体生日。虽然有的患者生日并不在当月，但大家并不在意，都积极参与到庆祝活动中。

对年长的患者来说，庆祝生日意味着长寿，是对患者生命价值的一种肯定。在庆祝生日时，社会工作者、志愿者、医护人员、患者家属和病房病友向年长的患者送上生日祝福。一位老年患者在生日会上表示："高兴、知足！过了80岁生日，活够了，我可以安心地去了。"生日庆祝仪式能够帮助患者回顾人生历程，肯定人生的意义。另外，患者们还会举办特别的生日庆祝活动，以纪念患癌事件。一位70岁的癌症患者声称自己"5岁了"，指的是从患癌开始，已经过了5年时间。他们将患癌当作生命的新起点。每逢5年和10年，要举办较为隆重的生日会，当患者们在一起庆祝"生日"时，他们确信自己打败了癌症与死亡，从而备受鼓舞。

生日庆祝等仪式为患者的人生叙事提供了记忆的时间点。通过举办让患者印象深刻的活动，患者得以在人生叙事中建立一个又一个时间点。在物理时间中，两个时间点之间嵌入的事件越多，则个体感知到的两个时间点之间的距离越短。① 也就是说，丰富的活动可以缓解患者的时间难熬的感受。活动对应的时间点与患病这一充满灰暗色彩的时间点不同，有着丰富的色彩和愉悦的情感。患者将这些时间点串联起来时会发现，病房中的生活也可以丰富多彩。

> 很久没有过这么开心的生日了，今天笑得下巴都僵了。没想到在医院里也能过生日，还这么开心。感谢你们呀，之前搞那个国庆节活动，后来又搞这个生日庆祝，我是感觉呀，虽然在病房，日子依然过得丰富多彩。（P39，男，66岁，胰腺癌，2017年9月20日）

---

① J. D. Lewis and A. J. Weigert, "The Structures and Meanings of Social Time," *Social Forces* 60 (1981): 432–462.

各类活动使患者产生了病房生活也可以丰富多彩的感受。关键在于，通过将不同时间点连接起来，能塑造一种时间上的立体感，使患者的生活故事更具有纵深感。在医院病房中，由于严格遵循时间安排，患者的生活较为单调。在缺乏新鲜事物刺激的情况下，患者更容易将注意力集中于身体的疼痛和负面情绪上。社会工作服务通过提供新鲜事物的刺激，对改善患者的当下叙事起到了积极作用。

第三，幽默成为病房生活的调剂。在病房中，病人之间也会相互安慰。不过，面对现实的疾病与死亡，这种安慰毕竟显得苍白，而幽默在病房中有着特别的作用。相关研究指出，幽默对缓解患者焦虑、抑郁情绪以及减轻疼痛具有积极作用。[1] 有的患者时常会展现自己的幽默，通过幽默表达自己的乐观精神，既缓解了自己的压力，让死亡显得不那么可怕，也为别人带来快乐。

> 我们每次查房点名时，有一位病人总是大声地喊"到"，中气十足地回答。有一次过节我问他："你知道今天是什么日子吗？"他估计不知道，想了一下，突然打了个喷嚏，然后他就说："今天是打喷嚏的日子。"惹得整个病房都笑了起来。（D4，男，36 岁，医生，2017 年 11 月 9 日）

> 第一次去病房看望病人，是一个 50 多岁的叔叔。病房里只住着叔叔一个病人，他正在津津有味地吃一根冰棍儿，丝毫看不出重病的样子。"叔叔你一个人住在这里，是豪华大房间呀！""那是，我住的是总统套房！"叔叔没有穿着病号服，而是和妻子穿着一样的深蓝色的卡通卫衣，情侣装。我看到叔叔卫衣的帽子一直斜着勒着脖子，我过去想把衣服正过来让叔叔舒服一些，没想到叔叔突然歪着脖子做了个鬼脸，可搞笑了。（V5，女，22 岁，志愿者，2017 年 9 月 19 日）

社会工作者可以使用幽默治疗为患者提供服务。幽默治疗有被动干预

和主动干预两种方式：被动干预指的是患者被动地笑，如通过观看喜剧等方式唤起患者愉悦情绪；主动干预是支持患者主动制造幽默和笑声。上面两个案例中的患者都是主动制造幽默和笑声，这种主动制造的幽默对于调节患者情绪及其人际关系具有更积极的意义。社会工作者对于患者主动表现出来的幽默要支持和鼓励，还应该"捧场"笑出来，让患者的幽默表演得到积极反馈，以提升患者继续制造笑声的积极性。

第四，以音乐治疗舒缓身心。研究发现，音乐治疗可以减轻患者的疼痛感和焦虑，帮助患者获得良好的情绪体验。① 福州市爱加倍社工服务中心采用音乐治疗的方式为患者提供服务，通过歌唱和乐器演奏缓解患者焦虑、减轻患者压力、帮助患者放松身心。爱加倍社工的音乐疗愈服务可以分为两种：第一种是邀请志愿者为患者提供音乐表演；第二种是让患者通过亲自唱歌、表演实现自我治愈。例如，2023 年 9 月，爱加倍社工在第九〇〇医院肿瘤科举办"让爱走动"病房中秋音乐会。10 月，爱加倍社工在福州市第一总医院安宁疗护科举办"让爱久久"病房重阳音乐会。音乐会有时邀请专业人员进行音乐表演，有时邀请小学生为患者表演。志愿者的表演不仅有利于患者的心理疗愈，也增加了患者与外界的互动，强化了其社会支持网络。再如，爱加倍社工服务中心开展了音乐工作坊，由音乐治疗师带领患者唱歌、做节奏训练、合作表演，患者在体验和享受音乐的过程中实现疗愈。

第五，社会工作者开展患者心理关怀小组活动。2021 年，龙岗中心医院与深圳市龙岗区春暖社工服务中心开展了主题为"关怀自己，放松身心"的肿瘤病友心理关怀小组活动，主要目标是减轻患者的心理负担，唤起患者的积极情绪。第一次小组活动中，社会工作者引导患者使用社会支持评定量表及社会支持关系图等工具盘点患者的社会支持和潜在资源。第二次小组活动中，社会工作者通过正念疗法，引导患者学会放松，接纳自己并自我关怀。第三次小组活动中，社会工作者运用园艺疗法，邀请患者制作花盆和种植绿植，帮助患者减轻压力。第四次小组活动中，社会工作者引导患者制作自己的生命树，并通过生命树讲述自己的生命历程。通过四次

---

① 陈凤兰、拓明勤：《音乐治疗在社会工作中的运用及其发展前景探析》，《医学与哲学》2023 年第 4 期。

小组活动，患者减轻了压力，心态变得更加积极。

第三节　社会关系叙事重构：做"人生俱乐部"的主人

"会员重组"是叙事治疗中的重要方法之一，这种治疗方法建立在一种"人生俱乐部"的隐喻之上。一个人生命中所遇到的全部人都可以算是其人生俱乐部中的会员，个人通过与不同会员的交流互动形成自己的人生叙事，在此过程中个人身份认同也得以形成。作为人生俱乐部的主人，叙事者可以邀请一些会员经常出现在俱乐部中，强化与之相关的正向叙事，也可以将一些人的会员资格剥夺，弱化与之相关的负面叙事。

一　作为"新会员"的社会工作者

对于住院的癌症患者来说，由于与外界隔绝，其人生俱乐部的会员非常有限。除了在回忆中的会员，经常出现的会员有医护人员、病友、家属等。数量有限的会员，再加上非常规律的医院生活，让患者的生命故事非常单调和乏味。当患者对于自身的生命价值产生怀疑时，医护人员、病友和家属也难以提供相应的心理与社会支持。

此时，社会工作者出现在晚期癌症患者的人生俱乐部中，为患者的生命故事带来新的改变。以下是发生在病房中的一段对话。

> 患者：真的要感谢你们（社会工作者）呀！感觉就像自己的孙女一样，比孙女还亲呢，我孙女也没有一直来看我。你们真好啊，总是陪着我们这些没用的人。
>
> 社工：您怎么会是没用的人，您可是我们病房的大明星呀。您上次讲的那个笑话把大家都逗乐了。没有您，谁给我们讲笑话呀！
>
> 患者：这丫头（笑）。

首先，社会工作者秉持专业的价值观，给予患者无条件的关爱和信任，尊重患者的权利和尊严，认可患者的生命价值，相信患者的能力，并致力于增进患者福祉。在与社会工作者的互动中，患者往往能够形成较为正向的叙事，社会工作者成为患者人生俱乐部中具有积极意义的会员。其次，社会工作者提供了多种服务、开展了多种活动，让原本单调的医院生活变得多彩而有生气。在人生的最后阶段，社会工作者为患者的人生故事添上了一抹亮色。即使不提供其他服务，仅是社会工作者提供的陪伴和无条件的接纳就已经在一定程度上重构了患者的人生俱乐部，有益于患者建构积极叙事。

二　社会关系的拓展

由于住院癌症患者的身体限制，其社会关系受到影响。社会工作者拓展患者的社会关系，一方面可以加强患者在院内的社会交往，另一方面可以增进患者与院外的联系，以帮助患者的人生俱乐部有更多新会员。

首先，社会工作者在医院举办了包粽子、种绿植、猜灯谜、唱歌、生日会等各类活动，并重视患者之间互助关系的建立。在活动中，社会工作者提供机会，引导患者与家属、医护人员以及其他患者互动，促进了患者的社会交往。更重要的是，社会工作者可以作为联结者，在癌症患者之间搭建桥梁，构建互助关系。深圳市龙岗区春暖社工服务中心的社工发现乳腺癌患者阿锦（化名）在病房哭泣，丈夫时而坐在床边，时而在床前来回走动，想去安慰妻子，却又不知如何开口，显得有些手足无措。社会工作者主动与患者沟通，患者表示自己有两个年幼的孩子，还有体弱多病的父母，如今患癌拖累了家庭，还不能陪孩子长大、陪父母终老。社会工作者向患者表达了同理心，不过社工深知，有相同经历患者的劝慰更有作用。在征得阿锦的同意后，社会工作者邀请了本院其他患乳腺癌的姐妹向阿锦分享经验。其他患者向阿锦分享了自己在医院手术和化疗的过程与感受，她们用自己过来人的经验向阿锦传递积极、正向的治疗态度。阿锦感到了温暖和安慰，看到了生命的希望，精神状态也变得更加积极乐观。在住院期间，阿锦遇到新确诊的病人也会以"老病友"的身份去安慰和开导新病友。因为患病，患者一部分的社会关系受到损害，但也有机会获得病友之间的珍贵友谊。

其次，社会工作者举办各类活动增进院内院外联系。疫情期间，医院实施封闭管理，与外界联系变得更少。为了扩展患者的交往空间，LF 医院推出了在线关怀、在线探视项目，志愿者定期从全国各地向患者发起视频通话。2021 年 1 月 28 日，身处海南三亚的志愿者如约拨通了视频电话。通过视频，患者们看到了蓝天、白云、大海。一位患者最近病情加重，情绪低落，视频中美丽的景色和志愿者的问候让她心情开朗起来。患者说道：

"虽然去不了，但是托大家的福能看到美景，心情很舒畅。"虽然患者的身体局限于医院之中，但依托现代信息技术，住院患者得以和外界世界接触，和陌生的志愿者建立情感关联，其人生俱乐部又有了新的会员。

三　人生俱乐部的会员重组

叙事治疗注重在对话中引入他人的视角，帮助案主从他人视角中观察和评价自己，进而调整自己的自我认同。案主总会受到他人视角的影响，他人的评价对案主的自我评价有重要影响。在案主的人生俱乐部里，有的会员促进了案主正向的自我评价，有的会员导致案主形成负面的自我评价。社会工作者尝试在对话中提示案主，找出那些对自我评价有积极作用的会员，并强化其在叙事中的作用。

> 患者：我总这样拖累孩子们，早点走了就好了。
>
> 社工：阿姨，您的儿女很爱您呀，总是来看您的。
>
> 患者：他们是对我很好，所以才更觉得拖累他们啊。
>
> 社工：阿姨，那您从儿女的角度想一想，儿女会希望您过什么样的生活呢？
>
> 患者：（思考）他们应该希望我快快乐乐、安安稳稳地过完最后一段时间吧。
>
> 社工：是啊。儿女们这样希望，您还觉得不快乐，这样儿女们的心不就白费了吗？
>
> 患者：（思考）你说得对，我不能老想这些负面的东西。

上述案例中的患者从自身的内疚感出发，认为自己拖累了家人。社会工作者引导患者跳出自己的视角，从子女的视角观察问题，以子女的叙事影响了患者的自我叙事。根据库利的镜中我理论，人的自我认同是在与他人的社会互动中形成的，他人对自己的态度和评价，是反映自我的一面镜子，个人通过这面镜子认识和把握自己。① 在对话中子女的视角是虚拟的，

---

① 〔美〕查尔斯·霍顿·库利：《人类本性与社会秩序》，包凡一、王源译，华夏出版社，1999。

但子女视角如同镜中我一样，对患者的自我认同产生了真实的影响。在对话中引入他人视角，实际上就是强化了该会员在人生俱乐部中的地位。

临终关怀不仅关注晚期癌症患者的生命质量，还注重对家庭成员的哀伤辅导。当患者去世之后，家属往往面临巨大的悲痛。当家属过于悲痛、影响正常生活时，就需要社工的干预和帮助。患者去世后成为逝者，逝者的角色将在家属的人生俱乐部中渐渐淡去。如果家属无法接受逝者的离去，在逝者离开后依然将其作为重要会员，会影响家属的正常生活。举例来说，一位母亲患病离世，她的女儿陷入巨大的悲伤，甚至不能继续正常生活。在这位女儿的叙事中，母亲成为叙事的全部，其他的叙事都被忽略了，社会工作者提醒其关注到人生中其他的重要他人。社会工作者对她说："你看你的小孩还在你身边，你要坚强。你要这么倒下的话，你的孩子会担心。"在考虑了自己的孩子之后，家属逐渐从失去母亲的阴影中走了出来，开始了新的生活。通过调整人生俱乐部会员的重要程度，社会工作者能够引导家属建构更为积极的人生叙事。

第四节　灵性叙事重构：人生回顾与价值找寻

患癌症的病人，尤其是患癌症的老年人，其生命价值在新的环境下受到冲击。然而，只要活着，人们总是要不断追寻生命的价值和意义。叙事是创造意义的方式，人们随时在进行叙事的理解，叙事者从时间中挑选出生命事件进行叙事的编织，在事件之间建立因果关系，从而形成自己的人生故事。

一　生命相册与时空感知重构

患癌事件如此重要，以至于很多癌症患者将自己的人生历程分为"患癌之后"和"患癌之前"，患癌事件发生前后的人生泾渭分明。正如弗莱施曼（Fleischman）所说："患病的宣告划出一道分界线。它把生活分割成'之前'和'之后'，这一分割从此体现在个人生命故事的每一个方面。"①

---

① Suzanne Fleischman, "I Am…, I Have…, I Suffer from…A Linguist Reflects on the Language of Illness and Disease," *Journal of Medical Humanities* 20（1999）：3–32.

患癌之后，不少患者住进医院，其行动空间受到限制。病房中的生活单调乏味，缺少新鲜事物的刺激，故事情节的缺失使得疾病成为癌症患者叙事的主要内容。由于深受疾病困扰，患者对现阶段的痛苦更加关注，在病人和医护人员的交流以及病友之间的交谈中，谈论最多的是疾病和痛苦。患癌之后的叙事，细节和内容更加丰富，但充满悲观情绪。在医院中，患者较少提到入院之前的事情，患癌之前的叙事显得苍白而短促。当请患者谈谈自己的人生故事时，一位患者讲了下面这样一段故事。

> 我没有什么故事……年轻的时候当兵，转业回来之后，就在单位工作，做了三十几年就退休了。后来就得了癌，已经好几年了。工作的时候太累，我就想，可能是那时候落下的病。你们年轻人一定要注意身体啊。我病了以后我爱人一直照顾我，她挺不容易的，年纪也不小了，还要忙前忙后地伺候我。儿子有时候也过来看看，不过来得也不多。我现在也下不了床，手也没力气，端饭也端不了，只能让别人喂我，现在就是躺在这里。（P39，男，66岁，胰腺癌，2017年9月20日）

以上患者的故事，从叙事篇幅上来看，患癌之后的篇幅大大超过了患癌之前的篇幅，然而，从客观时间上来看，患癌之后的时间要明显短于患癌之前的时间。图7-1和图7-2展现了患者经历的客观时间和患者主观时间感受的对比。癌症患者的叙事容易集中于当下的疾病和痛苦，这让患者感觉到时间变得难熬，患病阶段的时间被大幅延长了。

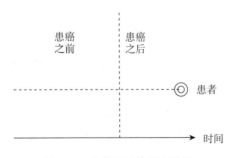

图7-1 患者经历的客观时间

图 7-2　患者的主观时间感受

患癌之前的故事情节被大大压缩，几十年的时间被一句话带过，对患癌后的故事的描述则较为详细。对故事详略的如此安排，遮蔽了人生中的美好时光。深受痛苦侵扰的患者，无法对整个生命历程做出更为全面的评价，只能将目光聚焦于患病阶段，导致消极的人生叙事，使叙事中充满了灰暗色彩。此外，叙事中以职业和患病为主线，忽略了爱情、家庭、友情等支线故事。

社会工作机构开展了"生命相册"活动，邀请患者及其家属将家中的照片带来，在社会工作者的帮助下制作生命相册。刚开始的时候，有的患者并没有参与意愿，因为家里的照片都已经整理好放进相册了，没有必要再把照片拿出来重新制作相册。不过，在服务了几位患者之后，其他患者也纷纷参与进来。社会工作者将相册做得非常漂亮，用手绘、文字和贴纸将相册装点得格外温馨。制作相册仅是契机，更重要的是让患者和家属参与到相册的制作当中，引发他们关于过去时光的回忆。

"生命相册"活动以照片为载体，将患者带向回忆。患者讲述了更多患癌之前的故事，患癌之后的叙事篇幅相对缩短，进而构建较为全面和更加积极的人生叙事。在整理旧照片时，社会工作者帮助患者按照时间线索将出生、上学、工作、结婚等患者重要的生命事件串联起来。故事情节从照片出发不断延伸，已有的记忆逐渐复活，让生命故事更加丰厚。通过不断回忆与强化，往事中的欢乐、意义等积极因素可以不断膨胀，从过去渗入当下，对患者此时此刻的感受产生正向影响，促进患者人生叙事的正向建构。

这张是我刚参加工作的时候，那时候我们单位有个照相机，就拍了这张照片。你看，黑白的照片好看吧，我还觉得黑白照片有气质……这张是我们结婚的时候，她那时候很漂亮的……这个是我儿子小时候，那时候特别淘气……这个是我最好的朋友，现在都走不动了……刚开始他们（社工）说要给我弄相册，我还觉得没什么必要。后来一边弄的时候，一边就想想以前，感觉这一辈子还挺长的，过得挺有意思。（P39，男，66 岁，胰腺癌，2017 年 9 月 20 日）

一些事情都快要忘记了，现在又回想起来。想起来自己去过杭州、苏州、重庆、还有北京。祖国的北方和南方、东部和西部都去看过了，感觉这一辈子还挺值的……你看，我这几个老朋友，想想真好啊，年轻的时候一起喝酒，一起到处玩，真是美好的回忆……（P39，男，66 岁，胰腺癌，2017 年 9 月 20 日）

除了按照时间顺序梳理患者的人生故事之外，社会工作者也按照一些主题将照片分类，如按照家人、朋友、旅游等主题将照片组织起来。不同的主题就是不同的支线故事，在不同维度增加了生命故事的厚度。癌症患者受疾病之苦，常常忘记了以前的故事，通过生命相册和患者的回忆，这些故事得以重新焕发生机。

此外，病人生活在医院之中，囿于病房的物理空间，但有些患者也可以通过想象或者回忆进行其他空间的叙事。通过回忆和想象，患者所处的空间得以拓展，具备了更多的可能性。

案例：女，58 岁，肾癌，2017 年 7 月 25 日等①

案主向社工表露出自己的担心及忧虑，觉得自从生大病后一切都改变了，做梦梦到家里也不是以前的家里了，花花草草都变了，总觉得家里出了什么事情。丈夫回应道："你放心好了，我会将家里都照顾好的，你不放心我就拍视频给你看看，家里好着呢。"（2017 年 7 月 25 日）

案主说："之前看别人成天出去旅游的时候，我就想旅游有什么意

---

① 资料来源于社会工作机构的个案记录。

思，但自从 2012 年患病以来，我也想出去旅游。最近的一次是去上海的一个古镇，虽然离得近，但也是很美好的。"（2017 年 7 月 26 日）

案主讲起了自己的童年，小时候父母在新疆，自己跟着奶奶一起住。那时候跟着奶奶一起特别开心，其他同学也非常羡慕。因为那个年代，父母管教得非常严，和奶奶住在一起，相对来说没有那么严。那时候，"就像飞翔的小鸟一样"。（2017 年 8 月 2 日）

在上述记录中，患者虽然身处于医院，但患者叙事中出现的空间并非仅有医院。通过视频、回忆和想象，患者的家、旅游时候的古镇、童年的住所出现在患者的叙事中。通过生命故事的回顾，患者的叙事得以突破医院的空间限制。我们常说"拍照留念"，照片一般具有纪念意义，经常与愉悦的经历相连，因此照片可以作为生命故事讲述的辅助。通过对于不同空间的记忆和叙事，医院从占有主导地位的空间成为很多空间中的一种，与医院空间相连的不愉快记忆被淡化。

总而言之，以癌症、医院为主导的叙事被晚期癌症患者作为生命故事的主线，一叶障目般地遮蔽了患者原本丰富的生命故事。通过生命相册、人生回顾等活动，患者以往的记忆获得了新生，其人生叙事的时间、空间以及维度在不同程度上得以拓展，以患癌、医院为主导的故事也得以改变。患病只是人生的一部分，而非人生的全部。认识到这一点后，晚期癌症患者的人生叙事将更加全面，也会更加积极。

二　积极取向的提问与生命维度的扩展

对于晚期癌症患者来说，在卧病在床的生活中很难寻找到生命的意义。于是，从回忆中找寻生命意义成为患者的可行策略。社会工作者使用叙事疗法，向患者询问："您最自豪的事情是什么？""您最在意的事情是什么？"这些积极取向的提问，可以引导患者回顾人生中的高光时刻。从过去的光辉事迹和成就中，个人能够感受到自我价值，提升自尊自信，为内心寻找一些安慰。归纳起来，癌症患者的价值感来自如下方面：工作成就，兴趣爱好与特长，人际交往中的爱情、亲情与友情。

其一，工作成就。在医院中，患者穿着统一的病号服，被抹去了身份特征，而患者的职业身份可以呈现其更多的个性特质。在交谈中，社会工作者可以向患者询问其职业，并引导其讲述工作中的成就。对于患者来讲，从业期间的工作成就，是他们对自己生命价值积极评价的重要基础。在下文案例中，患者讲述了其工作期间不贪便宜、遵守交通规则、见义勇为的经历，在讲述期间，患者神态自信、情绪激昂，露出了久违的笑容。

> 我的第一份工作，是在运输行业，当时上班的时候，（大家）都是靠山吃山，靠海吃海。那个时候运土豆、运大米，他们（同事）都要拿好多的。我干了十几年，从来没有拿过一粒米、一个土豆，拿别人的东西就是不好的，就算再小的东西也不行……我最骄傲的事情是开了十几年的车，从来没有被扣过分。有一次我在开车，看到前面的工程车，一路开过去扯断了好多路边的高压线，还是一路开下去。我当时就猛踩油门，直接飙到最高速追那个肇事司机，什么都没想就一个劲儿地追，足足开了几个小时，竟然被我追到了！那个事还登报纸了。（P23，男，68 岁，胃癌，2017 年 5 月 18 日）

其二，兴趣爱好与特长。癌症患者很难在医院中还保持原有的兴趣爱好，不过社会工作者依然可以向其询问。讲述其擅长的领域，谈论自己感兴趣的事情，能够帮助患者获得价值感。在下文的案例中，患者喜欢写作、画画、写毛笔字，在讲述这些兴趣爱好之后，患者得出了"这一辈子过得还挺有意思的"的结论。社会工作者表示对患者的作品感兴趣，患者找到一些作品的照片与社工和病友分享，在社工和病友的称赞中，患者自信心得以增强，心情也更好。

> 我是上海政法学院法学专业毕业的，上学那几年当过学生会主席，参加了好多文艺社团，兴趣比较广泛。那时候我很喜欢写文章，文章嘛，有学术论文，也有恋爱类的小说（笑），我那时候情诗写得不错。文艺青年嘛，多愁善感的。后来还自己制作了一个作品集。年轻那会儿还喜欢画画，写毛笔字。那时候我写字真的不错，还得过奖，受过领导的表扬。有时候想想这些兴趣，还可以看看自己以前的作品，觉

得这一辈子过得还挺有意思的。（P24，男，67 岁，前列腺癌，2017 年
5 月 20 日）

其三，人际交往中的爱情、亲情与友情。社会工作者可以引导患者谈
论他们的爱人、亲人和朋友，这些谈话有助于患者回忆并珍视与他们的感
情，并从中获得温暖。在医院，最常守在患者旁边的往往是患者的家人。
家人与患者相濡以沫、相互扶持，给予患者无微不至的照顾。社会工作者
可以引导患者谈论照顾者，并从中感受到生命的积极意义。在病房中，请
患者谈论照顾者顺理成章、较为容易，且一般不会被拒绝。社工可以问：
"刚才那个照顾您的人是谁呀？"这样简单的问话，既不敏感，也不冒犯，
可以轻松地开启交谈。之后可以问"能不能给我讲讲您和他/她的故事
呀？"，交流的话题就可以不断深入。

那时候她在读书，一到周六，她坐轮渡回来，我总在码头等她。
那时候约会的地方少，只能去公园、电影院。我们老是去电影院看电
影，什么《小兵张嘎》《地道战》我们都看过。我和老伴啊，到现在结
婚已经 60 多年了，金婚、银婚、钻石婚都过了。我生病了，她一直这
样照顾我，从来没有说过一句嫌弃的话。我有一次问她："我现在这样
躺在床上老让你照顾，你觉得烦不烦呀？"她说："你不烦我，还有谁
能烦我。我就怕你走了，没人烦我，我可要无聊死了。"你说这个老太
婆好笑不好笑。（P45，男，82 岁，肝癌，2017 年 11 月 8 日）

我最自豪的事情，就是把儿子养大。那时候我和他爸离婚，他跟
了我。他当时已经懂事了，脾气特别倔，坚决不要后爸，我后来就一
直坚持没有再嫁。一个女人家，把这个孩子养大真的挺不容易的，东
家借，西家借，钱总不够用。那个时候我就记得经常偷偷地哭。好在
现在儿子特别争气，特别听话，现在上班也有出息了，也成家了，我
就放心了。儿子知道我不容易，特别孝顺，一直来看我，儿媳妇也孝
顺，我觉得这辈子值了，真的。（P37，女，62 岁，胃癌，2017 年 9 月
13 日）

个人的生命价值一方面在于家人的关心，人能在家庭的温暖中感受到生命的价值；另一方面在于个人对家庭的贡献，人能在对家庭的奉献中获得生命的价值。上面两位患者分别谈论了妻子、儿子，并且都从谈论中获得了积极的感受。还有另外一位患者，他觉得自己患病后处处不顺利，很多烦心事，抱怨生活没有意义。社会工作者向其询问："您认为生命中最有意义的是什么？"患者思考了一会，说："家人吧"。社会工作者回复道："您看，家人不是都陪在您身边吗，那您的生活是不是很有意义？"患者有所触动，态度也变得积极起来。

除了家人以外，朋友有时也会来看望患者。有一次社会工作者发现患者有朋友来访，在下次会谈时，社工邀请患者讲一讲和朋友的故事。患者表达了对朋友的感恩和对友情的珍视，还讲述了与朋友年轻时的故事。他们几个朋友一起"上山下乡"，在乡下一起劳动、一起唱歌，后来又一起回了城里，可谓是患难与共。在对友情的讲述中，患者的叙事变得更加积极。

> 现在五个中有两个会动的、三个不会动的，我就是那三个中的一个。那两个会动的时不时地还来看我，我挺感恩的。（P25，男，79岁，胰腺癌，2017年5月20日）

三 "五道人生"与人生告别仪式

（一）"五道人生"

对临终患者来说，生命即将落幕，与世界告别是人生的最后任务。最后的告别非常重要，对于晚期癌症患者来说，好的告别能够让患者感受到家人的温暖和关爱，在安详平静中离去；对于患者家庭来说，好的告别能够让家属说出自己的心声，处理好与逝者的关系，不留下遗憾，更好地继续日后的生活。

然而，由于死亡禁忌的存在，很多中国人很难开口谈论死亡，再加上中国人性情内敛，较少直接表达对于亲人的留恋和爱意，即使在生命的最后一刻，患者与家属也难以敞开心扉，进行人生最后的告别。在患者尚能表达时，家属不愿和患者谈论死亡，在患者真正濒危时，其通常已经丧失了表达能力。这经常导致患者不能很好地与世界告别。有些患者未能及时恰当地完成未了心愿、做好后事安排等，以至于留下遗憾。

深圳市龙岗区春暖社工服务中心通过"五道人生"飞行棋道具，引导临终患者"道爱、道谢、道歉、道谅、道别"。达叔（化名）被医生告知还有一个月的生命，他不愿再接受化疗、放疗，因而入住临终关怀病房。达叔在"五道人生"游戏中，一是表达了对母亲的爱，感谢母亲在他成长过程中给予他的爱与关怀；二是表达了对妻子的感谢，感谢妻子嫁给他，与他组建了家庭、生儿育女，感谢妻子在生病期间给予无微不至的照料；三是表达了对妻子的歉意，因为达叔性子急，有时候会责备妻子；四是向关心他与他关心的人道别，他很清楚自己的身体情况，希望家里人尊重自己放弃积极治疗的选择与决定。至于道谅，达叔表示已经没有怨恨之人，也不用再原谅谁。

通过"五道人生"的引导，临终患者能够与所爱之人道别，没有遗憾、心神安宁地离开世界，人生也画上了一个圆满的句号。

（二）人生告别仪式

在笔者调研的上海某医院中设有关怀室，经医生判断大约还有 24 小时存活时间的患者会转到关怀室。可以说，关怀室是晚期癌症患者的最后一站，在关怀室的这个阶段是家属与患者告别的最后机会。然而，在社会工作者介入前，关怀室中的告别常常是沉默和哭泣，大部分患者家属缺乏告别的知识和经验。晚期癌症患者躺在床上，患者的家属表现不同：有的家属在旁边哭作一团，有的家属在玩手机，有的家属在谈论一些与临终者无关的事情，却鲜有家属与临终者交流和告别。很多家属认为，患者已经在弥留之际，即使说话患者也是听不到的。然而，根据医学研究，患者即使在最后的时刻，依然能够听到周围的声音。[①] 为了帮助家属与患者更好地告别，社会工作者引导家属开展告别仪式。

那一次×床的叔叔进入了关怀室，我进去的时候，发现患者的儿子、女儿、儿媳红着眼圈在聊天，孙子在旁边坐着玩手机。看得出来，

---

① 许翔、许珺：《濒死体验成因解析》，《医学与哲学》2024 年第 5 期。

家属都很悲伤，尤其是女儿，一边小声说话一边流眼泪。但是，没有人和患者聊天。我进去先观察了一会儿，思考了一下，将女儿、儿子和儿媳叫了出来。我就跟他们说："现在叔叔闭着眼睛，虽然看不见，但是他可能能听到我们说话，也可能还有触觉。我们好好地和他告个别吧，就当是个告别仪式，最后再跟他说说话，这是最后的机会了。"家属都觉得可以，我们就再进去，拉着患者的手，逐一和患者说话。子女们说话的内容大概就是：子女们很爱他，感谢他的养育之恩。他们会照顾好家人，请他放心之类的。说这个话的时候，子女们也非常感动。老人有没有听到，我们不可能知道，但是子女们在这个过程中确实与老人很好地告别了。后来家属向我们表示感谢，说："要不是你的提醒，我们就不会想起来要向老人告别。这样的方式很好，我觉得爸爸一定听到了。"（S5，女，32 岁，社会工作者，2017 年 10 月 11 日）

在日常生活中，中国人往往不善于表达情意，觉得"难为情""不好意思"，关键在于日常生活中没有适合这种表达的情境。情境似乎没有什么强制的约束力，但实际上突破这种限制是非常困难的。举例来说，主持人在电视节目中使用字正腔圆、情感充沛的播音腔看起来十分正常，但在日常生活中使用这种腔调说话会让人感到奇怪，很少有人会使用这种腔调进行日常交流。日常交流与电视节目分别对应了日常情境与仪式情境，人们清楚地知道自己身处于何种情境中，也知道如何行事才符合情境要求。对于这种情境的要求我们姑且称之为脚本，我们总是在按照习以为常的固定脚本进行演练。在一般中国人的日常生活中，缺乏直接表达爱意的情境，当进行爱意表达时，就会跳出原先习以为常的脚本，出现情境与脚本的失调，导致当事人的尴尬和不自在。

社会工作者在上述案例中所说的"就当是个告别仪式"，实际上是设置一个仪式情境，让患者家属理解到现在的情境已经不同于日常情境。跳出日常情境之后，原先的脚本约束立即失去作用。在告别仪式中，患者家属并没有现成的脚本，此时，社会工作者所说的"最后跟他说说话"就是一个简单的脚本框架。而最后患者家属的表达，除了社会工作者的示范和引导外，明显参照的是电视剧、电影、小说中的情节和脚本，因为日常生活中缺乏可以参考的此类脚本。仪式情境或多或少都有表演的性质，但这并不意味着表演出来的都是虚情假意。表演的脚本仅是行为的框架，被日常情境所压抑的真情实感倾注于表演中，完成了情感的真实表达。①

小结　叙事治疗有助于患者正向叙事的建构

受到疾病影响，不少晚期癌症患者构建了负面的叙事，这在"身心社灵"四个维度有不同程度的体现。社会工作者通过叙事治疗的方法，在不同方面帮助患者重新建构积极叙事。在身体维度，社会工作者利用闸门理论帮助晚期癌症患者缓解疼痛，通过意义疗法、正念干预、改变对止痛药物的认知等方式改善晚期癌症患者的身体感受。在心理维度，社会工作者通过问题外化减轻晚期癌症患者的内疚感，通过"开启空间的问话"引导晚期癌症患者说出自己未了的心愿并帮助患者实现心愿，通过安排"课外活动"调节患者情绪。在社会关系维度，社会工作者作为患者人生俱乐部的"新会员"为晚期癌症患者提供支持，并帮助患者拓展社会关系，通过人生俱乐部的会员重组帮助患者及其家属构建更为积极的叙事。在灵性维度，社会工作者通过"生命相册"重构晚期癌症患者的时空感知，通过积极取向的提问拓展晚期癌症患者的生命维度，通过"五道人生"与人生告别仪式启发患者回顾人生，使晚期癌症患者在离开世界时没有遗憾。在论述过程中，笔者尝试融合多种社会工作专业技术，将其应用于患者服务中，以期为业界同人提供借鉴。

---

① 　王杰、叶雄、汪颖霞：《社会工作技术与人的改变：仪式治疗的理论梳理与实务探索》，《社会工作与管理》2021 年第 3 期。

第八章 叙事解构：压迫消解与主体地位回归

不同的叙事主体由于各自知识基础和价值观的不同，对同一事物也会产生不同的叙事。叙事和谐并不追求各种叙事的一致性，重点在于将晚期癌症患者置于叙事中心。只有将患者叙事置于中心，围绕着患者存在的多重叙事才不会压迫患者叙事，而是服务于患者叙事，服务于患者生活。患者叙事的主体性意味着患者可以自由选择有利于患者自身的叙事，在对多重叙事的选择和改编中，达致患者内部的叙事和谐。

第一节 叙事压迫的解构

一 从宏大叙事到日常生活叙事

利奥塔将叙事区分为大叙事与小叙事，大叙事"大而无当"，小叙事"小而美"。大叙事是一种标准叙事，是一种打着"解放""启蒙"旗号的权力话语，声称哪些价值观具有普遍适用性，它讲述的是"所有故事的故事"。然而，这种煞有介事的叙事也不过是诸多叙事中的一种，它与其所分析的故事没有什么区别，它所叙述的叙事也同样能够被解构和分析。马克·柯里认为，在当今时代，必须"打破标准"，"向装模作样提出全球适应性的大叙事"发起"总攻击"，全球化的大叙事应该让位于具体的、零碎的本土叙事。①

日常生活叙事是一种"小叙事"，以个体的日常生活为表现对象，与日

① 〔英〕马克·柯里：《后现代叙事理论》，宁一中译，北京大学出版社，2003。

常生活中的琐屑、平淡、平庸联系在一起。在宏大叙事看来，这种叙事是渺小和微不足道的。日常生活经常被轻视，被认为是没有意义的，处在被压抑、被蔑视的地位上。基于对宏大叙事的反叛，日常生活本位的叙事观把日常生活当成第一性的，强调从日常生活出发，回到日常生活。人是在日常生活之中的，因此这就意味着从人出发，回到人自身；日常生活领域同时又是一个人性存在的领域，回到日常生活也就意味着回到人性的领域。在这个领域中，人关注自身，审视自身，改造自身，从而达到改善人性的目的。[①]

生病与死亡，归根结底是作用于个人的。晚期癌症患者能否善终，关键并不在于医学、哲学、社会学等专业学科如何对此做出专业上的解释，而在于作为承受者、体验者、生活者和叙事者的患者本人如何讲述自己的人生故事。然而，家庭叙事、医学叙事、社会叙事等各种叙事的地位超越了个人叙事，对个人的生病与死亡进行解释。晚期癌症患者本人的叙事被其他叙事压迫和遮蔽了，处于相对的边缘地位，甚至自主决定权也被剥夺了。

恢复晚期癌症患者叙事的主体地位，必须解构权威叙事的压迫。解构权威叙事的压迫，重点不在于证明权威叙事是错误的，而在于强调晚期癌症患者本人叙事的主体地位。晚期癌症患者的叙事生态应该是这样一幅图景：患者本人的叙事居于中央，占有主导地位，医学、哲学、法律等不同专业的叙事围绕在个体叙事的周围；周围的叙事会对个体叙事产生影响，但不占绝对优势，不能超越患者叙事的主体地位。不同专业学科在进行研究和叙事时，应该意识到患者叙事的主体地位。患者是具有叙事能力的完整的"人"，而非被动的、冰冷的研究对象。

我们要关注日常生活中的患者叙事，鼓励他们讲述自己的故事，并尊重他们讲的故事。在自己的人生故事中，患者可以将自己的故事与专业权威和宏大叙事相联结，也可以拒绝专业权威和宏大叙事，单纯讲述自己的生命故事，描述琐碎的感受和细节，表现个体的独一无二。

二　面向患者家属的"生命课堂"

CH 社工开办了家属生命教育小组，其被称为"生命课堂"。在医院经

---

① 董文桃：《论日常生活叙事》，《江汉论坛》2007 年第 11 期。

常陪伴患者的家属在空间上的聚集，为开展小组活动提供了有利条件。在开展生命课堂活动前，社会工作者邀请患者家属写下对患者的祝愿，大部分家属写的是希望患者的病情能够好转。例如，两位家属的心愿卡这样写道："希望总是在，不要放弃，愿有一天早日康复。""愿老婆的病一天天好转。"然而，癌症终末期的患者，基本上已经失去了康复的可能。家属热切地希望患者康复是人之常情，然而，家属如果过度执着于生，心存康复的幻想，必然在患者离去时遭受巨大的悲痛。不仅如此，家属对于患者的康复期待可能会给患者带来巨大的压力。有的家属为了患者早日康复，让患者多吃饭，却不知道多吃饭会使患者肠胃受到更大的伤害。有的家属一再安慰患者可以康复，造成患者对于生存期的误判。对生存期过于乐观的判断，一方面导致患者为了长远考虑拒绝使用止痛药物而忍受着剧烈的疼痛，另一方面也导致一些患者没有做好去世的准备，未完成的事情来不及处理。

在生命课堂中，社会工作者起到了三个方面的作用。其一，社会工作者在小组中提供了新的知识和观念，有助于促成家属观念的改变。社会工作者强调患者的生命质量，尊重患者权利和意愿，向家属介绍尊严死等概念，对患者家属进行生命教育，引导家属正确看待患者的离去。社会工作者向患者家属介绍了"身心社灵"模式，并介绍了患者生病后一般经历的心理阶段与社会需求，引导家属关注患者多方面的需求。其二，社会工作者在小组中引导家属进行分享，在此过程中，家属的想法得到充分讨论，也激发了家属对于生命的思考。例如，社会工作者请家属换位思考，假如躺在床上的人是自己，自己希望如何被对待，在充分的讨论中家属的观念发生了改变。其三，社会工作者带领家属练习做保健操、进行肌肉放松等，减轻了家属的心理压力，促进了患者家属的心理健康，也有利于家属更好地为患者提供照顾。

经过生命课堂活动，家属对于死亡的态度有所改变。在后来的活动中，社会工作者邀请患者家属重新写下对患者的祝福，"早日康复"之类的祝福几乎没有再出现。"祝×××不要太痛苦，平平静静地走，我会一直陪你到最后。""只希望他走的时候没有遗憾。""希望在这里的每个人都能笑着说话，希望所有的病人和家属都能开心过好每一天。""平平静静""没有遗憾""开心过好每一天"，这些祝福不再是不切实际的愿望，而是具有了可能性和可行性。家属从身边的小事做起，可以实现这些愿望，帮助患者更好地与世界告别。

一位患者离世，社会工作者与参加过生命课堂的家属一起送走了她，家属并没有痛哭失声，而是在床前拉着患者的手，轻声地与患者说话告别。在患者离世后，家属心情悲伤，一再向社工确认："你觉得她走的时候安详吗？你觉得她还有遗憾吗？"社工回应道："你这一段日子做得非常好，我们已经一起帮助阿姨完成了最后的心愿，阿姨应该没有什么遗憾了，她走的时候非常安详。"得到社工的确认后，家属的脸上露出一丝欣慰。

家属与患者的关系最为密切，对患者的影响也最大，尤其是对于晚期癌症患者而言。晚期癌症患者将逐渐失去行动能力、言语能力甚至思维能力，他们将接受什么样的照顾、如何被对待都取决于家属的决定。家属对死亡的认识、对疾病的看法，都将影响患者的生命质量，决定晚期癌症患者是否能够"善终"。如果家属不能正确看待死亡和患者的离去，对患者执意挽留，家属的爱可能成为枷锁。生命课堂通过改善患者家属的观念，强化了患者的主体地位，对于晚期癌症患者的善终起到积极作用。

三　轻叙事、重叙事及其影响力

在病房中曾经发生过一件事情。一位 66 岁的膀胱癌患者接受了媒体的采访，相关视频被制作成医疗纪录片。有一次患者主动向工作人员提起自己想看一下纪录片，在工作人员的帮助下，患者用笔记本电脑第一次在屏幕上看到了关于自己的故事。然而，患者看完纪录片之后表现出不适。患者多次向护士、医生询问："这上面说我活不了多久了，是真的吗？"医护人员多次进行安慰，患者依然有心理负担。

纪录片是一种影像化的叙事方式，视角客观、叙事冷静，意图向观看者传达真实的信息。然而，纪录片以第三者的视角呈现事件，情感意味不浓厚。在纪录片中，癌症晚期、死亡等词语不断出现，而这些词语在与患者的真实对话中是不经常出现的。纪录片中说："××医院舒缓疗护病区收治的几乎都是晚期癌症病人，他们的住院时间大多不超过三个月。"患者的影像和名字下方标注着"癌症晚期"，突然被这些画面和词语冲击，患者受到的震撼可想而知。实际上，纪录片并未将接受拍摄的患者当作对话的观众，患者参与了拍摄，但仅是作为一种典型样本被呈现。纪录片面向的对象主要是普通的观众。

不同的叙事方式必然导致不同的传达效果。经过镜头剪辑、旁白、字幕等方面的处理，纪录片中呈现的叙事与患者本身的叙事存在较大差异。患者说自己活不了多久了，与这句话以转述的方式在纪录片中呈现，分别属于两种叙事，两种叙事给患者的感觉并不相同。屏幕中的"我"并不是完完全全的"我"，人们看着屏幕中的自己时，经常产生一种有距离的陌生感。而纪录片的冷峻气质、理性用词，都在传达一种确定的信息，让观众对片中表达的信息深信不疑。这种信息的权威性甚至超过了医护人员的专业意见：当医护人员告诉患者其目前的身体状况尚好时，患者依然心怀疑虑，这也是患者数次向医护人员求证的原因。

患者对于自己的现状是有叙事权的，患者可以对自己的经历进行加工、整理素材、安排顺序、诉说故事、建构意义。在叙事中，患者具有确定无疑的主体地位。然而，当患者叙事与纪录片叙事相遇时，情况发生了变化。纪录片以第三者的视角，以确定无疑的权威动摇了患者叙事主体的地位。纪录片中的患者是叙事者，现实世界中的患者却变成了观众，纪录片中确定性的叙事方式影响了作为观众的患者的自我叙事，似乎纪录片中呈现的故事更令人信服。患者的叙事主体地位被取代，甚至产生了自我怀疑。现代社会"档案热"兴起，人们迫不及待地对事件进行录制和叙述，并对其加以评论，从而"盖棺论定"。然而，对事件以过去时态进行评论以后，事件依然正在进行。已经完结的叙事开始影响正在进行的经历和体验，人们的生活开始模仿故事，而不是故事模仿生活。①

与纪录片事件相似的还有另外一件事。媒体对一位癌症患者的事迹进行了报道，文章为了突出事迹的感人程度，多次使用"临终""晚期癌症患者""不久于人世"等用词，甚至夸大了患者病情的严重程度。这篇报道在一般读者看来并无问题，却忽略了患者与家属的感受。患者多次在病床上阅读这则新闻报道，指出文中记者用词的问题，并表示这样写不对，读了之后感觉到非常不舒服。

不同叙事方式的影响力不同，按叙事方式的正式程度，本书将叙事分为轻叙事与重叙事。口头叙事一般并不正式，不能保存和沉淀，其叙事的影响不够深刻和长久，可以被看作一种轻叙事。文字叙事与影像叙事比较

---

① 〔英〕马克·柯里：《后现代叙事理论》，宁一中译，北京大学出版社，2003。

正式，突破了时间的限制，影响更为深远，可以被看作一种重叙事。在上文的案例中，纪录片的影像叙事与新闻报道的文字叙事是重叙事，这种叙事有更强的影响力，在叙事的权威程度方面超过了患者的自我叙事。不过，轻叙事也有优点，其灵活性更强，再创作的空间更大。在生命相册活动中，患者以照片等叙事素材为基础进行口头叙事，这种口头叙事灵活多变，可以得到加工和再创作，巩固了患者叙事的主体地位。

叙事方式本身不是问题，但如果重叙事传达的信息是负面的，就会对患者产生不利影响。每一种叙事背后都有叙事主体的存在，叙事主体会关注不同的重点，对故事进行不同程度的改编。纪录片中的叙事为了增强故事的可信性，会使用更多确定性的用词。新闻报道中的记者为了强化故事给人带来的反差感，刻意突出患者病情的严重程度。这两种重叙事都对患者产生了负面影响。

不过，重叙事也可以传达积极意义。在叙事治疗中，使用信件、日记、协议书等书面化工具对患者进行治疗是一种有效的治疗技术。叙事治疗的大师怀特和艾普斯顿曾经指出，一封信的价值等于四五次好的会谈。[1] 社会工作者在收集了患者的生命故事后，可以将故事记录成文字，在叙事治疗的理念下，社会工作者的记录能够突出故事的积极意义。可以把患者的故事打印出来，编辑成册，然后送给患者阅读。作为书面的重叙事，社会工作者记录的积极故事能够对患者产生积极影响。那些记录患者生命故事的文件，即使在患者去世后，依然能够对患者家属产生积极作用。阅读患者生前的故事，可以帮助家属疗愈哀伤，并从患者的积极故事中汲取力量。

第二节　患者赋权与主体性回归

阿瑟·克莱曼以"疾痛"代替"疾病"，[2] 希望人们将更多的关注点放在患者的日常生活上，回归患者的生活世界。患者虽然受到医学话语的制约，但依然有自身的能动性，这种能动性能够帮助患者抗击风险和化解危

---

① 〔澳〕Michael White、〔新西兰〕David Epston：《故事、知识、权力：叙事治疗的力量》，廖世德译，华东理工大学出版社，2013。

② 〔美〕阿瑟·克莱曼：《疾痛的故事——苦难、治愈与人的境况》，方筱丽译，上海译文出版社，2010。

机。当患者能动性不足的时候，社会工作者可以通过赋权增强其主体性。赋权是社会工作的重要理念。所罗门（Soloman）认为，赋权是一个过程，社会工作者应和案主一道参与活动，减少由负面评价造成的无权。① 对于晚期癌症患者来说，由于身体机能的下降，以及晚期癌症患者的标签，其自主决定权被剥夺，其相关事务由他人决定，失去了对自身相关事务的控制感。在对癌症患者的服务实践中，社会工作者及其他群体通过各种方式增强癌症患者的权力感和控制感，也试图做出结构上的改变。

一 优势视角：增强晚期癌症患者自信

当习惯性认为晚期癌症患者失去了自我决定的能力，外界就会向患者隐瞒相关信息，代替患者做出决定，并感觉不出这有什么不妥。长此以往，晚期癌症患者也会认为自己是失权的，其自我表达会受到限制。社会工作者给予晚期癌症患者无条件的信任和肯定，承认患者的生命价值，相信患者有自我决定的能力，鼓励患者进行自我表达，增强了晚期癌症患者的自尊自信。

第一，社会工作者以优势视角看待晚期癌症患者，尝试不把癌症患者看作有问题的人，而是把患者当成普通人，允许患者最大限度地自我照顾。晚期癌症患者往往自尊受到打击，失去了自信心。但有一些癌症患者会拼尽全力通过自己的方式维持自己的自尊和自信。社会工作者应对患者的行为保持足够的敏感性，能够快速辨识出哪些行为是癌症患者谋求自尊自信的表现。在医院中，患者的身份是病人，但有的患者不喜欢穿病号服，一有机会就脱下病号服穿上自己的衣服。这在一定程度上可以帮助患者暂时摆脱病人身份，以普通人的身份进行生活和叙事，改善患者的自我认知。受到疾病的影响，患者活动能力降低，一般都卧病在床。然而，有一些患者坚持自我照顾，自己能够做到的事情尽量自己做，甚至主动帮助别人。患者的自我照顾也是其摆脱病人身份的一种尝试。对此，社会工作者可以适当给予支持和鼓励，保护患者的积极性不被打击。

21 床的阿婆，我们去查房的时候她有说有笑的，很开心的。她一

---

① B. Soloman, *Black Empowerment: Social Work in Oppressed Communities* (New York: Columbia University Press, 1976).

直很乐观，能走路就下床走路。她还可以吃水果，橙子啊，西柚啊，她只能嚼嚼里面的汁，其他的都吐掉的。她其实是在强迫自己吃东西。她之前对我们医护人员说，希望不要把她当作病人，不需要别人的搀扶就能去厕所，自己能做的事情自己做。所以她也不怎么穿病衣的，喜欢穿自己的衣服。她说："你看我现在是这个样子，其实我一个月前是自己照顾自己的，我和老伴是一起生活的，老伴是前列腺癌，老伴的癌症是不会死的，我这个癌症是会死的。我都是自己去超市买生活用品，将近80岁的人了，不依靠子女，还可以自理，能照顾老伴，把生活打理得井井有条，我还挺骄傲的。"（N2，女，28岁，护士，2017年8月16日）

从患者的角度来讲，尽量自理地生活，一方面可以不麻烦别人，另一方面也能提升自身的价值感。有的家属可能过度担心，将患者照顾得无微不至，希望为患者代劳一切。然而，一切由家属代劳、什么都不做，可能会损害患者的自尊和自信。社会工作者可以与患者家属协商，允许患者做一些力所能及的事情，以提升患者对生活的掌控感。

第二，社会工作者聚焦于患者的长处和优点。对患者长处和优点的肯定能激发患者的自尊自信，增强其自我决定的信心和能力。有的病人喜欢和医护人员、护工、社会工作者、志愿者等聊天，谈及年轻人的恋爱、工作等问题时，患者往往乐于答疑解惑，提供参考建议，传授人生经验。当自己的声音被尊重、意见被采纳，患者能够从中感受到自己的价值。2017年，社会工作者组织了某中学的学生与癌症患者开展老少互动。学生们为患者唱歌、亲手制作串珠送给患者做礼物。社会工作者着眼于住院癌症患者人生经验丰富的优势，邀请患者帮助解答学生的人生疑惑。

爱漂亮的L女生："我应该怎样减肥？"

83岁患直肠癌的H奶奶："该吃的时候就吃，胖着好。"①

---

① 《再生缘之闪亮心愿会：遇见走向终点的你》，"春晖社工师事务所"微信公众号，https://mp.weixin.qq.com/s/rwSbg758TloJV6TWF0zq9A，最后访问日期：2021年11月25日。

患者把十二三岁的孩子当成自己的孙子孙女，老少互动中充满了温情，参与活动的同学也获得了对生命的感悟。老对少的叮嘱、少对老的反哺，展现了生命的延续性，拓展了关系的深度，也让患者获得了被尊重的感受。

增强患者的自信，不仅需要言语上的鼓励，更需要行动上的证明。

案例：孙叔叔的故事①

孙叔叔是×医院临终关怀病房中的一位晚期癌症患者。相比住在这里的其他癌症患者，孙叔叔有一个优点：他的身体状况还不错，能够下床走路。但是，终日住在临终关怀病房中，孙叔叔感到非常压抑，尤其是看到病友的离开，他更感到十分恐惧。孙叔叔看到一个床位空了，情绪非常沮丧，对社工说："今天又走了一个，是吧？……来这里是这样的，到了这里就出不去了，等死吧。"社工说："孙叔叔，您是这里情况最好的一位了，其他人都羡慕您呢。"在社工组织的活动中，社工总是向孙叔叔征求意见和建议，孙叔叔提了很多好的建议，让活动办得更好。看到自己的意见和建议受到重视，孙叔叔也很开心。孙叔叔积极参与社工举办的活动，在活动中起到了带头作用，还劝说其他患者一起参与活动。

在上述案例中，社会工作者重视患者的意见和建议，让患者感受到了被尊重、被重视的感觉。当看到自己的建议被采纳并落实到行动中的时候，患者会更积极参与活动。实际上，在患者劝说其他患者一起参与活动的过程中，还隐藏了另外一层意思。社会工作者要完成活动，必须获得患者的配合和支持。患者的积极主动，表达了"我"对"你"来说是"有用"的、"我"在帮"你"的意思。这种"有用"或者说价值感其实非常重要，能够让患者感受到自我价值。在活动后，社会工作者专门向孙叔叔表达了谢意，进一步强化了这种"有用"感。

二 倾听、沟通与宣传：帮助晚期癌症患者发声

社会工作者将患者视为能够自我决定的个体，认真倾听患者的需求和

---

① 资料来自社会工作者记录的文字材料，孙叔叔为化名。

想法，鼓励患者说出希望如何被对待，并将患者的想法向家属和医护人员传达。当患者、家属、院方出现矛盾时，社会工作者协调各方利益，促进各方沟通，争取最大限度地达成共识，共同为患者的福祉而努力。当患者的声音被忽视时，社会工作者要代表患者发声。社会工作者与患者是同行者，始终与患者站在同一条战线上，为患者福祉的增进而努力奋斗。

一个例子是前文曾访谈的患者 P4。当这位患者的声音被忽视时，社会工作者向患者的家属转述了患者的想法。

案例：患者的声音①

对于案主觉得后辈们不尊重他的问题，社工分别与案主、案主儿子、案主侄子进行了沟通。案主儿子及侄子回复称他们由于担心案主的病情，对于患者的身体状况过度关注，可能因此没有考虑到案主本人的想法。家属表示没有想到过案主会将此当作一种不尊重，家人一味地多关心，没有想到起了反效果。社工肯定了案主家人对案主的关心，但同时也希望家属可以多尊重患者的意见，在后续的沟通中多与患者交流……

案主了解到家人的真实想法时，心中半喜半忧，喜的是孩子们还是像以前一样非常关心自己，忧的是为什么孩子们都不将自己的真实想法表达出来，担心他们以后也是这样子。此时案主的侄子就在身边，马上向案主解释，全家人已经商量过了，以后会改变的。案主顿时觉得心中很是安慰，回复其侄子，这几天会安心地治疗，等检查结果出来再商量安排。最后的检查结果是案主的癌细胞已经转移到胃和食道，最终案主及其家人决定让案主回到老家度过余生。

社会工作者以叙事治疗作为方法，鼓励和引导患者构建积极叙事，不仅让患者发出自己的声音，也让患者的声音被更多人听见。通过人生故事的讲述，患者从边缘回到中心。

与之相似的另外一个案例发生在福州。51 岁的林某 2020 年确诊肺癌，2021 年由于肺部严重感染、呼吸困难住院。经过家属同意，医院对林某做

---

① 资料来源于社会工作个案记录。

了气管插管。病情稳定后，林某不配合治疗，且数次表示想自杀。林某的弟弟向福州市爱加倍社工服务中心求助。林某向社会工作者反映，家人不经其同意就气管插管，搞得她不能讲话，非常难受。她觉得自己躺在床上就是煎熬，非常希望回家、渴望出门。

社会工作者接案后积极促进患者和家人之间的沟通交流，家人耐心解释了要做气管插管的原因。然而，患者在意的不仅仅是插不插管，她更在意的是家人自作主张而没有跟自己商量。经过沟通，家人向患者道歉，家庭的矛盾得以缓解。社会工作者了解到以患者的身体状况不能出院，但她想到病房外面看看花草树木的心愿是可以达成的。起初医生不支持，家属不同意。社会工作者多次沟通，终于说服了家属和医生。家属和医生签订了风险承担协议，患者在大家的帮助下坐上轮椅出了病房，患者心愿满足了，表示非常开心。19 天后，患者没有遗憾地安然离世。

生命仅剩短暂的 19 天时，如果没有社会工作者的帮助，患者出门看看的临终心愿恐怕难以实现。家人"为了患者着想"，想让患者多活一段时间，但恰恰忽视了患者的心声。从患者的角度看来，是否完成了自己的临终心愿、是不是按照自己的意愿生活，对于患者意义重大。在患者的临终阶段，应以患者的叙事为中心。

三 生前预嘱：将权力交回个体

生前预嘱（living will）是人们在健康或意识清醒时签署的，说明在不可治愈的伤病末期或临终时要或不要哪种医疗护理的指示文件。[①] 当患者因病失去自我决定的能力时，生前预嘱能告诉医护人员其希望如何被对待，是否要手术，是否要插管，是否要用呼吸机维持生命。目前，我国对于生前预嘱还无相关立法。2013 年，北京生前预嘱推广协会成立，其由中国医学科学院北京协和医院、首都医科大学附属复兴医院等单位联合发起，致力于推广生前预嘱，帮助患者实现符合本人意愿的"尊严死"，开启了我国生前预嘱的新篇章。

生前预嘱在深层的价值理念上认为，人有权决定接受何种治疗以及如何处置自己的身体和生命。生前预嘱强调患者的意愿，将本来处于边缘位

---

① 崔静、周玲君、赵继军：《生前预嘱的产生和应用现状》，《中华护理杂志》2008 年第 9 期。

置的患者带回医疗决策的中心，有助于癌症患者建构正向叙事。然而，在相关法律法规尚未完善的情况下，生前预嘱存在很多风险，难以操作和实施。例如，患者对于疾病和治疗方案缺乏常识，常常在缺乏全面信息的情况下签署生前预嘱。当具体执行医疗决策时，生前预嘱还不能作为有效的法律依据。

小结　解构叙事压迫，让患者叙事重回中心

善终意味着临终者需要通过叙事总结其生活，患者讲述什么样的善终故事，决定着其是否能够善终。在家庭叙事、医学叙事、社会叙事等多元叙事的叙事竞争中，患者叙事被边缘化了。社会工作者通过关注日常生活叙事、面向患者家属开展"生命课堂"活动、恰当使用轻叙事与重叙事等方式，解构患者面临的叙事压迫。通过增强患者自信、帮助患者发声、鼓励患者订立生前预嘱等方式，为个体赋权，实现患者主体性的回归。无论是患病还是死亡，患者本人都是最直接的承受者，患者叙事毋庸置疑应该成为中心。

第九章　叙事协同：叙事融合
与多元文化和谐

　　善终具有强烈的文化色彩，必然扎根于一定的文化土壤中。当今时代多元文化交织，叙事各有主张，彼此之间有可能存在失调和冲突。如何协调多元叙事，促进善终文化的融合，建构一种和谐共生的善终叙事，是善终研究的重要课题。要挖掘中国传统文化中的善终智慧，促进善终叙事的中西交融。

第一节　挖掘中国传统文化中的善终智慧

　　2014年，在纪念孔子诞辰2565周年时，习近平总书记指出："优秀传统文化是一个国家、一个民族传承和发展的根本，如果丢掉了，就割断了精神命脉。我们要善于把弘扬优秀传统文化和发展现实文化有机统一起来，紧密结合起来，在继承中发展，在发展中继承。"① 优秀传统文化在历史的长河中对人们产生潜移默化的影响，深入国家和民族的血脉中，具有强大的影响力和旺盛的生命力。阿瑟·克莱曼曾指出，患者可以从生活于其中的地方性文化中汲取精神力量。② 我国传统文化中有很多关于善终的智慧，对于重构善终叙事具有重要意义。

---

　　①　《习近平：在纪念孔子诞辰2565周年国际学术研讨会上的讲话》，新华网，http://www. xin-huanet. com//politics/2014-09/24/c_1112612018_2. htm，最后访问日期：2024年4月23日。

　　②　〔美〕阿瑟·克莱曼：《道德的重量——在无常和危机前》，方筱丽译，上海译文出版社，2008。

一　儒家的善终思想：惜时与不朽

（一）着眼当下与珍惜时间

儒家思想在我国影响深远，儒家对死亡的认识也深入中国人的血脉中。孔子说："未知生，焉知死？"① 这在一定程度上导致了对谈论死亡的禁忌，进而限制了关于死亡的讨论，但也具有一定的积极意义。儒家不谈论死亡，因而特别珍惜"生"的时间。孔子站在河岸上，看着奔流的河水，感慨道："逝者如斯夫，不舍昼夜。"② 珍惜时间，是追求生命意义的一种表现。《论语》中子夏说的"死生有命，富贵在天"③ 为人所熟知。既然生死由天命决定，不是人所能掌控的，那么多谈无益，还不如将更多的精力用于思考如何生活。这种着眼当下、珍惜时间的思想有助于患者放下对于死亡的担忧，过好当下的生活。

（二）超越死亡的"三不朽"

对于不可避免的死亡，儒家强调通过在世的功名，取得死后的不朽。《左传·襄公二十四年》说有"三立三不朽"："太上有立德，其次有立功，其次有立言，虽久不废，此之谓不朽。"④ 立德，指的是在道德上取得成功，留下好的名声；立功，指的是在事业上成功，留下功名；立言，指的是著书立说，留下传世之作。通过"三立"可以达到"死而不朽"的境界，将有限的生命置于历史长河之中，以求得一种相对的永恒，摆脱对死亡的恐惧。司马迁身受宫刑痛不欲生，却忍辱负重撰写《史记》，为了崇高的理想，哪怕承受着身体和精神上的痛苦也要坚持活下去。"人固有一死，或重于泰山，或轻于鸿毛"⑤，死亡并不可怕，关键是要找到生命的意义。文天祥"人生自古谁无死，留取丹心照汗青"，是儒家士大夫对死亡态度的体现。通过对生命意义的追求，个体得以实现对死亡的超越。

---

① 《论语》，刘强编著，蓝天出版社，2006，第 208 页。
② 《论语》，刘强编著，蓝天出版社，2006，第 181 页。
③ 《论语》，刘强编著，蓝天出版社，2006，第 225 页。
④ 《左传》（中），郭丹、程小青、李彬源译注，中华书局，2012，第 1328 页。
⑤ （汉）司马迁：《报任安书》，载《史记（节选）》，张大可解读，国家图书馆出版社，2017，第 339 页。

二 道家的死亡哲学：顺应自然与天人合一

（一）自然旷达的死亡观

先秦时期，老庄哲学已经形成了系统的理论，其"道法自然"的哲学思想是中华文明中的瑰宝。道家认为，"道"是一切的根源，人与万物一样，都是由"道"产生的，因此要遵守自然的规律。对于死亡，老子的态度是顺应自然。庄子的思想与老子一脉相传，甚至更加洒脱，庄子说"方生方死，方死方生"[①]，世间万物源源不断地出生成长，也在不断地死去消亡。当庄子的夫人死去时，庄子鼓盆而歌，说道："杂乎芒芴之间，变而有气，气变而有形，形变而有生，今又变而之死，是相与为春秋冬夏四时行也。"[②] 在一片混沌中有了气，气变有了形，形变有了生，现在又死了，与春秋冬夏四时更替的道理是一样的。由此观之，庄子将死亡看作一种不可避免的自然现象。庄子在将死的时候，说："吾以天地为棺椁，以日月为连璧，星辰为珠玑，万物为赍送。"[③] 庄子不要厚葬，而以天地星辰万物为伴，充分反映了其自然旷达的死亡观。

（二）天人合一

道家反对以人类为中心的思想，认为人与自然应该融为一体，达到"天人合一"的境界。中国现代著名历史学家、思想家、教育家钱穆先生，在去世前3个月写了一篇文章，认为"天人合一"观是中国古代文化最古老、最有贡献的一种主张。[④] 人从自觉地意识到自身开始，便要追问其存在的价值。正如要确定一个词的具体意义就须将它置于一个句子或上下文中来考察一样，要确定人的存在价值，也须首先为它确定一个形成意义与价值的范围和场所。"天人合一"是将"天"当作这个范围和场所，来追问人的意义。[⑤] 道家认为天下万物是一体的，人是自然中的一部分，生老病死是自然规律。老子在《道德经》中写道："人法地，地法

① 陈才俊主编《庄子全集》，范永仁注译，海潮出版社，2008，第21页。
② 陈才俊主编《庄子全集》，范永仁注译，海潮出版社，2008，第244页。
③ 陈才俊主编《庄子全集》，范永仁注译，海潮出版社，2008，第455~456页。
④ 钱穆：《中国文化对人类未来可有的贡献》，《中国文化》1991年第1期。
⑤ 李清良：《"天人合一"与中国哲学的基本问题》，《社会科学家》1998年第2期。

天，天法道，道法自然。"① 庄子在《齐物论》中写道："天地与我并生，而万物与我为一。"② 死亡是合乎自然规律的事情，生，源于自然，死，归于自然。"天人合一"勾勒了一幅人与自然和谐相处的画面，为人的生命终结找到了归宿。

三　中医哲学中的善终智慧：整体观与不求"迫生"

中医"道术合一"，以"术"载"道"，③ 既有形而上的研究，又有形而下的内容，可谓中华医道。④ 其中的"道"包括道家之道、儒家之道、释家之道。所谓儒学为魂，道学为体，释学为用，⑤ 形成了传统中医的哲学基础。中医贴近日常生活，将患者置于生活之中，并在生活中寻找对疾病的解释和治疗方法。

（一）中医的整体观

整体观是中医的重要特点。中医认为，人体健康不是单个器官健康的机械总和，而是一种整体的平衡状态。这种整体观表现在三个方面，其一，中医将身体看作统一的整体，身体各部分之间相互联系，身与心相关联。其二，中医将世界看作一个整体，身体是世界的一部分，身体与外界关系失调导致疾病。其三，人是自然的一部分，人的生死与自然节律相呼应，死亡是自然的规律。只要顺应自然的规律，就可以尽天年、得善终。

中医认为人体不同部位之间是相互影响的，强调身心的统一。心不仅仅指作为心脏的器官，还有"神""精神"的意思。《黄帝内经·本病论》说："得神者昌，失神者亡。"⑥ 中医认为"神"与"气"对于身体健康有重要作用，用现代科学话语可以解释为心理健康与生理健康会相互影响，良好的心理状态有利于患者健康，心理状态不佳则会损害患者健康。中医

① 《道德经》，李湘雅解读，人民文学出版社，2006，第74~75页。
② 陈才俊主编《庄子全集》，范永仁注译，海潮出版社，2008，第27页。
③ 程雅君：《返本开新：重戡中医哲学——以朱丹溪、余云岫为例》，《四川大学学报》（哲学社会科学版）2011年第5期。
④ 程雅君：《道医与术医》，《哲学研究》2008年第5期。
⑤ 程雅君：《中医哲学史》（第一卷 先秦两汉时期），巴蜀书社，2009。
⑥ 《黄帝内经》（上 素问），姚春鹏译注，中华书局，2010，第844页。

不仅把人当作一个整体看待，而且把人当作世界的一部分。疾病不仅意味着身体诸多要素之间的不和谐和不平衡，还意味着个人社会生活与社会角色扮演上的不和谐与不平衡。① 中医身心一体的思想与现代医学"生理-心理-社会"模式的主张有一致之处。

（二）不求"迫生"

虽然中医以"救死扶伤"为宗旨，但中医也认为死亡是生命的一部分，面对死亡应"顺其自然"，坦然接受。对于临终患者不应过度医疗，"过犹不及"，② 这在一定程度上有助于减少过度治疗。这就是所谓的"全生为上，亏生次之，死次之，迫生为下"③。"迫生"的意思是屈辱偷生，是一种没有尊严、低质量的生存，中医认为"迫生"比"死"还不如，与其没有尊严地生存，不如有尊严地离世。中医这种不求"迫生"的思想与"尊严死"的主张有相似之处。中医还强调"治未病"，重视疾病预防和及早干预，④ 这对于癌症预防有积极意义。

第二节　促进善终叙事的中西交融

随着近代以来的西学东渐，西方的文化理念对中国人的观念和生活产生了巨大的影响。其中一些观念有一定的价值，与我国的某些传统文化暗暗相合。

一　生死学的中国智慧

近年来，生死学的相关研究取得了初步进展。二战以后，美国兴起了"死亡学"研究，强调死亡教育。不过，人是向死而生的存在，生与死是不可分割的一体两面。1993 年，著名美籍华裔学者傅伟勋教授在美国"死亡学"的基础上，加入中国心性本位的"生命学"，将其拓展成为一门新的学

---

① 梁玉成：《谁在使用中医和西医？——一项关于死亡风险对医疗偏好影响的研究》，《兰州大学学报》（社会科学版）2014 年第 5 期。
② 赵若琳、杨放、常运立等：《临终关怀的中医伦理关照》，《医学争鸣》2021 年第 1 期。
③ 《吕氏春秋》，陆玖译注，中华书局，2011，第 43 页。
④ 张志斌、王永炎：《试论中医"治未病"之概念及其科学内容》，《北京中医药大学学报》2007 年第 7 期。

科，即"生死学"。生死学不是教人如何去死，而是教人如何面对死亡，以"爱"的教育帮助每一个生命建立健全有益的生死观，获得生死智慧。[①] 在 20 世纪 90 年代，我国出现一批生死学相关著作，使得生死学成为一门"显学"。生死学成为"显学"，原因有以下五点：其一，随着物质生活水准的提升，多数民众的衣食住行等基本生活需求已经满足，进而追求精神心理生活的改善，开始探索生死问题；其二，青少年自杀问题的出现，导致生命意义与生死问题成为人们关注的热点；其三，随着老龄化社会的到来，人均寿命不断延长，养老问题的凸显带动了生死问题的相关研究；其四，自然灾害导致的死亡引发了人们的思考；其五，癌症患者增多引发了更多思考。[②]

钮则诚倡导建立以"中国生命学"为核心的"华人生死学"，结合中国传统文化，建立本土化的生死学论述。[③] 段德智、郑晓江等学者基于西方死亡哲学与中国儒释道精神探究中国的生死智慧。段德智著有《死亡哲学》一书，认为死亡哲学研究的是死亡的必然性与偶然性、死亡的终极性与非终极性、人生的有限性与无限性、死亡和永生的个体性与群体性、死亡的必然性与人生的自由、生死的排拒与融会等有关死亡的形而上的问题。[④] 郑晓江的《中国死亡文化大观》《穿透死亡》《中国死亡智慧》《生命终点的学问》《中国生命学》等著作为研究生死问题提供了有价值的思想和观点，有力地推进了生死问题研究的发展。在生死学的研究领域，学者们既借鉴西方思想，又强调传统文化，彰显了中国智慧。

二　向死而生的中西方文化差异

中西都有"向死而生"的思想和人生态度。人类所有的深邃的思想，都源于对死亡的思索，每一种哲学、宗教都是从此出发的。[⑤] 在关于向死而生的研究领域中，最著名的西方学者当属海德格尔。"死，作为此在的终结

---

① 傅伟勋：《死亡的尊严与生命的尊严》，北京大学出版社，2006。
② 郑晓江：《论生死学与生死哲学》，《江西师范大学学报》（哲学社会科学版）2008 年第 1 期。
③ 钮则诚：《"华人生死学"知识建构》，载郑晓江、钮则诚主编《解读生死》，社会科学文献出版社，2005。
④ 段德智：《死亡哲学》，湖北人民出版社，1991。
⑤ 〔德〕斯宾格勒：《西方的没落》，韩炯编译，北京出版社，2008。

存在，存在于这一存在者向其终结的存在之中。"① 人类无法逃避最终死亡
的命运，人是在走向死亡的旅途中生存着的，但在这表面的话语中又暗含
着深刻的意义，即人须立足于死的视角来"筹划"生，以对"死"之畏而
使"生"更高远、更深刻。② 在我国古典文献中，对于向死而生早有论述，
不过中西方学者使用的话语体系和叙事方式不同。以孔子、庄子为代表的
先秦儒道哲学的立论方式就是"向死而生"。③ 孔子的"朝闻道，夕死可
矣"④，庄子的"方生方死，方死方生"⑤，都是"以死观生"，从死亡的理
解中发展出人生哲学。中西方文化在"向死而生"的理念上虽有差异，但
也有一致之处，提醒我们应该再度将被社会遗忘的死亡拉回公众视野中，
从死亡的角度来思考如何更好地生活。

　　叙事明显具有时间特征，死亡作为最终的结局，将时间自然划分为死
亡前、死亡中和死亡后。距离死亡较远的人，很少会总结自己的一生，并
对自己的一生做评价和定论。然而，随着死亡的临近，临终患者在病床上
将一生的经历回忆、梳理和改编，形成自己的人生叙事。如果没有死亡的
存在，我们的人生叙事是模糊的、开放性的、没有结局的。死亡作为人生
故事的结尾，使人生的叙事变得完整。临终期的体验是人生叙事的最后一
章，临终期的体验如何，不仅决定着人生叙事的结局，也关涉整个人生故
事的风格。临终患者的故事，可能是一生风光无限、最后死在病床上的伤
感故事，也可能是一生平凡，临终却闪现人性光辉、被亲情和爱情包围的
温暖故事。在死亡面前，生命的故事面临结局，而正是人对于死亡的主动
思索，更加彰显出生命价值的所在。

三　对个人权利与家庭关系予以同等重视

　　西方文化对个人权利非常重视。在对善终的理解中，西方国家将个人

---

① 〔德〕马丁·海德格尔：《存在与时间》（中文修订第二版），陈嘉映、王庆节译，商务印
　　书馆，2015，第 318 页。
② 但昭明：《从"灵魂不朽"到"向死而生"——柏拉图与海德格尔生死观之比较》，《重庆
　　工学院学报》2006 年第 4 期。
③ 冷成金：《"向死而生"：先秦儒道哲学立论方式辨正——兼与海德格尔的"为死而在"比
　　较》，《中国人民大学学报》2012 年第 2 期。
④ 《论语》，刘强编著，蓝天出版社，2006。
⑤ 陈才俊主编《庄子全集》，范永仁注译，海潮出版社，2008，第 21 页。

自我决定权利当作重要的参考维度，而我国则更重视家庭伦理。在关于善终的议题上，中国重视家庭的文化与西方重视个人权利的文化可以实现互补。

一方面，在治疗方案、生活方式的选择中，要重视患者本人的意见，维护患者自我决定的权利，以患者的需求为中心，而不能忽视患者的声音。在医疗实践中，存在患者被隐瞒病情以及患者家属代替患者做医疗决策的现象。① 在当今社会环境下，病情告知应由"是否告知"的原则问题向"如何告知"的技术问题转变。②

另一方面，在日常生活中，要重视家庭的作用，关注家庭成员之间的亲密关系，满足患者的情感需求。在晚期癌症患者的临终期，家庭成员之间的亲密关系带给患者温暖，家人的关怀和陪伴为患者带来精神慰藉。对于家庭的重视避免了个体化时代人与人的隔离，在一定程度上缓解了患者的孤独。生命的价值是晚期癌症患者的终极思考议题，而"天伦之乐"向晚期癌症患者提供了寻求生命价值的一种可能。患者将后代看作自己生命的延续和家庭的希望，通过血脉传承，有限生命得以延续；亲人的记忆和怀念，也成为患者生命得以延续的一种方式。总之，个人权利与家庭关系这两个方面各有侧重，并不冲突，都是为了更好地实现晚期癌症患者的善终。

第三节　迈向社会文化与个体叙事的协调

一　生命教育促进社会文化转变

广泛开展生命教育有助于促进社会文化的转变，减少社会文化与个体叙事的冲突。2016 年，上海手牵手生命关爱发展中心发起首届"死亡艺术节"，以艺术为载体，通过多样化的方式试图将生死议题带入公众的讨论范围，激发公众关于生命的思考。如死亡艺术节的活动"我的清明"，通过志

---

① 涂炯、梅笑：《患者"自主权"再思考——基于 G 市 Z 医院癌症患者的疾病告知实践研究》，《东南大学学报》（哲学社会科学版）2019 年第 5 期。

② 曾铁英、刘勇、王颖等：《影响癌症患者家属选择癌症告知策略的因素调查分析》，《现代护理》2008 年第 33 期。

愿者讲述关于死亡的故事，启发观众对于生死议题的思考。故事中反复表达了生与死的主题，讲述生者与死者的遗憾、生者对死者的纪念和传承，引发对生命和死亡的思考。关于生死的叙事往往能够打动人，通过网络的传播，"我的清明"的相关视频获得了较高的播放量。观众在聆听和感动中思考，其生死观念在潜移默化中也会发生改变。死亡艺术节中设置艺术展活动，展出了11位中国当代艺术家具有代表性的作品和为首届死亡艺术节特别创作的作品，艺术作品中融入了作者对生死的思考，带给观者多维度的启发。

青少年的价值观具有较强的可塑性，对于新理念的接受更快，对他们的生命教育会更有效果。在将来，他们必将面对亲人的逝去，自己也终将面对死亡，对他们进行生命教育具有重要意义。目前，我国的学校教育中缺乏生命教育，社会工作机构及其他组织开展的生命教育起到了一定的补充作用。如复旦大学生命关怀协会在2017年清明节前后举办了"生命文化节"，邀请临床经验丰富的肿瘤科医生、研究关于生死问题的哲学与伦理的学者与学生交流死亡，开展了形式多样的宣传教育活动，让在校学生、公众对于死亡有了更多认识。

上海春晖社工师事务所举办了殡葬进校园的活动，在大学生生命教育方面做出可贵探索。社会工作机构邀请殡葬业工作人员到大学课堂向大学生讲述从事殡葬行业时发生的故事，并分享自己关于生命的体会。到学校来分享自身经历的殡葬业工作人员有接运逝者的驾驶员，有为逝者修复容颜的化妆师，有主持追悼会的司仪，还有将遗体送往火化炉的职工。殡葬业工作人员是送逝者最后一程的人，但由于终日和死亡打交道，殡葬业工作人员受到了社会的排斥与歧视。通过殡葬业工作人员的讲述，大学生加深了对殡葬业的认识和了解，更重要的是，通过殡葬业工作人员的讲述，大学生更加了解死亡、更多地思考死亡，加深了对于死亡的认识，减少了对于死亡的恐惧。参与活动的学生说："原来死亡也这么感性，有这么多故事，活动很有意义，可以让我们对死亡有更多思考。"社会工作机构还组织学生到公墓去参观，近距离感受死亡。在公墓，学生们聆听了墓碑背后的故事，感悟生命的价值。社会工作者还设置了"提前写下自己的墓志铭"活动环节，以引导学生思考生命的意义。通过这些活动，学生有机会直面死亡，思考生命的意义。

"死亡咖啡馆"是生命教育的一种新方式，最早于2011年出现在英国伦敦。"死亡咖啡馆"的主要形式是一群人围在一起，一边喝咖啡一边讨论与死亡有关的话题。2014 年，上海手牵手生命关爱发展中心的王莹女士在上海发起第一场"死亡咖啡馆"活动，截至 2024 年 4 月共培训来自全国 79 个城市累计 841 位学员，认证 267 位"死亡咖啡馆中国带领人"，举办活动超千场，参与人次过万，① 对生命教育起到了重要的推动作用。

"死亡咖啡馆"源自西方，不一定适合本土情境，比如很多中国人没有喝咖啡的习惯。福州市爱加倍社工服务中心对"死亡咖啡馆"进行了本土化改造，开展了"生命下午茶"活动。"下午茶"比"咖啡馆"更适合本土情境，谈"生命"也比谈"死亡"内涵更广、态度更积极，更容易让人接受。"生命下午茶"活动通过一起阅读讨论《最好的告别》《当绿叶缓缓落下》等书籍，分享关于生命与死亡的故事和感受，宣传安宁疗护、尊严死、善终等观念，实现面向大众的生命教育。虽然"生命下午茶"每次参与的人数不多，但通过持续坚持做下去，惠及了越来越多的人。

由黄卫平、丁锐等成立的"醒来"是一家从事生死教育的社会企业。其最具特色之处是采用高科技打造了"死亡体验馆"，通过对影像、音效、温度的控制，让参与者体验入棺、火葬等过程。在主持人带领下，参与者在游戏过程中思考死亡意味着什么、什么样的生活是值得追求的生活、如何看待生命中的重大事件等问题，引发了参与者对于生命与死亡的思考。

随着互联网的不断发展，微博、微信订阅号、网站等成为生命教育的重要平台。致力于生命教育的组织多开设了微信订阅号，在账号中发布原创或转载的与生命教育相关的文章，这些文章在朋友圈中被转发，产生连锁效应，对生命教育产生了不可估量的影响。北京生前预嘱推广协会创办"选择与尊严"网站，依托网站推广生前预嘱，宣传患者自我决定的权利。然而，网络传播往往在特定群体中进行，不可避免地会忽略一些人群。上海春晖社工师事务所在"公益嘉年华"等活动中开展项目路演，通过设置展架、公益赠书、游戏互动等多种方式在线下开展了宣传教育活动。社会组织多种方式并用，线上线下结合，为推进生命教育做出了重要贡献。

---

① 丁丁：《清明时节的离别：杭州 4.14 死亡咖啡馆》，"上海手牵手生命关爱发展中心"微信公众号，https://mp.weixin.qq.com/s/eVD1PKaFvI4IvcRFhQua2w，最后访问日期：2024 年 4 月 23 日。

由上可以看出，面向大众的生命教育主体多元、形式多样，取得了初步进展。生命教育活动对传统文化中不合时宜的叙事进行了反思，试图建构一种新的善终叙事。

第一，从死亡禁忌到直面死亡。在对待死亡的态度上，生命教育反对传统文化中的死亡禁忌，主张谈论死亡，直面死亡。从死亡禁忌到直面死亡的转变，反映了对死亡认识的变化。死亡禁忌的原因之一是人们害怕死亡、拒斥死亡，但避而不谈并不能改变死亡终将到来的事实。生命教育认为死亡是不可避免的自然过程，谈论死亡、反思死亡，能让我们更好地为死亡做好准备。

第二，从重视延长寿命到重视生命质量。生命教育反对不顾及患者生命质量的过度治疗。在临终者生命最后的阶段，应尽量减轻其痛苦，减少无意义的治疗。此外，晚期癌症患者的需求是多方面的，应该从"身心社灵"多维度关怀晚期癌症患者，保持患者的身体舒适，促进患者的心情愉悦，协调患者的社会关系，帮助患者完成未了的心愿，肯定患者的生命价值，帮助患者安详地离开世界。

第三，从生命价值的功利主义到生命价值的人本主义。在传统文化的认知中，一个人的生命价值与其具有的社会功能相关。在这种认知中，如果一个人丧失了发挥社会功能的能力，那么其生命价值也就消失了。晚期癌症患者常常认为自己不能为社会和家庭做贡献，因此自己的生命没有价值，自己的存在是多余的，这实际上是从功利主义的角度出发的。生命价值的人本主义认为人的生命本身具有不证自明的价值。即使因为生病和临终失去了创造经济价值、社会价值的能力，无法发挥社会功能，生命也有其独特的价值，这种价值在任何情况下都不应该被否定。[①]

生命教育在一定程度上解构了传统文化叙事的压迫，对于晚期癌症患者的生命叙事起到积极作用。

二　以患者为中心的叙事采编

多元文化之间并不会自然产生矛盾，只有当多元文化汇聚于具体的人，

---

① 王杰、徐晓娟：《从功利主义到人本主义：晚期癌症患者生命价值困境与社会工作介入》，《医学与哲学》2019 年第 2 期。

在特定的情境中才会产生矛盾和冲突。晚期癌症患者出于一定的原因，可以选择相信哪一种叙事、拒绝哪一种叙事，从而实现内部叙事的协调。当今社会文化的日益多元化是一个不可逆转的过程。叙事重构的关键在于让患者发挥其主体性，在多元文化中进行采编和适应，编织关于自身的故事。

为强调晚期癌症患者的叙事主体地位，社会工作者收集患者的生命故事，鼓励患者发出声音，讲述自己的人生故事。在网络时代，每个个体都是自我言说的媒体，个人故事的讲述、传播与留存成为可能。讲述故事不再是精英的特权，平民也可以讲述自己的故事，并通过多种媒介让更多的人看到。由此，患者的故事不再单纯地被他人诉说，而是得到自我讲述、自我书写。讲述自己故事的过程，也是患者自我形塑的过程。在具体的服务实践中，社会工作者可以与晚期癌症患者一起，辨识其叙事中的冲突与失调，分析各种叙事之间的差异与价值基础，帮助患者重建一种更为协调的叙事。

小结　内在叙事与外在文化的协调与融合

外在的文化观念与患者本人的叙事都会随时代转变，但转变的发生不一定是同步的，这导致内在叙事与外在文化的失调。社会工作者要体察到个体理念与社会文化转变的非同步性，挖掘中国传统文化中的善终智慧，促进善终叙事的中西交融，使社会文化与个体叙事相协调。通过开展生命教育、强调患者的叙事主体地位，促进患者内在叙事与外在文化的协调，构建出既符合患者利益又与文化相协调的善终叙事。

第十章 结语

第一节 研究结论

社会学不能仅局限于理论解释，还要致力于利用理论知识增进社会福祉，成为实用的社会学。本书一方面通过社会学的理论研究解释现象，另一方面基于社会工作的专业实践探讨理论应用，以期做到理论知识与实践应用的连接。需要说明的是，虽然本书从社会工作的角度出发展开研究，但目前社会工作在相关领域的探索还是较为有限的，晚期癌症患者的善终需要多元力量的协同参与。因此，在晚期癌症患者叙事重构部分，本书不只是谈论社会工作，也介绍了医护人员、公益组织等相关力量的探索。

一 善终是一种主观建构的叙事

从叙事视角来看，善终是一种主观判断，是一种叙事，具有浓厚的文化色彩和主观色彩。如果按照传统文化"无疾而终"的善终标准，晚期癌症患者身患"恶疾"，恐怕难以"善终"。然而，无论是"善终"还是"恶疾"都是社会建构的结果，因而也存在重构的可能。善终并没有客观、固定的标准，在不同文化、不同时代具有不同的内涵。患者能否善终不应被固定的标准、专家话语或是社会文化的"他者"叙事决定，其关键实际上在于患者如何讲述其善终故事。由此，晚期癌症患者的叙事应当被置于中心，我们应该关注的是患者对于善终如何理解、对于自己的临终阶段如何评价。本书以晚期癌症患者的叙事为中心，避免以"他者"的视角对患者的日常生活进行裁剪，立体呈现患者叙事的差异性、丰富性，以期还原真实世界中晚期癌症患者面临的困境。

二　理想善终与现实境况的差距导致"难以善终"的叙事建构

晚期癌症患者的叙事具有建构性，但其叙事也不是凭空建构的，而是基于现实境况之上的建构产物。罹患癌症的客观现实是晚期癌症患者叙事的逻辑起点。晚期癌症患者既要面对死亡的威胁，又要面临当下的生存困境。晚期癌症患者有其理想的善终叙事，但当下的处境往往使其难以实现，造成了"难以善终"的叙事困境。疼痛体验与对身体的负面评价，让晚期癌症患者"没有痛苦"与"干干净净"的善终理想难以实现；拖累家人与人生的遗憾，使"不添麻烦""没有遗憾"的愿望难以成真；社交圈缩小和自我隔离，让患者难以在临终期实现"阖家团圆"与获得"关心陪伴"；无意义感与生命的黯然落幕，导致患者的生命价值遭受挑战。个体的主观建构是晚期癌症患者善终叙事的内生动力，其主观建构性使得伴随"恶疾"的善终存在可能性，但理想善终与现实境况的差距成为患者难以善终的叙事根源。

三　叙事竞争与文化语境是患者叙事的外在约束

多元主体之间的叙事竞争是晚期癌症患者叙事面临的结构张力。由于知识背景、价值观、立场与目的不同，多元主体的叙事存在差异，相互之间存在竞争。叙事竞争与权力密切相关。在社会结构与叙事场域中，家庭叙事、医学叙事、社会叙事等具有强大的竞争力，他者的叙事竞合导致患者个体叙事被淹没。晚期癌症患者是病痛的亲身体验者，患者本人的叙事应该处于多元叙事的中心。然而，在叙事竞争中患者本人的叙事处于边缘位置，进而诱发患者的主体性危机。

晚期癌症患者的善终叙事处于多元的文化语境之中，个体叙事与社会文化有互构的一面，也有冲突的一面。社会变迁与文化转型展现了善终叙事的历时性嬗变。古今中外的多元文化出现在同一时空，彼此之间存在失调与冲突，造成患者善终叙事的选择困境。在多元文化中，个体本应发挥主体性去寻求意义与解释。然而，由于主体性危机的出现，患者在多元叙事的河流中失去了掌舵的能力，导致外部的文化冲突转化为患者内部的价值冲突，造成了患者的叙事困境。总之，叙事竞争与文化语境对晚期癌症患者的善终叙事产生了重要影响，成为患者叙事的外在约束。

四　叙事重构是临终关怀社会工作介入的新探索

叙事治疗模式在社会工作实践中有广泛的应用。既有的叙事治疗模式重点关注个体层面的故事改写，通过谈话、文字、信件等方面的治疗技术帮助个体重写故事。然而，仅从个体叙事层面着手，忽视叙事的现实基础、叙事竞争与文化语境，其成效是有限的。本书提出从问题解决、叙事治疗、叙事解构、叙事协调四个维度出发，帮助患者改善现实处境，建构正向叙事，增强主体地位，迈向叙事和谐。首先，在问题解决方面，社会工作者可以通过政策倡导、经济支持以及预防性措施，缓解患者的经济压力；通过联合志愿者等为患者提供直接照护与间接照护，分担家庭的照护压力；通过医院的空间改造，改善住院患者的空间感知。其次，从"身心社灵"多个维度促进患者叙事的正向建构。通过意义疗法、正念干预、改变患者对止痛药物的认知等重塑患者的身体叙事；通过问题外化、完成未了心愿、调节情绪等措施帮助患者实现心理从消极到积极的转变；通过"人生俱乐部"的会员重组重构患者关系叙事；通过生命相册、积极取向提问、人生告别等方式帮助患者探寻积极的生命意义。再次，通过"生命课堂"、赋权增能、"生前预嘱"等方式，帮助患者解构叙事压迫，促进主体性回归。最后，挖掘传统文化中的善终智慧，促进善终叙事的中西交融，帮助患者辨识和协调多元文化叙事，促进患者对文化的适应，实现患者内部的叙事和谐。叙事重构拓展了传统叙事治疗的维度，为社会工作提供了新的实践模式。

第二节　讨论与展望

一　故事还是数据：叙事重构的效果评测

叙事重构对于晚期癌症患者的善终起到了重要作用。然而，其效果如何测量，是尚未解决的一个难题。如果无法展现介入效果，致力于重构患者叙事的社会工作者势必陷入自说自话甚至自吹自擂的窘境。对于社会工作者来说，如果无法证明其介入效果，就难以获得相关的政策支持和资金支持。

叙事方法属于人文主义的研究方法，具有明显的文化色彩和主观色彩。对晚期癌症患者进行叙事分析，通过患者历时性的叙事展现患者的改变是证明叙事重构成效的可行方式。然而，这种方式资料收集难度大，并且主观性极强。对于叙事的内容，不同的读者会产生不同的解读，难以达成统一意见。社会工作者在讲述故事的时候也难免对故事进行二次加工，夸大介入的效果。此外，我们可以有效地展示某位患者的改变，却难以展现多个患者综合的或平均的效果。

定量方法通过量表、问卷对患者进行前测和后测，其结果的对比能够以具体的数据展现叙事重构的介入效果。然而，定量方法将人数字化、指标化的倾向与叙事理论的主张背道而驰。那么，晚期癌症患者的叙事重构的成效就无从体现了吗？对叙事分析与定量方法进行一定的结合，或许是一种解决方案。虽然在方法论上存在分歧，但在解决具体问题的过程中，不同的方法有各自的优势和弊端，综合运用多种方法可以起到相互补充的作用。在通过讲故事展现介入效果的同时，采用问卷调查等方式对前测和后测结果进行量化分析，可以对介入成效做出综合性的描述。如果使用得当，问卷调查、量化分析或将是一种有益的补充，而非对叙事方法人文性的侵扰和破坏。遗憾的是，受限于现实条件和笔者的水平，本书未能提供量化方面的证据。

二 从生死哲学到临终关怀：社会工作实践的使命

生死哲学把人生问题的哲学研究与死亡问题的哲学研究紧密地联系在一起，一方面"以死观生"，主张人生问题的答案要从面向死亡的思索中寻找；另一方面"以生观死"，要解决死亡问题又必须回到人生问题的解答中来。生死哲学偏重智慧的层面，是一种思辨和感悟。与之相比，临终关怀更侧重于实践应用的层面，通过医生、护士、心理咨询师、社会工作者、志愿者等具体的服务，从"身心社灵"维度为临终患者提供全方位的关怀，帮助患者安详地度过人生最后一段时光。"形而上者谓之道，形而下者谓之器"①，可以将生死哲学的理论研究看作"道"，将临终关怀的实践行动看作"器"。要想实现"道器合一"，需要将生死哲学与临终关怀有机结合。

---

① 《周易》，冯国超译注，商务印书馆，2016，第582页。

社会工作者是临终关怀团队中不可或缺的成员，对于临终患者的善终起到重要作用。生死哲学与临终关怀之间的融通，成为临终关怀社会工作的实践使命。理实结合是社会工作的固有特色，在临终关怀领域中也有体现。一方面，社会工作要融合多学科知识，对关于生死的理论进行探索。生死哲学是临终关怀重要的思想资源，社会工作必然要从中汲取营养。生死哲学的相关研究可以为社会工作的临终关怀实践提供解释，成为实践开展的理论基础。另一方面，社会工作通过服务践行生死哲学的主张，使得生死哲学不再局限于形而上的理论研究，而是转变为具体可及的服务，惠及更多的临终患者。临终关怀社会工作不断开展实践探索，形塑着新的生死叙事，也积累着善终的本土智慧。

参考文献

〔美〕阿瑟·阿萨·伯杰:《通俗文化、媒介和日常生活中的叙事》,姚媛译,南京大学出版社,2006。

〔美〕阿瑟·克莱曼:《道德的重量——在无常和危机前》,方筱丽译,上海译文出版社,2008。

〔美〕阿瑟·克莱曼:《疾痛的故事——苦难、治愈与人的境况》,方筱丽译,上海译文出版社,2010。

〔美〕艾里希·弗洛姆:《逃避自由》,刘林海译,上海译文出版社,2015。

〔美〕艾米·舒曼、李向振、赵洪娟:《"污名化"与残疾人及残疾人叙事研究——美国民俗学家艾米·舒曼教授访谈录》,《民俗研究》2016年第1期。

〔以〕艾米娅·利布里奇、里弗卡·图沃-玛沙奇、塔玛·奇尔波:《叙事研究:阅读、分析和诠释》,王红艳主译,重庆大学出版社,2008。

〔法〕爱弥尔·涂尔干:《宗教生活的基本形式》,渠东、汲喆译,商务印书馆,2011。

〔英〕安东尼·吉登斯:《现代性与自我认同:晚期现代中的自我与社会》,夏璐译,中国人民大学出版社,2016。

〔美〕奥利弗·E.威廉姆森:《资本主义经济制度:论企业签约与市场签约》,段毅才、王伟译,商务印书馆,2020。

〔法〕巴尔特:《叙事作品结构分析导论》,张裕禾译,载伍蠡甫、胡经之主编《西方文艺理论名著选编》(下卷),北京大学出版社,1987。

〔瑞典〕芭芭拉·查尔尼娅维斯卡:《社会科学研究中的叙事》,鞠玉翠译,北京师范大学出版社，2010。

白玉莲：《临终关怀简介》，《中华护理杂志》1989 年第 11 期。

〔日〕柏木哲夫：《如何对待面临死亡的患者》，欧炳楠译，《医学与哲学》1985 年第 4 期。

鲍延毅编《死雅》，中国大百科全书出版社，2007。

〔英〕布罗尼斯拉夫·马林诺夫斯基：《巫术科学宗教与神话》，李安宅译，上海社会科学院出版社，2016。

〔加〕布施丰正：《自杀与文化》，马利联译，文化艺术出版社，1992。

曹继军、颜维琦：《我国享受姑息治疗人口不足 1%》，《光明日报》2015 年11 月 30 日。

〔美〕查尔斯·霍顿·库利：《人类本性与社会秩序》，包凡一、王源译，华夏出版社，1999。

常子奎、管健：《社会工作介入临终关怀的研究》，《中华医院管理杂志》2003 年第 1 期。

陈柏峰：《代际关系变动与老年人自杀——对湖北京山农村的实证研究》，《社会学研究》2009 年第 4 期。

陈保同、尤吾兵：《临终关怀伦理的中国本土化问题研究》，《中国老年学杂志》2011 年第 12 期。

陈才俊主编《中庸》，李静注译，海潮出版社，2009。

陈才俊主编《庄子全集》，范永仁注译，海潮出版社，2008。

陈朝钢：《浅论癌症是可治愈和预防的》，第二届中华名中医论坛暨中西医优势互补治疗肿瘤学术会议论文，福建福州，2011 年 9 月。

陈诚诚、刘跃华：《特药纳入我国医疗保障体系的价值判断与方法》，《社会保障研究》2017 年第 2 期。

陈独秀：《〈新青年〉罪案之答辩书》，载《陈独秀著作选》（第一卷），上海人民出版社，1993。

陈凤兰、拓明勤：《音乐治疗在社会工作中的运用及其发展前景探析》，《医学与哲学》2023 年第 4 期。

陈怀超、范建红：《组织场域研究脉络梳理与未来展望》，《现代财经（天津财经大学学报)》2016 年第 2 期。

陈丽容、陈岱佳、谢德荣等：《癌症患者疾病知情权需求调查分析》，《南方护理学报》2004 年第 12 期。

《陈亮集》，中华书局，1974。

陈默：《关于医助自杀合法性的争论及其伦理分析》，《医学与哲学》（A）2014 年第 12 期。

陈庆德、郑宇：《民族志文本与"真实"叙事》，《社会学研究》2006 年第 1 期。

陈万青、郑荣寿、曾红梅等：《2011 年中国恶性肿瘤发病和死亡分析》，《中国肿瘤》2015 年第 1 期。

陈万青、郑荣寿、曾红梅等：《1989—2008 年中国恶性肿瘤发病趋势分析》，《中华肿瘤杂志》2012 年第 7 期。

陈维、钟锋等：《广东省梅州城区居民对癌症知识认识与需求的调查分析》，《肿瘤防治杂志》2004 年第 1 期。

陈心想、王杰：《生命历程中的关键时刻与时间重构——基于老年癌症患者及其社会工作介入研究》，《社会》2021 年第 2 期。

陈章龙：《论社会转型时期的价值冲突》，《南京师大学报》（社会科学版）2004 年第 5 期。

程方方、朱欢欢、贾朝朝等：《癌症病人放疗期间放射性皮炎的影响因素调查》，《护理研究》2023 年第 19 期。

程明明、Mona Schatz：《善终的"多面手"：美国临终关怀社会工作者专业角色研究——兼论对我国临终关怀社会工作专业服务的启示》，《中国社会工作研究》2015 年第 1 期。

程启智：《人的生命价值理论比较研究》，《中南财经政法大学学报》2005 年第 6 期。

程雅君：《道医与术医》，《哲学研究》2008 年第 5 期。

程雅君：《返本开新：重戬中医哲学——以朱丹溪、余云岫为例》，《四川大学学报》（哲学社会科学版）2011 年第 5 期。

程雅君：《中医哲学史》（第一卷 先秦两汉时期），巴蜀书社，2009。

丛昕、郭敏、陆婧、张清海：《传统村落景观意象营造中空间形态的解析》，《南京艺术学院学报》（美术与设计）2018 年第 5 期。

崔静、周玲君、赵继军：《生前预嘱的产生和应用现状》，《中华护理杂志》2008 年第 9 期。

崔满华、许天敏、林杨：《宫颈病变的过度治疗问题》，《中国实用妇科与产科杂志》2010 年第 4 期。

但昭明：《从"灵魂不朽"到"向死而生"——柏拉图与海德格尔生死观之比较》，《重庆工学院学报》2006 年第 4 期。

《道德经》，李湘雅解读，人民文学出版社，2006。

丁焱：《临终关怀发展中的伦理问题》，《中华护理杂志》2000 年第 10 期。

（宋）东轩居士：《卫济宝书》，人民卫生出版社，1956 年影印本。

董佩、毛阿燕等：《北京市 6 种癌症住院费用回顾性分析》，《中国医院管理》2015 年第 5 期。

董文桃：《论日常生活叙事》，《江汉论坛》2007 年第 11 期。

董鑫：《叙事治疗方法在个案工作中的应用——以李嘉诚基金会宁养项目为例》，硕士学位论文，沈阳师范大学，2015。

杜治政：《过度治疗、适度医疗与诊疗最优化》，《医学与哲学》2005 年第 7 期。

杜治政：《医学人性的复归：微创医学与全人医疗》，《医学与哲学》2004 年第 11 期。

段德智：《死亡哲学》，湖北人民出版社，1991。

段兴华、张星杰、侯再芳：《理性情绪疗法的理论及应用》，《内蒙古农业大学学报》（社会科学版）2003 年第 3 期。

范瑞平：《当代儒家生命伦理学》，北京大学出版社，2011。

方洪鑫：《现代死亡的道德形构：社会想象与日常实践》，《社会》2021 年第 4 期。

方积乾、万崇华、史明丽等：《生存质量研究概况与测定量表》，《现代康复》2000 年第 8 期。

方婷、马红梅、王念等：《芳香疗法应用研究进展》，《护理研究》2019 年第 23 期。

〔法〕菲利普·阿里耶斯：《面对死亡的人》，吴泓缈等译，商务印书馆，2015。

风笑天：《社会研究方法》（第六版·数字教材版），中国人民大学出版社，2022。

风四海、黄希庭：《时间知觉理论和实验范型》，《心理科学》2004 年第

5 期。

付爽：《魏晋南北朝隋唐时期佛教医僧研究概述》，《亚太传统医药》2015
年第 24 期。

傅伟勋：《死亡的尊严与生命的尊严》，北京大学出版社，2006。

傅修延：《先秦叙事研究——关于中国叙事传统的形成》，东方出版社，
1999。

富克远等：《早期胃癌 152 例的临床病理特征和术后生存率》，《世界华人消
化杂志》2001 年第 1 期。

富晓星、张有春：《人类学视野中的临终关怀》，《社会科学》2007 年第
9 期。

高广颖、马骋宇等：《新农合大病保险制度对缓解灾难性卫生支出的效果评
价》，《社会保障研究》2017 年第 2 期。

高丽娟、章琦琴、谢俊明：《基于精准医疗的晚期癌症患者综合费用支付方
式探讨》，《中国医疗保险》2016 年第 8 期。

〔美〕格雷戈里·E. 彭斯：《医学伦理学经典案例》（第四版），聂精保、胡
林英译，湖南科学技术出版社，2010。

郭文杰、杨林等：《舶来还是本土根植？——临终关怀的本土化困境》，《医
学争鸣》2013 年第 6 期。

Harold Y. Vanderpool：《应不应该告诉病人他得了癌症——来自美国医学界
的最新报告》，周惠民译，《医学与哲学》1997 年第 12 期。

〔美〕H. 伯特·阿波特：《剑桥叙事学导论》，北京大学出版社，2007。

〔美〕海登·怀特：《元史学：19 世纪欧洲的历史想象》，陈新译，译林出
版社，2013，中译本前言第 1 页。

韩昕：《美国的"死亡大夫"》，《世界知识》1993 年第 8 期。

何本方、李树权、胡晓昆主编《中国古代生活辞典》，沈阳出版社，2003。

何雪松：《社会工作的理论追求及发展趋势》，《西北师大学报》（社会科学
版）2017 年第 4 期。

何雪松、熊薇：《社会工作的"时势权力"》，《社会工作》2013 年第 5 期。

何雪松：《叙事治疗：社会工作实践的新范式》，《华东理工大学学报》（社
会科学版）2006 年第 3 期。

何芸、卫小将：《后现代主义与社会工作研究——基于三种另类研究方法的

叙述分析》，《华东理工大学学报》（社会科学版）2014 年第 4 期。

何志武、吴丹：《"我的地盘我做主"：社区、行动者与空间争夺——一个关于武汉 H 小区拟建临终关怀医院的抗争传播故事》，《新闻与传播研究》2006 年第 2 期。

和文臻：《与阿里耶斯对话——就死亡地点讨论纳西族死亡观》，《思想战线》2016 年第 2 期。

贺来：《现实生活世界——乌托邦精神的真实根基》，吉林教育出版社，1998。

《后汉书》，张道勤校点，浙江古籍出版社，2002。

胡爱招、王志红：《从中西方文化差异看中西方的护理》，《解放军护理杂志》2006 年第 4 期。

胡广宇、毛阿燕等：《北京地区六种癌症患者的诊疗情况和疾病经济负担分析》，《肿瘤防治研究》2015 年第 2 期。

胡建平、饶克勤等：《中国慢性非传染性疾病经济负担研究》，《中国慢性病预防与控制》2007 年第 3 期。

〔德〕胡塞尔：《欧洲科学的危机与超越论的现象学》，王炳文译，商务印书馆，2001。

胡适：《新思潮的意义》，载《胡适文集》（第 2 卷），北京大学出版社，1998。

胡晓峰：《民国中医药救亡之斗争史略》，中国中医科学院医史文献研究所，1990。

黄丹：《重写故事：叙事治疗在未婚先孕青少女个人充权中的运用》，《华东理工大学学报》（社会科学版）2015 年第 5 期。

《黄帝内经》，姚春鹏译注，中华书局，2010。

黄海珊、张静平、邓小梅：《刍议建设有中国特色的临终关怀》，《医学与社会》2006 年第 9 期。

黄晓婷：《叙事治疗介入晚期癌症患者的抗逆力研究——以 J 省 A 医院放疗科患者为例》，硕士学位论文，吉林大学，2015。

〔美〕吉儿·佛瑞德门、金恩·康姆斯：《叙事治疗——解构并重写生命的故事》，易之新译，台北：张老师文化事业股份有限公司，2003。

贾翠平：《老年癌症患者住院费用构成及影响因素分析》，《中国病案》2013

年第 2 期。

贾谦等：《中医战略》，中医古籍出版社，2007。

江畅：《论价值冲突》，《人文杂志》1994 年第 2 期。

姜春晓等：《2003～2015 年浙江省海宁市居民癌症发病率及生存率分析》，《中国肿瘤》2018 年第 4 期。

蒋涛：《优死——人生的美满结局》，《中国医学伦理学》2000 年第 1 期。

〔美〕杰罗姆·布鲁纳：《故事的形成：法律、文学、生活》，孙玫璐译，教育科学出版社，2006。

〔美〕杰罗姆·布鲁纳：《有意义的行为》，魏志敏译，吉林人民出版社，2008。

景军：《大渐弥留之痛与临终关怀之本》，《中央民族大学学报》（哲学社会科学版）2021 年第 3 期。

景军：《尊严死之辨》，《开放时代》2022 年第 4 期。

瞿海源等主编《社会及行为科学研究法（二）·质性研究法》，社会科学文献出版社，2013。

〔美〕凯博文：《苦痛和疾病的社会根源——现代中国的抑郁、神经衰弱和病痛》，郭金华译，上海三联书店，2008。

〔美〕凯文·林奇：《城市意象》，方益萍、何小军译，华夏出版社，2001。

康静波：《癌症是一种可控可治的慢性病》，《慢性病学杂志》2015 年第 4 期。

〔美〕克利福德·格尔茨：《文化的解释》，韩莉译，译林出版社，2014。

孔铎：《网络媒介：重塑城市空间意象的新途径》，《江西社会科学》2020 年第 9 期。

雷祥麟：《负责任的医生与有信仰的病人——中西医论争与医病关系在民国时期的转变》，《新史学》1995 年第 6 期。

冷成金：《"向死而生"：先秦儒道哲学立论方式辨正——兼与海德格尔的"为死而在"比较》，《中国人民大学学报》2012 年第 2 期。

《礼记》，王学典编译，蓝天出版社，2007。

李本森：《生命价值的法律与经济分析——中国生命赔偿法律的改革路径》，《中国社会科学》2011 年第 6 期。

李建军：《自杀：是"犯罪"还是"权利"？——自杀行为在西方法律史上

的演变述评》，《云南大学学报》（法学版）2009 年第 1 期。

李经纬、余瀛鳌、蔡景峰主编《中医名词术语精华辞典》，天津科学技术出版社，1996。

李磊、邵建祥等：《医疗保险异地就医即时结算存在的问题及对策》，《现代医院》2017 年第 3 期。

李俐兴：《告别"大理论"，转向"小叙事"》，《福建师范大学学报》（哲学社会科学版）2017 年第 5 期。

李玲、江宇、陈秋霖：《改革开放背景下的我国医改 30 年》，《中国卫生经济》2008 年第 2 期。

李梦媛、修英菊等：《终末期患者死亡质量测量工具的研究进展》，《护理学杂志》2017 年第 9 期。

李强、邓建伟、晓筝：《社会变迁与个人发展：生命历程研究的范式与方法》，《社会学研究》1999 年第 6 期。

李清良：《"天人合一"与中国哲学的基本问题》，《社会科学家》1998 年第 2 期。

李全生：《农村中社会互助现象初探》，《山东农业大学学报》（社会科学版）2003 年第 2 期。

李闰华：《安宁疗护社会工作》，台北：洪叶文化事业有限公司，2013。

李三虎：《当代西方建构主义研究述评》，《国外社会科学》1997 年第 5 期。

李向平：《修身俟死与尽孝善终——死亡观念与儒学伦理的关系之一》，《探索与争鸣》1991 年第 2 期。

李小宝等：《不同术式治疗的 $T_1 \sim T_4$ 期胃癌患者 5 年生存率分析》，《山东医药》2016 年第 27 期。

李妍斐：《医务社工和医院志愿者如何融入医院系统》，《中国卫生事业管理》2011 年第 S1 期。

李叶、吴群红、高力军：《我国农村居民灾难性卫生支出的制度成因分析》，《中国卫生政策研究》2012 年第 11 期。

李玉林主编《病理学》（第 6 版），人民卫生出版社，2008。

梁晓璇、张新辉、陈功：《基于平均预期寿命的我国人口健康水平时空分异与影响机制分析》，《医学与社会》2024 年第 1 期。

梁玉成：《谁在使用中医和西医？——一项关于死亡风险对医疗偏好影响的

研究》，《兰州大学学报》（社会科学版）2014 年第 5 期。

林金丽、林凤阳：《我院护工现状调查与管理探索》，《广东医学院学报》2013 年第 5 期。

《临终关怀医院为何难建？》，《文摘报》2014 年 3 月 15 日。

刘畅：《证明与印证》，《世界哲学》，2011 年第 3 期。

刘继同：《医学目的、卫生改革目标与建构和谐社会》，《西安外事学院学报》2006 年第 2 期。

刘继同、袁敏：《中国大陆临终关怀服务体系的历史、现状、问题与前瞻》，《社会工作》2016 年第 2 期。

刘继同：《中国医务社会工作十年发展成就、主要挑战与制度建设路径》，《社会政策研究》2017 年第 3 期。

刘小红、吴梅利洋等：《恶性肿瘤临终患者善终认知的质性研究》，《护理学杂志》2016 年第 3 期。

刘欣妮、宋立民、宋文雯：《医疗空间色彩的疗愈作用》，《设计》2020 年第 24 期。

刘毅、郭永玉：《叙事研究中的语境取向》，《心理科学》2014 年第 4 期。

刘英玲、石会玲：《化疗不良反应的护理研究进展》，《中华护理杂志》2004 年第 11 期。

刘铮：《刘铮人口论文选》，中国人口出版社，1994。

龙宗智：《刑事印证证明新探》，《法学研究》2017 年第 2 期。

卢晖临：《迈向叙述的社会学》，《开放时代》2004 年第 1 期。

卢现祥：《论制度变迁中的四大问题》，《湖北经济学院学报》2003 年第 4 期。

陆烈红：《病人对生理与心理舒适需求的调查分析》，《护士进修杂志》2002 年第 12 期。

陆宇晗、关珊、张荔：《老年癌症疼痛患者的特点及护理》，全国肿瘤护理学术交流暨专题讲座会议论文，贵州贵阳，2004 年 6 月。

吕萍：《化疗毒副作用及其人性化护理》，《护士进修杂志》2008 年第 3 期。

《吕氏春秋》，陆玖译注，中华书局，2011。

《论语》，刘强编著，蓝天出版社，2006。

〔美〕罗伯特·J. 米勒：《美国临终关怀医生之伦理观》，孟宪武译，《中国医学伦理学》1992 年第 2 期。

〔美〕罗伯特·温伯格：《细胞叛逆者——癌症的起源》（第 2 版），郭起浩译，上海科学技术出版社，2012。

〔美〕洛伊斯·N. 玛格纳：《医学史》，刘学礼主译，上海人民出版社，2009。

〔英〕Martin Payne：《叙事疗法》，曾立芳译，中国轻工业出版社，2012。

〔澳〕Michael White、〔新西兰〕David Epston：《故事、知识、权力：叙事治疗的力量》，廖世德译，华东理工大学出版社，2013。

〔德〕马丁·海德格尔：《存在与时间》（中文修订第二版），陈嘉映、王庆节译，商务印书馆，2015。

马凤芝：《社会治理创新与中国医务社会工作的发展》（下），《中国社会工作》2017 年第 18 期。

〔英〕马克·柯里：《后现代叙事理论》，宁一中译，北京大学出版社，2003。

《马克思恩格斯全集》（第 39 卷），人民出版社，1974。

〔德〕马克斯·韦伯：《新教伦理与资本主义精神》，于晓等译，生活·读书·新知三联书店，1987。

〔法〕梅洛–庞蒂：《知觉现象学》，杨大春等译，商务印书馆，2023。

梅强、陆玉梅：《人的生命价值评估方法述评》，《中国安全科学学报》2007 年第 3 期。

〔荷兰〕米克·巴尔：《叙述学：叙事理论导论》，谭君强译，中国社会科学出版社，1995。

〔法〕米歇尔·德·塞托：《日常生活实践》，方琳琳、黄春柳译，南京大学出版社，2015。

〔法〕米歇尔·福柯：《必须保卫社会》，钱翰译，上海人民出版社，1999。

〔法〕米歇尔·福柯：《不同空间的正文与上下文》，载包亚明主编《后现代性与地理学的政治》，上海教育出版社，2001。

〔法〕米歇尔·福柯：《疯癫与文明：理性时代的疯癫史》，刘北成、杨远婴译，生活·读书·新知三联书店，2003。

〔法〕米歇尔·福柯：《规训与惩罚：监狱的诞生》，刘北成、杨远婴译，生活·读书·新知三联书店，2003。

〔法〕米歇尔·福柯：《临床医学的诞生》，刘北成译，译林出版社，2001。

〔美〕纳尔逊·古德曼：《构造世界的多种方式》，姬志闯译，上海译文出版社，2008。

《10年来我国癌症发病率呈上升趋势》，《中国肿瘤临床与康复》2015年第9期。

《2017年中国最新癌症数据》，《中国肿瘤临床与康复》2017年第6期。

钮则诚：《"华人生死学"知识建构》，载钮则诚、郑晓江主编《解读生死》，社会科学文献出版社，2005。

〔澳〕诺尔·高夫：《想象性教育探究：叙事实验与生成性游戏》，韩少斐译，《全球教育展望》2011年第4期。

〔美〕欧文·戈夫曼：《污名——受损身份管理札记》，宋立宏译，商务印书馆，2009。

潘吉星主编《李约瑟文集》，辽宁科学技术出版社，1986。

彭翠娥、谌永毅、王卫红：《身心社灵全人护理模式在肿瘤患者护理中的应用现状》，《中国护理管理》2014年第7期。

彭雁楠、孟馥、吴晓慧：《从残缺到重塑：社会工作介入乳腺癌患者的研究——叙事治疗的视角》，《中国社会工作》2017年第9期。

〔法〕皮埃尔·布迪厄、〔美〕华康德：《实践与反思：反思社会学导引》，李猛、李康译，中央编译出版社，2004。

〔英〕齐格蒙特·鲍曼：《废弃的生命》，谷蕾、胡欣译，江苏人民出版社，2006。

前南京国民政府司法行政部编《民事习惯调查报告录》，胡旭晟等点校，中国政法大学出版社，2000。

钱穆：《中国文化对人类未来可有的贡献》，《中国文化》1991年第1期。

〔法〕乔治·米诺瓦：《自杀的历史》，李佶、林泉喜等译，经济日报出版社，2003。

饶承东、杨凌聆：《医院建筑设计中的概念、模式与意象——廊坊中心医院中标方案设计理念解析》，《中国医院建筑与装备》2014年第9期。

〔法〕热拉尔·热奈特：《叙事话语 新叙事话语》，王文融译，中国社会科学出版社，1990。

〔美〕S.侯百纳：《人寿保险经济学》，中国金融出版社，1997。

〔以〕塞威尔：《三类时间性：迈向事件社会学》，应星译，《国外社会科学》2001 年第 4 期。

上海市卫生计生委医务社工课题组：《医务社会工作发展的政策思考与建议——基于上海市的探索与经验》，《中国社会工作》2017 年第 9 期。

尚必武：《叙事转向：内涵与意义》，《英美文学研究论丛》2016 年第 2 期。

尚海明：《善终、凶死与杀人偿命——中国人死刑观念的文化阐释》，《法学研究》2016 年第 4 期。

《尚书》，钱宗武解读，国家图书馆出版社，2017。

邵志敏：《乳腺外科的回顾与展望》，《上海医学》2017 年第 8 期。

生媛媛、刘惠军、何欣嘏：《正念干预在癌症康复中的临床应用》，《心理科学进展》2017 年第 12 期。

施丽莎、李秀华、许春娟：《1 例拥有高生存质量造口患者的生活体验》，《中华护理杂志》2014 年第 3 期。

施榕：《上海市临终关怀医院现状调查与发展对策》，《中国医学伦理学》1992 年第 4 期。

（汉）司马迁：《报任安书》，载《史记（节选）》，张大可解读，国家图书馆出版社，2017。

〔德〕斯宾格勒：《西方的没落》，韩炯编译，北京出版社，2008。

宋其争、黄希庭：《时间认知的理论模型探析》，《西南师范大学学报》（人文社会科学版）2004 年第 1 期。

〔美〕苏珊·桑塔格：《疾病的隐喻》，程巍译，上海译文出版社，2020。

孙杰娜：《异托邦中的异托邦：当代美国医生书写中的空间叙事》，《社会科学研究》2016 年第 1 期。

孙雪峰、张锦丹、张小兔等：《幽默疗法在血液透析病人中的应用研究进展》，《护理研究》2023 年第 23 期。

孙也龙：《预约善终的法律机制——台湾地区"病人自主权利法"评析及启示》，《华中科技大学学报》（社会科学版）2017 年第 5 期。

唐黎标：《癌症的"前世今生"》，《抗癌》2015 年第 3 期。

唐兴霖、黄运林、李文军：《地方政府城乡居民大病保险政策比较及其优化研究》，《理论探讨》2017 年第 6 期。

田杨：《日韩老年长期照护保险政策对我国的启示》，《老龄科学研究》2014

年第 1 期。

同雪莉：《抗逆力叙事：本土个案工作新模式》，《首都师范大学学报》（社会科学版）2015 年第 1 期。

童敏：《个案辅导：传统辅导模式和后现代主义取向辅导模式的超越与融合》，社会科学文献出版社，2007。

〔美〕W. 理查德·斯科特：《制度与组织——思想观念与物质利益》（第 3 版），姚伟、王黎芳译，中国人民大学出版社，2010。

万红、黄晶：《晚期癌症患者开展临终关怀的综述》，《中国临床护理》2013 年第 4 期。

王斌：《个体化社会的困局、整合与本土启示——对齐格蒙特·鲍曼个体化理论的再评判》，《学习与实践》2014 年第 6 期。

王洪车：《儒学与传染病隔离的互动发展》，《甘肃理论学刊》2013 年第 2 期。

王杰：《何以善终：晚期癌症患者的叙事困境与叙事重构》，《社会建设》2023 年第 4 期。

王杰：《美好生活的叙事解读与社会工作的实践路向》，《社会工作》2022 年第 5 期。

王杰、缪冬敏、张梅、谢佳洁：《重塑组织边界：深圳医务社会工作的经验与反思》，《中国医院管理》2018 年第 2 期。

王杰、童敏：《从嵌入共生：社会工作的组织场域探析——基于深圳医务社会工作的考察》，《福建论坛》（人文社会科学版）2021 年第 3 期。

王杰、谢佳洁、张梅：《内部嵌入抑或外部合作：医务社会工作发展模式比较与前瞻》，《中国卫生事业管理》2019 年第 10 期。

王杰、徐晓娟：《从功利主义到人本主义：晚期癌症患者生命价值困境与社会工作介入》，《医学与哲学》2019 年第 2 期。

王杰、叶雄、汪颖霞：《社会工作技术与人的改变：仪式治疗的理论梳理与实务探索》，《社会工作与管理》2021 年第 3 期。

王杰、张玮：《重构空间体验：社会工作服务住院晚期癌症患者的新探索》，《华东理工大学学报》（社会科学版）2024 年第 1 期。

王敏、张开金等：《恶性肿瘤住院患者直接经济负担影响因素及医疗保障制度研究》，《中国全科医学》2010 年第 36 期。

王鹏：《中国文化叙事学发展历程与主要视角模式研究》，硕士学位论文，湖北师范学院，2011。

（清）王聘珍：《大戴礼记解诂》，中华书局，1983。

王思斌、阮曾媛琪：《和谐社会建设背景下中国社会工作的发展》，《中国社会科学》2009 年第 5 期。

王思斌主编《社会工作综合能力（初级）》，中国社会出版社，2010。

王卫平、谭卫华、郑立羽：《社会工作介入临终关怀服务探讨——以某医科大学社工介入临终关怀服务为例》，《福建论坛》（人文社会科学版）2014 年第 8 期。

王晓升：《死亡控制与权力诞生——评鲍德里亚对权力产生根源的分析》，《苏州大学学报》（哲学社会科学版）2013 年第 4 期。

王雅杰：《癌痛治疗需转变观念》，《药学服务与研究》2009 年第 2 期。

王云岭：《现代医学情境下死亡的尊严研究》，博士学位论文，山东大学，2011。

王泽应：《祛魅的意义与危机——马克斯·韦伯祛魅观及其影响探论》，《湖南社会科学》2009 年第 4 期。

〔美〕威廉·科克汉姆：《医学社会学》（第 7 版），杨辉、张拓红等译，华夏出版社，2000。

〔美〕威廉·詹姆斯：《宗教经验种种》，尚新建译，华夏出版社，2005。

〔美〕维克多·弗兰克尔：《活出生命的意义》，吕娜译，华夏出版社，2010。

卫小将、何芸：《“叙事治疗”在青少年社会工作中的应用》，《华东理工大学学报》（社会科学版）2008 年第 2 期。

魏英杰：《琼瑶所争取的，是人的最后尊严》，《钱江晚报》2017 年 5 月 5 日。

温春峰、李恩昌等：《道家哲学对医学消费主义的校正》，《中国卫生事业管理》2010 年第 7 期。

〔美〕文森特·帕里罗、约翰·史汀森、阿黛思·史汀森：《当代社会问题》，周兵等译，华夏出版社，2002。

文贤庆：《儒家家庭本位伦理与代际正义》，《南京社会科学》2014 年第 11 期。

吴春晓等：《2002—2013 年上海市恶性肿瘤生存分析》，《肿瘤》2023 年第 4 期。

吴特、史曲平：《组织场域、制度约束与银行业战略选择——立足于组织社会学的分析》，《经济经纬》2011 年第 2 期。

〔美〕武雅士：《神、鬼和祖先》，载武雅士主编《中国社会中的宗教与仪式》，彭泽安、邵铁峰译，江苏人民出版社，2014。

〔法〕亨利·列斐伏尔：《空间：社会产物与使用价值》，载包亚明主编《现代性与空间的生产》，上海教育出版社，2002。

〔法〕亨利·列斐伏尔：《日常生活批判》，叶齐茂、倪晓辉译，社会科学文献出版社，2018。

萧易忻：《抑郁症在中国产生的社会学分析》，华东理工大学出版社，2016。

肖娟：《农村丧葬中的面子意识》，《高等教育与学术研究》2009 年第 5 期。

谢和成：《临终关怀的伦理困境及对策探讨》，《中国医学伦理学》2016 年第 2 期。

《新唐书》，中华书局，1975。

徐珂编撰《清稗类钞》，中华书局，1986。

许放明：《社会建构主义：渊源、理论与意义》，《上海交通大学学报》（哲学社会科学版）2006 年第 3 期。

许加明：《社会工作介入老年临终关怀探析》，《社会工作》（下半月）2010 年第 9 期。

许列民、何光沪：《基督教〈圣经〉的苦修主义》，《学海》2005 年第 2 期。

许仕廉：《人口论纲要》，中华书局，1934。

许翔、许珺：《濒死体验成因解析》，《医学与哲学》2024 年第 5 期。

许兴智、朱卫国、詹启敏主编《肿瘤生物学导论》，科学出版社，2014。

宣朝庆、陈强：《个体化时代的文化抉择和社会治理——以孔子为中心的分析》，《南开学报》（哲学社会科学版）2015 年第 5 期。

宣金学：《农村老人自杀的平静与惨烈》，《中国青年报》2014 年 7 月 30 日。

《荀子译注》，王威威译注，北京联合出版公司，2015。

〔古希腊〕亚里士多德：《诗学》，陈中梅译，商务印书馆，1996。

杨庆峰：《江南文化记忆构成及现代实现》，《晋阳学刊》2020 年第 1 期。

杨庆堃：《中国社会中的宗教——宗教的现代社会功能与其历史因素之研

究》，范丽珠译，四川人民出版社，2016。

杨生勇、杨洪芹：《"污名"和"去污"：农村艾滋孤儿受损身份的生成和消解——基于 J 镇艾滋孤儿社会化过程的历史性考察》，《中国青年研究》2013 年第 7 期。

杨娅娟、李惠萍、苏丹等：《癌症患者自我感受负担与社会支持及生命质量的相关性研究》，《中国全科医学》2014 年第 1 期。

杨自根：《患者自主决定权与医生执业诊疗权的冲突分析——基于知情不同意的思考》，《中国卫生事业管理》2013 年第 6 期。

姚杰良、黎忠民：《小议久病有恶疾》，《中国民族民间医药》2013 年第 18 期。

叶舒宪：《身体人类学随想》，《民族艺术》2002 年第 2 期。

衣俊卿：《论文化转型的机制和途径》，《云南社会科学》2002 年第 5 期。

〔英〕以赛亚·伯林著，〔英〕亨利·哈代编《扭曲的人性之材》，岳秀坤译，译林出版社，2021。

〔英〕以赛亚·伯林：《自由论》，胡传胜译，译林出版社，2003。

应星：《略论叙事在中国社会研究中的运用及其限制》，《江苏行政学院学报》2006 年第 3 期。

〔德〕尤尔根·哈贝马斯：《交往行为理论》（第一卷），曹卫东译，上海人民出版社，2004。

于世英、邱红等：《盐酸吗啡缓释片治疗癌症疼痛的临床疗效分析》，《中华医学杂志》2004 年第 6 期。

袁秀凤：《人向着死亡的存在与语言——委婉禁忌语的最根本心理机制初探》，《外国语言文学》2006 年第 3 期。

原文泰：《空间的多重表达：当代中国都市电影中的摩天大楼意象》，《当代电影》2020 年第 3 期。

曾铁英、刘勇、王颖等：《影响癌症患者家属选择癌症告知策略的因素调查分析》，《现代护理》2008 年第 33 期。

〔美〕詹姆斯·费伦：《竞争中的叙事：叙事转向中的又一转向》，王安译，《江西社会科学》2008 年第 8 期。

《战国策》，缪文远、缪伟、罗永莲译注，中华书局，2012。

张必春、刘敏华：《绝望与挣扎：失独父母夫妻关系的演变及其干预路

径——独生子女死亡对夫妻关系影响的案例分析》，《社会科学研究》
2014 年第 4 期。

张飞天：《论我国古代医家之医德》，《医学教育》1986 年第 10 期。

张广利、马万万：《我国老人长期照护的模式选择》，《华东理工大学学报》
（社会科学版）2012 年第 3 期。

张敏等：《全国第三次死因回顾抽样调查资料分析Ⅲ：湖北省居民恶性肿瘤
死亡特征》，《肿瘤防治研究》2008 年第 S1 期。

张铭远：《生殖崇拜与死亡抗拒》，中国华侨出版公司，1991。

张鹏：《临终关怀的伦理困境及其重构》，《求索》2007 年第 11 期。

张鹏：《中国的伦理文化与临终关怀》，《医学与哲学》（A）2016 年第
12 期。

张思维、陈万青等：《2003～2007 年中国癌症死亡分析》，《中国肿瘤》2012
年第 3 期。

张天燕、杨娟丽等：《癌症患者生存质量影响因素分析》，《中华肿瘤防治杂
志》2013 年第 3 期。

张义华、王增珍：《恶性肿瘤患者年住院费用研究》，《中国卫生经济》2006
年第 12 期。

张志斌、王永炎：《试论中医"治未病"之概念及其科学内容》，《北京中医
药大学学报》2007 年第 7 期。

张志云：《唐代悲田养病坊初探》，《青海社会科学》2005 年第 2 期。

张忠鲁：《过度医疗：一个紧迫的需要综合治理的医学问题》，《医学与哲
学》2003 年第 9 期。

赵琴等：《上海市徐汇区癌症生存者孤独感现状及对其生活质量影响的横断
面调查》，《复旦学报》（医学版）2023 年第 1 期。

赵泽洪、谭安：《普洱地区哈尼族丧葬习俗的特点探讨》，《红河学院学报》
2007 年第 6 期。

郑晓江：《论生死学与生死哲学》，《江西师范大学学报》（哲学社会科学
版）2008 年第 1 期。

郑晓江：《宗教之生死智慧与人类的灵性关怀》，《南京师范大学文学院学
报》2005 年第 4 期。

郑莹、李德录等：《上海市医生对癌症疼痛治疗认识的调查》，《中国肿瘤》

2001 年第 7 期。

郑震：《列斐伏尔日常生活批判理论的社会学意义——迈向一种日常生活的社会学》，《社会学研究》2011 年第 3 期。

郑震：《西方建构主义社会学的基本脉络与问题》，《社会学研究》2014 年第 5 期。

《中国癌症预防与控制规划纲要（2004—2010）》，《中国肿瘤》2004 年第 2 期。

中国疾病预防控制中心慢性非传染性疾病防控中心编译《世界卫生组织抗击癌症：预防、治疗和康护策略》，人民卫生出版社，2011。

中国医学论坛报社：《死亡如此多情——百位临床医生口述的临终事件》，中信出版社，2013。

中华人民共和国国家卫生和计划生育委员会：《2012 年我国卫生和计划生育事业发展统计公报》，《中国实用乡村医生杂志》2013 年第 21 期。

钟耀林：《癌病与持续性的痛——我的叙事疗愈行动》，中国经济出版社，2017。

《周礼》，邓启铜、诸华注释，北京师范大学出版社，2019。

周玲君、郭向丽、赵继军：《临床护士对善终观念认识的调查分析》，《解放军护理杂志》2008 年第 24 期。

周玲君、赵继军：《癌症儿童的临终关怀》，《现代护理》2006 年第 1 期。

《周易》，冯国超译著，商务印书馆，2016。

周郁秋：《护理心理学》（第 2 版），人民卫生出版社，2007。

祝平燕、万莉莉：《叙事疗法在医务社工介入精神疾患中的应用初探——以武汉市某三甲医院为例》，《社会工作》2013 年第 1 期。

《左传》，郭丹、程小青、李彬源译注，中华书局，2012。

Bingfeng Han et al., "Cancer Incidence and Mortality in China, 2022," *Journal of the National Cancer Center* 4 (2024): 47-53.

B. Park et al., "Suicidal Ideation and Suicide Attempts in Anxious or Depressed Family Caregivers of Patients with Cancer: A Nationwide Survey in Korea," *Plos One* 8 (2013): e60230.

B. Rusnack, S. M. Schaefer and D. Moxley, " 'Safe Passage': Social Work Roles and Functions in Hospice Care," *Social Work in Health Care* 13

（1988）：3-19.

B. Soloman, *Black Empowerment: Social Work in Oppressed Communities* (New York：Columbia University Press, 1976) .

C. Hellström and S. G. Carlsson, "Busy with Pain：Disorganization in Subjective Time in Experimental Pain," *European Journal of Pain* 1 (1997)：133-139.

C. J. Mcpherson, K. G. Wilson and M. A. Murray, "Feeling Like a Burden to Others：A Systematic Review Focusing on the End of Life," *Palliative Medicine* 21 (2007)：115-128.

Cornelius J. P. Niemandt, "Rooted in Christ, Grounded in Neighborhoods—A Theology of Place Research," *Verbum et Ecclesia* 40 (2019)：1-10.

C. Zimmermann, G. Rodin and S. Hales, "The Quality of Dying and Death," *Archives of Internal Medicine* 168 (2008)：912-918.

David R. Maines, "Narrative's Moment and Sociology' Phenomena," *The Sociological Quarterly* 34 (1993)：17-38.

D. B. Nicholas et al. , "Experiences and Resistance Strategies Utilized by Fathers of Children with Cancer," *Social Work in Health Care* 48 (2009)：260-275.

D. Carr, "Getting the Story Straight：Narrative and Historical Knowledge," in Jerzy Topolski (ed.), *Historiography Between Modernism and Postmodernism: Contributions to the Methodology of the History Research* (Amsterdam：Rodopi, 1994), pp. 121-122.

E. Bruner, "Ethnography as Narrative", in V. Turner and E. Bruner, *The Anthropology of Experience* (Chicago：University of Illinois Press, 1986), p. 153.

E. G. Mishler, *The Discourse of Medicine: Dialectics of Medical Interviews* (New Jersey：Ablex Publishing Corporation, 1984), pp. 103-104.

Eric Ringmar, *Identity, Interest and Action: A Culture Explanation of Sweden's Intervention in the Thirty Years War* (Cambridge：Cambridge University Press, 1996), p. 73.

Erving Goffman, *Asylums: Essays on the Social Situation of Mental Patients and*

Other Inmates (Harmondsworth: Penguin, 1968).

Ezekiel J. Emanuel and Linda L. Emanuel, "The Promise of a Good Death," *Lancet* 351 (1998): SII21-SII29.

F. L. Mirarchi, "When Living Wills Become Health Hazards," *Medical Economics* 83 (2006): 71-72.

F. Polletta, "Contending Stories: Narrative in Social Movements," *Qualitative Sociology* 21 (1998): 419-446.

H. Isler et al., "Impaired Time Perception in Patients with Chronic Headache," *Headache: The Journal of Head and Face Pain* 27 (1987): 261-265.

Hongmei Zeng et al., "Cancer Survival in China, 2003-2005: A Population-based Study," *International Journal of Cancer* 136 (2015): 1921-1930.

J. A. C. Rietjens et al., "Preferences of the Dutch General Public for a Good Death and Associations with Attitudes Towards End-of-life Decision-making," *Palliative Medicine* 20 (2006): 685-692.

J. D. Bradley et al., "A Randomized Phase Ⅲ Comparison of Standard-dose (60 Gy) Versus High-dose (74 Gy) Conformal Chemoradiotherapy with or Without Cetuximab for Stage Ⅲ Non-small Cell Lung Cancer: Results on Radiation Dose in RTOG 0617," *Journal of Clinical Oncology* 31 (2013): 7501.

J. D. Lewis and A. J. Weigert, "The Structures and Meanings of Social Time," *Social Forces* 60 (1981): 432-462.

J. G. Cagle et al., "Psychosocial Assessment by Hospice Social Workers: A Content Review of Instruments from a National Sample," *Journal of Pain and Symptom Management* 53 (2017): 40-48.

J. Phelan, "Narratives in Contest; Or, Another Twist in the Narrative Turn," *Publications of the Modern Language Association of America* 123 (2008): 166-175.

Julian Rappaport, "In Praise of Paradox: A Social Policy of Empowerment over Prevention," *American Journal of Community Psychology* 9 (1981): 1-25.

K. A. Kehl, "Moving Toward Peace: An Analysis of the Concept of a Good Death," *American Journal of Hospice and Palliative Medicine* 23 (2006):

277-286.

K. Birmingham, "Legalisation of Living Wills," *Nursing Older People* 18 (2006): 5.

K. Hattori, M. A. Mccubbin and D. N. Ishida, "Concept Analysis of Good Death in the Japanese Community," *Journal of Nursing Scholarship* 38 (2006): 165-170.

K. Hirai et al., "Good Death in Japanese Cancer Care: A Qualitative Study," *Journal of Pain and Symptom Management* 31 (2006): 140-147.

K. J. Arrow, "Uncertainty and the Welfare Economics of Medical Care," *American Economy Review* 53 (1963): 941-973.

L. Ganzini et al., "Interest in Physician-assisted Suicide among Oregon Cancer Patients," *Journal of Clinical Ethics* 17 (2006): 27-38.

L. H. Aiken, H. L. Smith and E. T. Lake, "Lower Medicare Mortality among a Set of Hospitals Known for Good Nursing Care," *Medical Care* 32 (1994): 771-787.

Linda E. Carlson and Sheila N. Garland, "Impact of Mindfulness-based Stress Reduction (MBSR) on Sleep, Mood, Stress and Fatigue Symptoms in Cancer Outpatients," *International Journal of Behavioral Medicine* 12 (2005): 278-285.

L. Spillman, "Culture, Social Structures, and Discursive Fields," *Current Perspectives in Social Theory* 15 (1995): 129-154.

Marty Pentz, "Resilience among Older Adults with Cancer and the Importance of Social Support and Spirituality-faith: 'I Don't Have Time to Die', "*Journal of Gerontological Social Work* 44 (2005): 3-22.

Minji Kim, Chaeyoon Cho and Chaewon Lee, "A Concept Analysis of Quality of Dying and Death (QODD) for Non-cancer Patients: From the Perspective of Palliative Care," *Asian Journal of Human Services* 9 (2015): 96-106.

Miriam Levinger, Zehavit Spitzer and Shahar Michael, "In Life and in Death: The Story of People Living with Metastatic Cancer," *Journal of Social Work Practice* 33 (2019): 253-267.

M. J. Field, C. K. Cassel, *Approaching Death: Improving Care at the End of Life*,

（Washington DC: National Academy Press, 1997）, pp. 23-25.

N. Cousineau et al. , "Measuring Chronic Patients' Feelings of Being a Burden to Their Caregivers: Development and Preliminary Validation of a Scale," *Medical Care* 41 （2003）: 110-118.

P. Atkinson, "Memory, Identity, Community: The Idea of Narrative in the Human Sciences," *Sociology: The Journal of the British Sociological Association* 33 （1999）: 191-197.

Paul Ricoeur, Kathleen Mclaughlin and David Pellauer, "Time and Narrative," *International Journal for Philosophy of Religion* 18 （1985）: 180-183.

P. Burke, *The French Historical Revolution: The Annals School* （Cambridge: Polity Press, 1990）, pp. 9-10.

P. J. DiMaggio and W. W. Powell, "The Iron Cage Revisited: Institutional Isomorphism and Collective Rationality in Organizational Fields," *American Sociological Review* 48 （1983）: 147-160.

R. D. Elizabeth et al. , "Barriers to Cancer Pain Management: Home Health and Hospice Nurses and Patients," *Support Care in Cancer* （2003）: 660-665.

R. D. Leichtentritt and K. D. Rettig, "The Good Death: Reaching an Inductive Understanding," *Omega: Journal of Death and Dying* 41 （2000）: 221.

R. Melzack, "From the Gate to the Neuromatrix," *Pain* 82 （1999）: 121-126.

R. Schulz and S. R. Beach, "Caregiving as a Risk Factor for Mortality: The Caregiver Health Effects Study," *Journal of the American Medical Association* 282 （1999）: 2215-2219.

S. Paul, "Public Health Approaches to Palliative Care: The Role of the Hospice Social Worker Working with Children Experiencing Bereavement," *British Journal of Social Work* 43 （2013）: 249-263.

S. Robin Cohen, "What Determines the Quality of Life of Terminally Ⅲ Cancer Patients From Their Own Perspective?" *Journal of Palliative Care* 18 （2002）: 48-58.

Stanley Cohen and Laurie Taylor, *Psychological Survival: The Experience of Long Term Imprisonment* （Harmondsworth: Penguin, 1972）.

Susan Orpett Long, "Negotiating the 'Good Death': Japanese Ambivalence About New Ways to Die," *Ethnology* 40 (2001): 271-289.

Suzanne Fleischman, "I Am⋯, I Have⋯, I Suffer from⋯A Linguist Reflects on the Language of Illness and Disease," *Journal of Medical Humanities* 20 (1999): 3-32.

T. F. Gieryn, "A Space for Place in Sociology," *Annual Review of Sociology* 26 (2000): 463.

V. Burr, *Social Constructionism* (London and New York: Routledge, 2003), p. 5.

Walter R. Fisher, "Narration as a Human Communication Paradigm: The Case of Public Moral Argument," *Communication Monographs* 51 (1984): 1-22.

Walter R. Fisher, "The Narrative Paradigm: An Elaboration," *Communication Monographs* 52 (1985): 347-367.

附录 1　访谈提纲

晚期癌症患者善终叙事访谈提纲

患者部分

一、个人基本信息

1. 年龄：

2. 性别：

3. 癌症种类：

4. 患癌日期：

二、癌症

1. 您现在的感受？（身体是否舒适、心情如何等）

2. 您接受过哪些治疗？您对这些治疗是怎么看的？

3. 您对自己得癌症是怎么看的？

4. 癌症给您造成了什么影响？（疼痛、负担等）

5. 关于治疗的决策是如何做出的？

三、死亡与善终

1. 您如何看待死亡？

2. 您认为什么是善终？

3. 您认为自己可以善终吗？您希望如何度过人生最后一段时光？

四、个人与社会

1. 您如何评价自己？

2. 您认为生命的价值在于什么？

3. 您如何评价您周围的人？（家人、朋友、医生、护士、志愿者、社会工作者等）

4. 您的主要照顾者有谁？

5. 经常来看您的有哪些人？

五、其他

1. 您有什么心愿？

2. 您有什么想说的吗？

通用部分

一、个人基本信息

1. 年龄：

2. 性别：

3. 身份：

☐患者　　　　☐家属　　　　☐医生　　　　☐护士

☐护工　　　　☐志愿者　　　☐社会工作者　☐其他

二、癌症

1. 您如何看待癌症？

2. 您如何看待晚期癌症患者？

3. 您身边有癌症患者吗？请谈谈您对他们的看法。

4. 癌症给您造成了什么影响？（烦恼、负担等）

5. 关于治疗的决策是如何做出的？

三、死亡与善终

1. 您如何看待死亡？

2. 您认为什么是善终？

3. 您认为您身边的癌症患者算是善终吗？

4. 您希望如何度过人生的最后一段时光？

四、其他

1. 您与晚期癌症患者是什么关系？请讲一讲他/她（们）的故事。

2. 您认为生命的价值在于什么？

******** **全部访谈内容结束，感谢您的大力支持与配合！** ********

附录 2 访谈对象基本情况

附表 1 访谈对象基本情况汇总

编号	类别	性别	年龄	患癌种类	访谈地点	访谈时间
P1	患者	女	41 岁	肺癌	深圳	2016 年 5 月 14 日
P2	患者	女	62 岁	胰腺癌	深圳	2016 年 5 月 23 日
P3	患者	女	34 岁	乳腺癌	深圳	2016 年 6 月 2 日
P4	患者	男	81 岁	肺癌	深圳	2016 年 6 月 16 日
P5	患者	女	69 岁	肠癌	深圳	2016 年 6 月 20 日
P6	患者	男	45 岁	肝癌	深圳	2016 年 6 月 28 日
P7	患者	女	42 岁	结肠癌	深圳	2016 年 8 月 13 日
P8	患者	男	58 岁	肺癌	深圳	2016 年 8 月 17 日
P9	患者	女	22 岁	淋巴癌	深圳	2016 年 8 月 17 日
P10	患者	女	78 岁	胰腺癌	深圳	2016 年 10 月 20 日
P11	患者	女	65 岁	淋巴癌	深圳	2016 年 12 月 15 日
P21	患者	男	70 岁	肠道癌	上海	2017 年 5 月 16 日
P22	患者	男	84 岁	肠道癌	上海	2017 年 5 月 16 日
P23	患者	男	68 岁	胃癌	上海	2017 年 5 月 18 日
P24	患者	男	67 岁	前列腺癌	上海	2017 年 5 月 20 日
P25	患者	男	79 岁	胰腺癌	上海	2017 年 5 月 20 日
P26	患者	女	86 岁	胃癌	上海	2017 年 6 月 13 日
P27	患者	女	58 岁	肾癌	上海	2017 年 7 月 25 日
P28	患者	男	42 岁	肝癌	上海	2017 年 7 月 28 日
P29	患者	男	71 岁	肺癌	上海	2017 年 8 月 2 日
P30	患者	男	46 岁	骨癌	上海	2017 年 8 月 17 日
P31	患者	男	63 岁	胰腺癌	上海	2017 年 8 月 17 日

续表

编号	类别	性别	年龄	患癌种类	访谈地点	访谈时间
P32	患者	女	69 岁	胆囊癌	上海	2017 年 8 月 23 日
P33	患者	女	67 岁	胆囊癌	上海	2017 年 8 月 23 日
P34	患者	男	62 岁	肝癌	上海	2017 年 8 月 30 日
P35	患者	女	77 岁	肝癌	上海	2017 年 9 月 6 日
P36	患者	男	64 岁	前列腺癌	上海	2017 年 9 月 10 日
P37	患者	女	62 岁	胃癌	上海	2017 年 9 月 13 日
P38	患者	女	76 岁	肾癌	上海	2017 年 9 月 17 日
P39	患者	男	66 岁	胰腺癌	上海	2017 年 9 月 20 日
P40	患者	男	75 岁	肾癌	上海	2017 年 10 月 16 日
P41	患者	女	58 岁	肾癌	上海	2017 年 10 月 17 日
P42	患者	女	75 岁	胃癌	上海	2017 年 10 月 19 日
P43	患者	女	75 岁	胃癌	上海	2017 年 10 月 26 日
P44	患者	男	74 岁	胰腺癌	上海	2017 年 11 月 7 日
P45	患者	男	82 岁	肝癌	上海	2017 年 11 月 8 日
P46	患者	女	65 岁	胃癌	上海	2017 年 11 月 12 日
P47	患者	女	74 岁	肝癌	上海	2017 年 11 月 21 日
P48	患者	女	61 岁	胰腺癌	上海	2017 年 12 月 11 日
P49	患者	男	77 岁	肝癌	上海	2017 年 12 月 23 日
编号	类别	性别	年龄	其他	访谈地点	访谈时间
F1	家属	男	35 岁	患者外甥	深圳	2016 年 6 月 24 日
F2	家属	女	31 岁	患者母亲	上海	2017 年 3 月 18 日
F3	家属	男	35 岁	患者儿子	上海	2017 年 3 月 20 日
F4	家属	女	25 岁	患者孙女	上海	2017 年 4 月 17 日
F5	家属	女	34 岁	患者母亲	上海	2017 年 5 月 30 日
F6	家属	女	34 岁	患者外甥女	上海	2017 年 6 月 23 日
F7	家属	男	46 岁	患者儿子	上海	2017 年 8 月 12 日
D1	医生	男	38 岁	—	上海	2017 年 5 月 30 日
D2	医生	男	46 岁	—	上海	2017 年 7 月 16 日
D3	医生	男	39 岁	—	上海	2017 年 9 月 21 日
D4	医生	男	36 岁	—	上海	2017 年 11 月 9 日
N1	护士	女	27 岁	—	上海	2017 年 4 月 17 日
N2	护士	女	28 岁	—	上海	2017 年 8 月 16 日

编号	类别	性别	年龄	其他	访谈地点	访谈时间
N3	护士	女	34 岁	—	上海	2017 年 9 月 11 日
N4	护士	女	36 岁	—	上海	2017 年 9 月 12 日
V1	志愿者	女	29 岁	—	深圳	2016 年 6 月 24 日
V2	志愿者	男	38 岁	—	深圳	2016 年 6 月 24 日
V3	志愿者	男	46 岁	—	深圳	2016 年 6 月 25 日
V4	志愿者	男	43 岁	—	上海	2017 年 8 月 17 日
V5	志愿者	女	22 岁	—	上海	2017 年 9 月 19 日
B1	殡仪馆工作人员	男	48 岁	—	上海	2017 年 8 月 28 日
S1	社会工作者	女	27 岁	—	深圳	2016 年 8 月 20 日
S2	社会工作者	女	22 岁	—	上海	2017 年 7 月 19 日
S3	社会工作者	女	24 岁	—	上海	2017 年 7 月 21 日
S4	社会工作者	女	25 岁	—	上海	2017 年 9 月 17 日
S5	社会工作者	女	32 岁	—	上海	2017 年 10 月 11 日
S6	社会工作者	女	27 岁	—	上海	2017 年 10 月 20 日

后　记

　　本书是在我的博士学位论文基础上修改而成，初稿写作于 2017 ~ 2018 年。

　　书稿即将付梓，回望当年，已经过去了六七年时间。感谢我的博士生导师杨发祥教授，从博士学位论文的选题到写作，杨发祥教授给予我悉心指导和帮助，让我得以完成论文并顺利毕业。感谢王瑞鸿教授以及上海静安区春晖社工师事务所为我提供了进入上海医院调研的机会；感谢深圳市龙岗区春暖社工服务中心为我提供了进入深圳医院调研的机会；感谢督导谢佳洁、主管叶秀梅、社工赵冬梅提供的宝贵案例；感谢福州市爱加倍社工服务中心以及王素梅主任为本书提供了社工服务方面的案例与建议；感谢我开展调研的医院的工作人员，尤其要感谢医院的社工同人，他（她）们的用心服务让人钦佩。此外，我要向接受访谈的晚期癌症患者致以诚挚的谢意和崇高的敬意。感谢陈心想教授、成伯清教授、张文宏教授、费梅苹教授、彭善民教授、吴慧娟教授、甘满堂教授和林胜教授对本书提出的宝贵建议；感谢福州大学社会工作研究生朱梦馨、常忆谣、李小婷、刘宇翔、吴嘉盈帮助核对书稿文字并提出修改建议；感谢罗雪兵、翁欢琪、沈菊生、朱志伟等好友的支持和帮助；感谢博士同学刘勇星，本书选题最早得益于他的启发。最后，我要感谢我的家人：你们的支持让我可以心无旁骛，专心写作。

　　这几年里我一直关注晚期癌症患者的善终问题，2020 年申报教育部人文社科青年项目"晚期癌症患者的善终困境与社会工作介入研究"（项目编号：20YJC840024）获得立项，于 2024 年结项。在此期间，我陆续发表了

一些相关论文,现罗列如下。王杰:《何以善终:晚期癌症患者的叙事困境
与叙事重构》,《社会建设》2023 年第 4 期,人大复印报刊资料《社会工
作》2023 年第 6 期全文转载;王杰、张玮:《重构空间体验:社会工作服务
住院晚期癌症患者的新探索》,《华东理工大学学报》(社会科学版)2024
年第 1 期,人大复印报刊资料《社会工作》2024 年第 3 期全文转载;陈心
想、王杰:《生命历程中的关键时刻与时间重构——基于老年癌症患者及其
社会工作介入的研究》,《社会》2021 年第 2 期,人大复印报刊资料《社会
工作》2021 年第 4 期全文转载;王杰、徐晓娟:《从功利主义到人本主义:
晚期癌症患者生命价值困境与社会工作介入》,《医学与哲学》2019 年第 2
期,人大复印报刊资料《社会工作》2019 年第 5 期全文转载。在此,感谢
期刊编辑的指导和辛勤付出。

本书得到福州大学"高水平学科建设"经费的资助,感谢学院以及学
校领导的支持,感谢社会学系同人的帮助,同时感谢社会科学文献出版社
杨桂凤老师所付出的辛勤劳动。

虽然耗费了很多心力写作本书,但受限于个人的学识和能力,书中难
免存在诸多不足之处,恳请学界同人不吝赐教。

王　杰

2024 年 4 月 4 日 清明

图书在版编目（CIP）数据

何以善终：晚期癌症患者的叙事困境与社会工作介
入／王杰著. --北京：社会科学文献出版社，2024.
11. --（社会工作研究文库）. --ISBN 978-7-5228
-4430-5

Ⅰ. R48

中国国家版本馆 CIP 数据核字第 20240VQ109 号

社会工作研究文库

何以善终：晚期癌症患者的叙事困境与社会工作介入

著　　者／王　杰

出 版 人／冀祥德
责任编辑／杨桂凤
文稿编辑／陈彩伊
责任印制／王京美

出　　版／社会科学文献出版社·群学分社（010）59367002
　　　　　地址：北京市北三环中路甲 29 号院华龙大厦　邮编：100029
　　　　　网址：www.ssap.com.cn
发　　行／社会科学文献出版社（010）59367028
印　　装／三河市尚艺印装有限公司

规　　格／开　本：787mm×1092mm　1/16
　　　　　印　张：15　字　数：246 千字
版　　次／2024 年 11 月第 1 版　2024 年 11 月第 1 次印刷
书　　号／ISBN 978-7-5228-4430-5
定　　价／108.00 元

读者服务电话：4008918866

▲ 版权所有 翻印必究